Corps et âmes

Les hommes et la médecine au XVIIIe siècle

Médecine à travers les siècles

Collection dirigée par le Docteur Xavier Riaud

L'objectif de cette collection est de constituer « une histoire grand public » de la médecine ainsi que de ses acteurs plus ou moins connus, de l'Antiquité à nos jours.
Si elle se veut un hommage à ceux qui ont contribué au progrès de l'humanité, elle ne néglige pas pour autant les zones d'ombre ou les dérives de la science médicale.
C'est en ce sens que – conformément à ce que devrait être l'enseignement de l'histoire –, elle ambitionne une « vision globale » et non partielle ou partiale comme cela est trop souvent le cas.

Dernières parutions

Xavier RIAUD (sous la dir. de), *Médecine à travers les siècles. 10 ans déjà ! (2006-2016)*, 2017.
Vincent BOUTON, *François II. La mort d'un roi de seize ans*, 2017.
René PRÉDAL, *L'étrange destin du Docteur Voronoff. En quête d'une jeunesse éternelle ?*, 2017.
Philippe SCHERPEREEL, *Philosophie et médecine*, 2017.
Xavier RIAUD, *Dent et archéologie*, 2017.
Michel A. GERMAIN, *Les tables d'opération. De l'Antiquité à nos jours*, 2016.
Philippe SCHERPEREEL, *Médecins et infirmières dans la guerre de Crimée. 1854-1856*, 2016.
Mélanie DECOBERT, *Odontologie médico-légale et Seconde Guerre mondiale*, 2016.
François RESCHE, *Le papyrus médical Edwin Smith*, 2016.
Xavier RIAUD, *Napoléon Ier et ses dentistes*, 2016.
Philippe SCHERPEREEL, *Albert Calmette. « Jusqu'à ce que mes yeux se ferment »*, 2016.
Philippe SCHERPEREEL, *Pietro d'Abano. Médecin et philosophe de Padoue à l'aube de la Renaissance*, 2016.
Bernard DE MARSANGY, *La Psychiatrie vécue au XIXe siècle. Lettres à Louisa*, 2016.
Isabelle CAVÉ, *Etat, santé publique et médecine à la fin du XIXe siècle français*, 2016.
Julien MARMONT, *L'Odontechnie ou l'art du dentiste. Poème didactique et descriptif en quatre chants, dédié aux dames*, 2016.
Patrick POGNANT, *La Folle Clinique sexuelle du professeur P***. De la Belle Époque aux Années folles*, 2016.
Michel CHAUVIN, *Le Geste qui sauve. L'étonnante histoire du défibrillateur cardiaque externe*, 2016.

Annie Boyer-Labrouche

Corps et âmes

Les hommes et la médecine au XVIIIe siècle

L'Harmattan

Du même auteur

Manuel d'art-thérapie, Dunod, 2017
Pratiquer l'art-thérapie, Dunod, 2017
De la séduction à la perversion, les enjeux du couple, Doin, 2013

5-7, rue de l'Ecole-Polytechnique, 75005 Paris

http://www.editions-harmattan.fr

ISBN : 978-2-343-12170-3
EAN : 9782343121703

SOMMAIRE

PROLOGUE		9
AVANT-PROPOS		17
CHAPITRE 1 : LA VIE A L'HÔPITAL		19
I.	Un exemple de fondation hospitalière : L'Hôtel-Dieu de Toulouse	22
II.	L'administration hospitalière	24
III.	Les finances hospitalières	31
IV.	Le personnel	54
V.	L'hôpital, lieu de vie	68
VI.	Le cimetière	74
CHAPITRE 2 : LES MALADES		79
I.	Le recrutement des malades	79
II.	Les différentes catégories de malades	82
III.	Statistiques globales	96
IV.	Statistiques propres aux incurables	102
V.	Mentions particulières	104
CHAPITRE 3 : MEDECINE ET CHIRURGIE		107
I.	La médecine au XVIIIe siècle	107
II.	La chirurgie au XVIIIe siècle	112
III.	L'obstétrique au XVIIIe siècle	113
IV.	Les traitements	113
V.	L'enseignement de la médecine et de la chirurgie	124
VI.	Les charlatans	135
VII.	Les sages-femmes	137
VIII.	Quelques personnalités toulousaines	137
CHAPITRE 4 : LA MALADIE		139
I.	Quelques observations	139
II.	Les épidémies	142

CHAPITRE 5 : LE MONDE DE L'ENFERMEMENT 153
I. L'Hôpital Général 153
II. Le suicide au XVIIIe siècle 185

CHAPITRE 6 : LE MONDE DE L'ENFANCE 187
I. Les enfants 187
II. Lois générales concernant les enfants trouvés 188
III. L'exemple toulousain 190

CHAPITRE 7 : LE BOULEVERSEMENT RÉVOLUTIONNAIRE 205
I. L'assistance 205
II. Le financement 208
III. La laïcité 212
IV. La pratique médicale 215
V. Les mentalités 219

CONCLUSION 227

ANNEXE 229

BIBLIOGRAPHIE 231

REMERCIEMENTS 241

PROLOGUE

Les Hôtel-Dieu étaient des centres de soins chargés des malades classés par catégories : ordinaires, vénériens et incurables ainsi que des enfants abandonnés. Les abandons et les expositions d'enfants étaient aussi des éléments du jeu social. Ils se sont considérablement accrus et les études démographiques ont montré qu'au XVIIIe siècle, une proportion importante de ces enfants étaient légitimes. Par ce phénomène, la misère était contrôlée et prise en charge, puisque ces enfants étaient d'abord recueillis dans les Hôtel-Dieu où ils étaient mis en nourrice, puis, à partir de l'âge de sept ans, revenaient aux Hôpitaux Généraux qui se chargeaient de leur apprentissage, de leur éducation et de leur placement.

Les Hôpitaux Généraux étaient des lieux de renfermement. On y trouvait pêle-mêle les mendiants, les prostituées mises en pénitence, les déments et une population disparate enfermée par arbitraire. Dans le monde de l'enfermement, peu importait de savoir si la raison était effectivement atteinte. Il s'agissait plutôt d'un rapport obscur entre le bien et le mal. Par ce fait, épileptiques, filles publiques, déments, blasphémateurs, hérétiques, libertines subissaient à peu près le même sort. La Révolution a mis fin à ce système d'assistance. Les idées étaient généreuses mais les moyens ne furent pas suffisants. Tout restait à construire quand la Convention déclara, le 15 septembre 1793, que la liberté d'exercice de la médecine était totale. Ce siècle a donc fait preuve d'un certain optimisme. Il a ouvert une voie, même si assistance et soins ont été assimilés, comme souvent maladie, misère morale et paupérisme. La maladie n'est pas une entité en soi. Elle n'existe qu'en fonction de critères propres à chaque système médical. S'il est relativement aisé d'avoir une certaine connaissance de la médecine hospitalière et de la vie des pauvres malades hospitalisés, grâce aux nombreux documents relatant la vie quotidienne et les règlements, il est beaucoup plus difficile de connaître la médecine de ville, qui était destinée à une clientèle différente.

Les attestations délivrées à certains praticiens par leurs clients témoignent de leur réputation. Ces attestations constituaient une sorte de publicité donnée aux plus habiles. Les clients satisfaits étaient souvent des artisans et des commerçants. Il est amusant de constater que les malades n'hésitaient pas à nommer les praticiens consultés auparavant sans succès. Certains praticiens étaient renommés pour leurs spécialités médicales ainsi que pour les recettes de leurs remèdes secrets. Le XVIIIe siècle fut en effet le siècle de la spécialité ou préparation de remèdes secrets. On reprenait facilement la Doctrine héritée des Anciens, à savoir que les quatre éléments, le feu, l'air, la terre et l'eau, correspondaient aux quatre humeurs, le sang, la bile, l'atrabile et le phlegme et aux quatre tempéraments, chaud, froid, sec et humide. Chaque principe actif était classé selon ces éléments. Le soufre est, par exemple, actif et mâle, en connexion avec le feu et la terre, générateur de sec et de chaud.

Comment était organisée l'assistance au XVIIIe siècle ? Nous avons dit qu'elle incombait aux établissements hospitaliers, qui dépendaient du bénévolat et fonctionnaient essentiellement grâce aux dons des bienfaiteurs. La gestion des hôpitaux évolua au cours du XVIIIe siècle à cause de l'aliénation progressive de leur patrimoine, et surtout à cause des crises successives qui les secouèrent. Pour étudier au jour le jour la vie des hôpitaux, nous disposons des registres de délibérations qui fournissent une masse de renseignements, tant par les comptes-rendus des assemblées générales où l'on rendait les comptes et l'on donnait connaissance des affaires les plus graves, que par les assemblées particulières. Au cours de ces délibérations, les intendants directeurs faisaient leurs rapports, dénombraient les entrées et les sorties des malades, vérifiaient les comptes de nourriture et le nombre d'enfants exposés. Les délibérations, écrites par le notaire-secrétaire, constituent une source d'informations fantastique qui permet de connaître la vie quotidienne de l'hôpital car tous les petits tracas sont rapportés, de la même façon que les graves problèmes qui ont pu se poser à la direction hospitalière. Nous disposons aussi des registres de comptes des hôpitaux. C'est à partir de ces livres que peuvent être comprises les finances hospitalières. Nous utilisons aussi les règlements, ainsi que les registres de décès des malades. À partir de ceux-ci peuvent être établies des statistiques portant sur la population hospitalisée. Nous pouvons ainsi mieux connaître le statut social du malade, son âge, ainsi que le temps passé à l'hôpital.

Comment fonctionnait l'hôpital jusqu'à la Révolution ? Le Roi élaborait et faisait appliquer les règlements. Le Grand Aumônier s'occupait de l'assistance. Les Intendants étaient chargés de la distribution des remèdes du roi et du service des épidémies. Les lieutenants de police avaient compétence pour évaluer la salubrité des locaux, la valeur des médecins, chirurgiens et apothicaires. Les Prélats avaient la préséance et la présidence des assemblées hospitalières et réglaient le spirituel.

Quant à la ville, la gestion hospitalière était l'œuvre des personnalités. Les directeurs-nés étaient les premiers, dans les domaines de la religion, de la justice et de la police. Les directeurs étaient choisis parmi ceux qui comptaient, ecclésiastiques, avocats, marchands, en tous les cas, « notables citoyens ». La carrière débutait toujours par la charge de trésorier. Pour mener à bien ces occupations honorifiques, il ne fallait pas ménager son temps et sa fortune. Les intendants, chargés à tour de rôle de la gestion hospitalière pendant une semaine, devaient compter le linge, distribuer la nourriture, surveiller la tenue des malades, exercer fonction de police et réprimander, au besoin, le personnel médical et religieux. S'il le fallait, ils prêtaient ou donnaient de l'argent pour équilibrer le budget. En contrepartie, les intendants jouissaient de certains privilèges royaux. Ces administrateurs étaient donc directement responsables du personnel religieux, médical et domestique. Les querelles de préséance et les différends intérieurs n'étaient pas rares.

Les religieuses servaient les hôpitaux. Si des bénévoles, d'abord religieuses puis laïques, les dames de charité, ont toujours proposé leurs services dans les hôpitaux depuis le Moyen-Age, la profession d'infirmière n'existe que depuis la fin du XVIIIe siècle. Aux périodes troublées de la Révolution, des femmes du peuple nommées « infirmières » sont en effet venues remplacer les religieuses. Mais bien souvent, devant les résultats fâcheux, ces femmes étant inexpérimentées et peu dévouées, les religieuses ont été rappelées. Au XIXe siècle, l'influence de l'Anglaise Florence Nightingale née en 1820 a été déterminante puisqu'elle a créé la première école de « Trained Nurses » au sein de l'hôpital Saint-Thomas de Londres. Le statut de l'infirmière qui assure les soins médicaux est désormais bien défini, par rapport à celui d'aide-soignante chargée des soins d'hygiène, au sein d'une hiérarchie dont le sommet est occupé par la surveillante. Dans le courant du XXe siècle, le développement de la profession d'infirmière, essentiellement féminine, est étroitement lié à l'évolution de la condition de la femme.

C'est la supérieure qui faisait office de surveillante. Les tâches des religieuses hospitalières étaient multiples. Cuisinières, elles apprêtaient la nourriture et les bouillons considérés à l'époque comme des médecines et qui devaient être préparés selon des recettes précises. Elles secondaient l'apothicaire. Elles assistaient les médecins et chirurgiens et s'occupaient des bandages. Elles recevaient les malades à l'entrée, les revêtaient de l'uniforme, veillaient les mourants et s'assuraient des secours spirituels. Il n'y a pas si longtemps que les religieuses se sont retirées des hôpitaux.

Les chapelains occupaient dans les établissements hospitaliers la charge de la « Surintendance aux misères ». Nourris, logés, blanchis, ils célébraient le culte chaque jour, servaient les messes de fondation dont le catalogue était affiché à la sacristie de la chapelle, enseignaient le catéchisme aux malades l'après-midi.

La surveillance médicale était assurée dans les Hôtel-Dieu par des médecins choisis par les directeurs. Ils donnaient les soins et étaient responsables des traitements. L'Intendant de Pharmacie faisait les achats de remèdes et fabriquait les préparations prescrites. La nomination des chirurgiens était moins aisée. En effet, les candidats les plus habiles de la ville passaient leur examen devant les médecins. La corporation des chirurgiens trouvait la concurrence déloyale car les chirurgiens exerçant dans les Hôtel-Dieu n'avaient pas à s'acquitter des frais de maîtrise. Le chirurgien entretenait des garçons, jeunes gens de « bonnes mœurs », qui apprenaient leur métier à l'hôpital avant de se présenter à un examen dont les épreuves étaient variées : dissection de cadavres, opération du trépan, amputation, épreuves de pansage, dissertation. Depuis 1743, la corporation des chirurgiens était séparée de celle des barbiers.

Les hôpitaux au XVIIIe siècle étaient de vastes maisons auxquelles le personnel était attaché. Les domestiques, célibataires, sans famille, y restaient jusqu'à leur mort. Le personnel médical y faisait son apprentissage, gagnait la maîtrise et formait à son tour les jeunes. Ces hommes exerçaient en moyenne leur profession pendant quinze ans.

Les registres hospitaliers parlent des « pauvres malades ». Car pauvres, les malades l'étaient par le manque de tout, argent, logement, famille, mais aussi par leur santé défaillante. Il est important de noter qu'à chaque période de crise correspond un afflux de malades dans les hôpitaux. Chaque fois qu'en ville, la vie devenait difficile, les plus démunis se présentaient aux portes de l'hôpital.

Il en allait autrement des incurables. Ces places, au nombre bien limité, étaient très recherchées. Logeaient en effet dans les Hôtel-Dieu des malades « *atteints de paralysies, cancers, vieilles ulcères, loupes, qui ne peuvent se servir des jambes, qu'il faut rouler dans des chaises, qui ont perdu bras et jambes* ». Ces places étant très difficiles à obtenir, il fallait postuler quand une vacation était annoncée dans la ville. Ces malades, qui demeuraient de très longues années à l'hôpital, étaient soumis à un régime de vie strict, tenant de la caserne et du couvent. Le bavardage, la fantaisie n'étaient pas admis, même pour ceux qui avaient une tendresse particulière pour le vin. En cas d'insoumission, on les mettait au cachot, au pain et à l'eau.

Les hôpitaux avaient aussi la charge des enfants abandonnés dont le nombre s'est accru au cours du XVIIIe siècle. Quelques-uns étaient exposés. La plupart, de père et mère inconnus, étaient abandonnés dès la naissance. La mortalité dans les quinze premiers jours était très élevée, d'autant plus que c'était l'été, saison meurtrière en raison de la fréquence des déshydratations et des toxicoses ainsi que de l'abandon des nourrices occupées aux travaux des champs. Les survivants étaient confiés à des nourrices jusqu'à l'âge de sept ans. Au XVIIIe siècle, un enfant sur deux mourait avant d'avoir atteint sa dixième année.

Les Hôpitaux Généraux, lieux d'enfermement, recevaient au milieu d'une faune disparate, des mendiants et des prostituées, les malades mentaux. Ceux-ci constituaient un groupe particulier, mais pouvaient aussi être enfermés par lettre de cachet. Au XVIIIe siècle, la compréhension de la maladie mentale restait très incertaine. Les expériences étaient variées et il faut bien se garder de généraliser. Cependant, on peut dire que la déraison qui semblait très proche de la vérité de l'homme, n'était vue que du côté de la libération de ses désirs, de ses affects, de son animalité. La folie touche à des régions obscures que, pour ne pas aborder, on recouvre du voile de la morale. Le même geste écarte alors libertins, débauchés, fous. Il semble qu'à cette époque, la folie ait été investie dans le monde social ; on pouvait la reconnaître et l'écarter pour la placer dans un monde clos avec tout ce qui était désordre, que ce fût de cœur, de mœurs ou d'esprit.

Les diagnostics des médecins sont encore bien hésitants. Cependant, leur sens de l'observation est réellement remarquable. Nous donnerons des exemples de descriptions d'affections telles que les oreillons, la rage ou la suette.

Pour connaître le sentiment que pouvait avoir l'homme du XVIIIe siècle face à la maladie, nous avons suivi le déroulement de l'épidémie de suette miliaire qui a sévi en Languedoc en 1782. La suette est une maladie très intéressante, aujourd'hui disparue mais qui nous en apprend beaucoup sur les comportements humains. Il semble que les choses (malgré les connaissances scientifiques admirables) changent peu car, bien souvent, nous nous trouvons aussi démunis devant une maladie nouvelle, que l'homme du XVIIIe siècle devant la suette. L'homme, face à la mort, demeure le même.

Il reste à dire quelques mots des thérapeutiques. Assez peu de progrès, en réalité, mais un mouvement scientifique puissant qui prépare l'avenir. Je veux insister sur la variolisation. On sait que c'est Lady Wortley Montagu qui, ayant fait varioliser son fils en Turquie, importa cette technique. Ténon fit la première inoculation en 1755. Tronchin en 1756 variolisa les enfants du duc d'Orléans. Louis XVI fut variolisé en 1774. On utilisait la piqûre, l'incision ou les vésicatoires. Des accidents étaient quelquefois remarqués : adénopathies, fièvre, difficultés de cicatrisation. Ces méthodes, bien que fort vite répandues, n'étaient pas pratiquées sans réticence. On savait qu'un risque de contagion était possible. L'étape suivante, la vaccination (découverte de l'immunité croisée entre variole et vaccine), fut franchie en 1796 lorsque Jenner démontre qu'en inoculant à l'homme la vaccine, maladie de la vache appelée aussi cow-pox, on le protégeait contre la variole[1].

Pour la thérapeutique quotidienne, on faisait appel aux théories, à l'expérience, au bon sens. Les moyens de diagnostic étaient en effet réduits. On examinait les urines et le sang des saignées. C'était encore, après Molière :

Chysterium donare
Postea Seignare
Ensuitta Purgare.

Grossièrement, on pratiquait la saignée, le lavement, la purge, le vomitif, la sudation. On utilisait beaucoup les plantes. Des remèdes étaient envoyés dans les hôpitaux du royaume pour soigner les maladies les plus courantes. Le roi confirma ces envois aux sœurs grises et aux chirurgiens. Ces remèdes étaient rangés dans des boîtes hermétiques accompagnées de balances et de poids en cuivre. On peut penser que les traitements étaient à peu près identiques dans tous les hôpitaux du royaume. Les remèdes magiques

---

[1] Aujourd'hui, le vaccin antivariolique est un vaccin vivant préparé à partir de souches de virus vaccinal entretenues de longue date de génisse à génisse et dont la stabilité et l'activité sont régulièrement vérifiées. Le vaccin antivariolique n'est plus obligatoire en France, ainsi va l'histoire.

tenaient aussi leur place. Cependant, malgré la fantaisie, la plupart des préparations contenaient des plantes aux principes actifs reconnus aujourd'hui. Il y avait même des valeurs sûres : la belladone dans le traitement des maladies nerveuses, le mercure pour les maladies vénériennes, la limaille de fer pour les « pâles couleurs ». L'hydrothérapie était à la mode. À côté de la médecine traditionnelle les charlatans avaient quelquefois la faveur du peuple ! Médecine et comédie furent ainsi liées à cette époque où malgré tout, il semble que l'esprit importait plus que le corps.

AVANT-PROPOS

Tenter de comprendre la médecine d'une époque est une tâche bien difficile. L'historien doit chercher à connaître le médecin, celui qui tente de préserver et de guérir, avec les moyens dont il dispose à un moment donné. Les maladies révèlent les hommes, car les phénomènes physiques et les aspirations inconscientes sont toujours liés. La médecine est donc le reflet de la société dans laquelle elle s'exerce.

Le XVIIIe siècle, ouvert sur l'avenir apparaît comme une période particulièrement importante. Même si soins et assistance sont encore confondus, les hommes de l'art ont réellement eu la prétention de guérir. Au cœur de la vie médicale, élan, foi, désir d'assistance, curiosité se sont trouvés mêlés aux faiblesses humaines.

L'assistance ne peut être comprise que dans le contexte social de cette fin d'Ancien Régime. Les miséreux constituent un groupe qui ne survit que grâce aux secours matériels et spirituels qu'il peut recevoir. On sauve l'âme autant que le corps. Les Hôtel-Dieu avaient cette vocation. Ces établissements, de fondation ancienne, étaient destinés à recevoir les pauvres malades et les enfants abandonnés. La Révolution a mis fin à un système médical qui était en place depuis longtemps. Le système devenu inadapté était fort critiqué, comme le montrent les cahiers de doléances des médecins, chirurgiens et apothicaires. Ce siècle ayant la passion des idées, les notions fondamentales concernant le destin de l'homme et l'organisation de la société vont être discutées. Il s'agit d'abattre les préjugés et de faire triompher la raison. Les progrès de la civilisation passent par la vulgarisation des branches de la connaissance mais aussi par la recherche du bonheur humain.

Chapitre 1 : LA VIE A L'HÔPITAL

L'hôpital est destiné à soigner les malades. La difficulté vient de ce que les définitions de la santé et de la maladie ont varié selon les époques, alors que la misère humaine demeure.

Nous pouvons citer une phrase de Marcel Sendrail, qui nous pousse à réfléchir à la conception de la maladie.

« *Les maladies concourent à la définition d'une culture : chaque siècle se réclame d'un style pathologique, comme il se réclame d'un style littéraire ou décoratif ou monumental.* »[2]

Nous ne croyons pas que l'on puisse dire qu'il y ait de « mauvaise médecine » ; la médecine est le témoin ou le reflet de la société dans laquelle elle s'exerce. Les maladies révèlent les hommes au moment de l'épreuve ; les épidémies font apparaître la face cachée de la société.

La maladie n'est pas qu'un phénomène physique, l'homme qui découvre le mal prend conscience de lui-même. Pour Jung, comme pour Bachelard, les phénomènes physiques et les aspirations inconscientes sont liés.

Le XVIIIe siècle est un siècle charnière, une période de consolidation, ouverte vers l'avenir. Contrairement à ce qui a pu être dit, les médecins ont cherché. John Hunter[3], célèbre anatomiste, n'a-t-il pas dit à Jenner[4] qui s'intéressait à l'hibernation : « Pourquoi penser, pourquoi ne pas tenter l'expérience ? » Ce siècle a fait preuve d'un certain optimisme. Il faut aussi remarquer que les philanthropes du Siècle des lumières ont confondu assistance et soin. On assimile souvent maladie, misère morale et paupérisme. La maladie, comme l'a dit le Professeur Hamburger, n'est pas une entité en soi. Elle n'existe qu'en fonction de critères qui sont propres à chaque système médical.

Diderot, dans une lettre adressée à un magistrat en 1767, a fort bien exprimé ces idées :
« *Il ne faut pas imaginer que les choses se fassent sans cause, qu'il n'y ait*

---

[2] Sendrail M., (1980), *Histoire culturelle de la maladie*, Privat, Toulouse.
[3] John Hunter, anatomiste, 1723 – 1793.
[4] Edward Jenner, médecin anglais né à Berkeley, 1749 - 1823.

d'hommes sages qu'au temps où l'on vit et que l'intérêt public ait été moins connu ou moins cher à nos prédécesseurs qu'à nous »[5].

Quel doit être notre état d'esprit par rapport à l'histoire de la médecine ? Pour réfléchir à cela, aidons-nous d'un ouvrage du XVIIIe siècle, qui parle beaucoup de médecine et qui est le reflet de son époque : *Les Mémoires de Casanova*[6]. À la lecture de ces pages, nous nous apercevons que la médecine est toujours présente. Casanova lui-même a éprouvé l'attrait de la pratique médicale et a conçu des théories. Son père est atteint d'une tumeur au cerveau. Dans les *Mémoires*, Casanova écrit :

« *Le médecin Zambelli, après avoir donné au patient des remèdes opilatifs, crut réparer sa bévue par le Castoréum, qui le fit mourir en convulsion. L'apostème creva par l'oreille une minute après sa mort : il partit après l'avoir tué, comme s'il n'eût plus rien à faire chez lui.* »

Le film de Luigi Comencini, « *Un adolescent à Venise* », raconte l'enfance de Casanova. Il y a dans ce film une scène très frappante. Nous assistons à l'opération du père de Casanova, décidée par un chirurgien célèbre. Le malade n'est pas informé de ce qui va lui arriver ; la foule de badauds se presse devant la maison. Le chirurgien, en costume d'apparat, entre, suivi de ses aides. Il examine à peine le malade, prononce quelques mots en latin, raconte sa dernière expérience. Le malade est mort. Une très belle opération, en vérité ! L'épouse du sieur Casanova a invité quelques nobles amis qu'elle installe autour de la table, selon leur rang de préséance. Les enfants courent dans la pièce. Lorsque tout le monde est prêt, le malade est attaché sur la table. On ne sait pas encore pratiquer l'anesthésie. La première anesthésie à l'éther aura lieu en 1842. Les règles d'asepsie sont, bien sûr, inconnues.

Le chirurgien saisit le nécessaire à trépanation et perce l'os. Le malade hurle avant de s'évanouir, le sang gicle...

Arrêtons là le tableau. Toutes ces choses, que nous savons, de façon abstraite, deviennent frappantes lorsqu'elles sont mises en images. Tout cela pour dire que l'histoire de la médecine est une histoire d'hommes. D'un côté

---

[5] Denis Diderot, philosophe français né à Langres. 1713 - 1784. Il fonda l'Encyclopédie en 1751 dont il assura la direction. Citation : « Lettre historique et politique adressée à un magistrat sur le commerce de la librairie – 1767 ».

[6] Casanova, J. (1930), *Mémoires de Jacques Casanova, écrits par lui-même,* Ernest Flammarion, Paris.

des hommes qui souffrent, de l'autre, des hommes qui tentent de soigner. Face à la souffrance, les tentatives peuvent paraître barbares. Pourtant, c'est à ces pionniers que nous devons la médecine et la chirurgie modernes.

Pourquoi l'histoire de la médecine au XVIIIe siècle est-elle passionnante ? Parce que ce siècle a eu la passion des idées et parce que les hommes de l'art ont réellement eu la prétention de prévenir et de guérir. Les notions fondamentales concernant le destin de l'homme et l'organisation de la société vont être révisées et critiquées. L'Encyclopédie est l'illustration de cet état d'esprit. Les principaux objectifs sont, à la fois, la vulgarisation de toutes les branches de la connaissance et la recherche du bonheur humain. C'est un élan, une foi, appuyés par l'esprit d'observation, la curiosité, le désir d'assistance aux miséreux. Ces aspirations élevées se trouvèrent maladroitement mêlées aux faiblesses humaines.

Pour comprendre l'assistance, il faut imaginer la société du XVIIIe siècle. Les miséreux constituent un groupe social important, que l'on met à l'écart et qui survit, physiquement et spirituellement, grâce au bénévolat et à la charité. On trouve dans les hôpitaux une masse d'indigents que l'on soigne ou que l'on renferme, selon les cas.

Les Hôtel-Dieu étaient destinés à recevoir plusieurs catégories de malades que l'on classait en « ordinaires », vénériens, incurables. À cette population, s'ajoutaient les enfants abandonnés.

Les Hôpitaux Généraux étaient des lieux de renfermement où l'on trouvait, pêle-mêle, les mendiants, les prostituées mises en pénitence, les blasphémateurs, les libertins et les malades mentaux qui subissaient le même sort.

La Révolution a mis fin à ce système d'assistance et de soins qui était en place depuis le siècle précédent. Les critiques concernant les hôpitaux étaient nombreuses et virulentes, comme le montrent les cahiers de doléances des médecins, chirurgiens et apothicaires[7]. Le mal-être des praticiens transparaît à la lecture des documents.

Il faut maintenant évoquer les aspects de la vie hospitalière à la fin de l'Ancien Régime. Les documents de l'époque, règlements, registres de

---

[7] Goubert J.-P. et Lorillot D., (1984), *Les cahiers de doléances des médecins chirurgiens et apothicaires. 1789, le corps médical et le changement*, Privat, Toulouse.

délibérations, livres de comptes nous permettent de vivre cette histoire de l'intérieur. Nous avons l'espoir de connaître intimement le soin qui était apporté au malade, sa vie quotidienne, et par le biais des registres de finances, tous les rouages de cet hôpital qui compte et se plaint comme une personne.

I. Un exemple de fondation hospitalière : L'Hôtel-Dieu de Toulouse

L'Hôtel-Dieu Saint-Jacques, situé près du Pont Neuf, s'appelait autrefois « Saint-Jacques du bout du pont ». Son histoire est mouvementée.

Au début du XIIe siècle, un premier bâtiment, l'hôpital Sainte-Marie, fut élevé dans une concession faite par le comte Alphonse ler de Toulouse au prieur de la Daurade. Le pouvoir fut donné aux Toulousains de construire un pont entre l'hôpital et la ville. On trouve les traces de cet hôpital, aussi appelé hospice des Pèlerins de Saint-Jacques dans une charte d'Alphonse Jourdain datant de 1130 - 1140.

En 1225, le prieur de la Daurade Arnaud d'Aragon aurait donné en fief un terrain à Rosergis et Bernard Nouvel, ainsi que des maisons, pour le logement des pauvres, afin qu'ils fondent un hôpital. Cet hôpital dit « du bout du pont », au sud, était séparé du premier par la Grande rue Saint-Cyprien (actuelle grande rue Saint-Nicolas) allant du pont de la Daurade à la porte de l'Isle. Les deux hôpitaux auraient été réunis par un passage voûté aménagé sous la grande rue contre la première arche du pont de la Daurade[8]. Cependant, des testaments du fonds de Malte font état de dates de fondation plus reculées.

Il existe un vrai titre primordial datant du 5 janvier 1257, établissant qu'à cet endroit de la Garonne existait une confrérie de Saint-Jacques soignant les malades pauvres. Bertrand de Saint Génies, le prieur de la Daurade, lui donna un terrain le long du fleuve, ainsi que les moyens de faire édifier une maison pour la confrérie, les bailes et les recteurs de Saint-Jacques. Cette emphytéose faite le 7 avril 1269 était perpétuelle. Elle prévoyait une rente de deux sols d'oblial et douze deniers de réacapte à la mort de chaque prieur. L'accord de ce titre implique l'existence d'une confrérie en plein essor.

---

[8] Auta n° 377. *La réunion des deux hôpitaux eut lieu au XVIe siècle. Les voûtes d'arête sous le grand escalier en sont les témoins.*

Au XIIIe siècle, Boniface VIII octroya des indulgences de quarante jours aux personnes qui iraient visiter charitablement cet hôpital. Celles-ci furent renouvelées par les papes Innocent IV, Paul III, Pie IV et Innocent XII, successivement en 1358, 1542 et 1546, 1561 et 1693.

Le roi Philippe IV donna à l'hôpital en 1306 des lettres d'amortissement pour ses biens et l'exempta d'impôts. C'est en 1313 que l'établissement prit le nom d'hôpital Saint-Jacques. Il était déjà fort peuplé. Vingt-deux sœurs s'occupaient des malades.

Le 25 mai 1349, le pape Clément VI lui accorda la faculté d'avoir un chapelain à demeure et fit construire une chapelle.

En 1430, il fut menacé par une inondation de la Garonne.

En 1438, un incendie le ravagea.

À la fin du XVe siècle, le Parlement et les Capitouls se plaignirent du nombre et de la dispersion des hôpitaux toulousains qui paraissait préjudiciable en période d'épidémies. Il y avait en effet vingt-deux hôpitaux à Toulouse. Une commission fut chargée d'étudier ce problème. L'arrêt du 26 février 1515 réduisit à cinq le nombre des hôpitaux, l'hôpital Sainte-Catherine, l'hôpital Saint-Esprit des Couteliers, l'hôpital Saint-Jacques du bourg ou petit Saint-Jacques, l'hôpital Saint-Jacques du bout du pont, l'hôpital du Taur. Le montant des cotisations dues par l'Archevêque de Toulouse, les prévôts de Saint-Sernin et Saint-Etienne, l'abbé de Moissac, les prieurs de la Daurade et les collèges de Toulouse était réglé. On avait pensé reconstruire l'hôpital Saint-Jacques plus loin sur la rive droite, mais on ne le fit pas, estimant « le voisinage des eaux et le grand courant d'air qui suit la Garonne suffisants pour rendre la maison salubre ».

L'hôpital Saint-Jacques devint Maison de Dieu ou Hôtel-Dieu en 1554[9]. Au XVIe siècle, il fut administré par trente-six bailes entrés en fonction pour un an depuis la fête de Saint-Jacques. Le directeur était un gouverneur nommé par l'Archevêque. Il y avait six surintendants, un syndic et un trésorier. Celui-ci était nommé par les surintendants et les Capitouls et devait une amende de cinq cents livres destinée aux malades s'il n'acceptait pas cette charge. La gestion de l'hôpital était contrôlée par des commissaires.

[9] D'après Buchalet F., (1904), *L'assistance publique à Toulouse au XVIIIe siècle*, Privat, Toulouse.

Dès la fin du XVIe siècle, les structures et les règlements qui ont été en vigueur jusqu'à la Révolution, se mirent en place.

Le 21 mars 1557 fut une grande date dans l'histoire de l'Hôtel-Dieu. Le Président aux enquêtes du Parlement, Monsieur de Barthélémy, lui accorda la fondation de quatre prêtres. Cependant, les problèmes financiers posés par l'achat de la nourriture pour les malades existaient déjà. Pour y remédier, des cotisations furent imposées aux religieux ; l'hôpital fit des quêtes, afferma les draps de deuil, préleva des sommes sur les spectacles, leva des amendes.

En 1647, la surveillance des malades était assurée par des dames et demoiselles des bonnes maisons de la ville. Les surintendants firent venir de Paris douze religieuses de la Charité Notre-Dame. En 1654, elles quittèrent l'hôpital à la suite de dissentiments avec les surintendants. Les Capitouls leur accordèrent 8000 livres avec lesquelles elles achevèrent une maison et devinrent les Hospitalières.

Le 16 juin 1676, une fondation obligea les dames du Tiers Ordre de Saint-Dominique à peigner les pauvres.

Vers 1685, l'Hôtel-Dieu fut déchargé de l'Hôpital Saint-Jacques du bourg qui fut vendu.

À la fin du XVIIe siècle, trois dates sont importantes.

En 1689, un accord fut passé avec la communauté des sœurs de Saint-Vincent de Paul qui désormais allaient soigner les malades.

En 1692, le testament de Rudelle fonda les lits des incurables.

En 1695, l'Hôtel-Dieu fut chargé des maladreries de Saint-Michel, Saint-Cyprien, Arnaud-Bernard et Sainte-Radegonde qui lui fournirent de nouveaux rapports. Les maladreries avaient été supprimées par ordonnance de 1693.

Les règles de vie, l'organisation mises en place au XVIIe siècle changeront peu.

II. L'administration hospitalière

Pour étudier l'administration des Hôtel-Dieu au XVIIIe siècle, nous disposons des anciens règlements. Trois intervenants se partageaient le pouvoir administratif : l'État, l'Église, et la Ville.

Représentants de l'État, plusieurs personnages avaient un rôle dans l'organisation administrative des hôpitaux. C'était tout d'abord le roi qui élaborait et faisait appliquer les règlements. Le pouvoir royal pesait, nous le verrons, encore un grand poids au XVIIIe siècle. Le Grand Aumônier s'occupait particulièrement de l'assistance. Les Intendants avaient pour charge la régie et la conservation des biens des gens de main morte, la distribution des remèdes du roi, le service des épidémies, l'inspection de la maréchaussée qui appliquait les règlements envers les mendiants.

Les lieutenants de police avaient compétence pour évaluer la qualité des vivres, la salubrité des locaux, la valeur des médecins, chirurgiens et apothicaires.

Depuis l'édit d'avril 1695 et la déclaration de 1698, l'Église jouait un rôle important dans la gestion administrative des hôpitaux. Les prélats avaient la préséance et la présidence des bureaux et des assemblées générales, ainsi que le droit de faire des ordonnances et des règlements pour le spirituel. Le rôle des prêtres dans le domaine de la bienfaisance et dans la vie quotidienne était grand. Les sœurs grises jouissaient de la sympathie de tous et de la protection du gouvernement.

Pour la Ville, l'arrêt royal du dix-neuf juillet 1699 précisait que devaient siéger dans toutes les assemblées des hôpitaux les présidents à mortier du Parlement et les Capitouls[10].

Toutes ces charges, à tous les niveaux, étaient bénévoles. Les chefs de direction se composaient donc de l'Archevêque, du Premier Président ou du plus ancien des présidents à mortier, du doyen ou sous-doyen, des conseillers laïcs, des deux plus anciens conseillers laïcs, des deux plus anciens conseillers clercs, des avocats et procureurs généraux au Parlement, du juge-mage ou lieutenant de la Sénéchaussée, des Capitouls en charge.

C'étaient des directeurs-nés et des conciliateurs. Ils présidaient les quatre assemblées générales. Ils prenaient séance dans ce rang. Le bureau de direction pouvait choisir un secrétaire ou un greffier pour écrire et retenir les délibérations qui étaient signées par celui qui présidait. Il nommait un trésorier pour un an ; celui-ci devait rendre compte devant lui six mois après l'achèvement de sa fonction.

[10] Huit surintendants en 1544, douze en 1554, quatorze en 1582. Le Capitoulat est l'organisation municipale de la ville de Toulouse. D'origine fort ancienne, il s'est perpétué jusqu'à la réorganisation administrative de 1790.

L'Archevêque avait la charge de la conduite spirituelle de l'Hôtel-Dieu, de la célébration des services, de l'instruction des pauvres, des sacrements, des usages concernant la religion et les règlements spirituels.

Jusqu'à la Révolution, les règlements reprennent à peu près les mêmes dispositions.

Les directeurs étaient responsables du fonctionnement quotidien de l'Hôtel-Dieu. Les directeurs ou « intendants » étaient élus par suffrage à deux degrés, le trésorier en exercice présentant trois candidats. À la suite de la présentation, le candidat devrait être élu à la pluralité des voix. L'élu, tenu d'accepter sa charge dans les trois jours, prêtait serment. Jusqu'en 1779, les directeurs étaient choisis parmi trois groupes sociaux : les ecclésiastiques, les avocats et les marchands. Les Lettres Patentes du roi données à Marly le 30 avril 1779 ajoutaient une quatrième classe de citoyens : les principaux ou notables.

Les directeurs siégeaient aux assemblées particulières, selon leur rang de préséance, le rang de leurs bénéfices et leur rang de réception. Les anciens directeurs prenaient le titre de directeurs honoraires et avaient voix délibérative aux assemblées. Quatre d'entre eux, choisis parmi les avocats au Parlement, les chirurgiens, médecins, intendants de pharmacie et procureurs constituaient le Conseil de la Maison.

Deux intendants s'occupaient des affaires courantes pendant une semaine, du lundi matin au dimanche soir. Ils devaient se rendre à l'hôpital une fois par jour pour la réception des pauvres. Ils devaient peser le pain, goûter le bouillon, vérifier la distribution des remèdes et de la nourriture, s'assurer des soins, de l'instruction, compter les linges. Le dimanche soir, on procédait à la « redde[11] ». Ces intendants s'appelaient « intendants semainiers ». Deux prêtres, deux avocats et deux marchands étaient spécialement chargés des incurables. Deux commissaires chargés des métairies se rendaient une fois par an à la campagne pour juger des détériorations et des travaux à effectuer. Quatre commissaires étaient affectés à l'entretien courant des bâtiments et des maisons. Deux commissaires veillaient à l'exécution des services religieux et faisaient respecter la discipline. Deux commissaires avaient la responsabilité du « *fonds des adolescents* ». Ils réunissaient l'argent nécessaire à l'apprentissage des garçons et à la dot des filles les plus pauvres. Deux

[11] Redde : répartition de la nourriture pour la semaine suivante.

commissaires rédigeaient les bulletins de sortie des malades, s'occupaient des archives et gardaient les clés de la porte.

Outre ces fonctions précises, les directeurs avaient des pouvoirs particuliers. Ils constituaient le syndic. Tous les actes étaient faits en son nom.

Les avocats du conseil étaient des commissaires-nés. Ils expédiaient les mandements destinés aux enfants pauvres. Les directeurs étaient autorisés à faire tous les règlements de police concernant le gouvernement et l'administration interne de l'hôpital, à la fois pour subvenir aux besoins des pauvres et pour les mettre dans le devoir.

Le jour le plus commode après le décès d'un directeur, un service particulier était dit pour lui. Chaque année, un service religieux en faveur des directeurs défunts incombait aux chapelains.

Les charges du trésorier étaient lourdes. Il calculait la recette, les revenus, arrérages de rente, dons et aumônes. Il payait les charges, les tailles, les pensions et les gages. C'était le commissaire de toutes les affaires de la maison. Il devait se rendre quotidiennement à l'hôpital. Il vérifiait le linge, visitait deux fois l'an l'apothicairerie. Il s'occupait de la recette des grains ; il choisissait un boulanger pour l'année de son exercice. Le pain blanc était cuit au four de la maison qui, en même temps, servait d'étuve pour sécher le linge. Si le pain était trop léger, le boulanger était soumis à la confiscation de sa boulangerie en faveur des pauvres. Le trésorier signait, de la même manière, un contrat avec le boucher. Les achats des drogues, du charbon et du savon se faisaient en accord avec les commissaires. Le trésorier était chargé de l'ouverture des troncs placés en ville lors des fêtes. Pour la fête du Saint-Sacrement, il fournissait des prédicateurs. Non seulement le trésorier devait établir et équilibrer le budget, mais il devait aussi surveiller les détails de la vie quotidienne de l'hôpital.

Pour connaître son recrutement, prenons l'exemple de l'Hôtel-Dieu de Toulouse. Le trésorier était élu par suffrage à deux degrés. Le premier samedi du mois de mai, le trésorier en place convoquait l'assemblée de direction présidée par l'un des vicaires généraux de l'Archevêque pour présenter dix-huit personnes. Parmi celles-ci, six avaient été choisies par l'assemblée générale, six par les gens du roi, six par les Capitouls. Élu par pluralité des suffrages, il était averti par le solliciteur et prêtait serment dans la salle du conseil ou chez le président de l'assemblée. Sous peine d'amende, il était contraint d'accepter la charge. Il était pris alternativement dans le corps du clergé, des avocats ou des marchands, et des notables à partir de 1779. Il entrait en exercice le 23 juin. Le trésorier sortant lui remettait les clés. Le lendemain de la Saint-Jean, il faisait un inventaire général en présence de deux commissaires. Dès qu'il existait une place vacante, le trésorier sortant était nommé directeur et avait voix délibérative à l'assemblée. Les trésoriers devaient rendre compte de leur gestion dans les quatre mois suivant la fin de leur exercice. Les comptes, dressés en double exemplaire, étaient clôturés deux mois plus tard et rapportés à l'Assemblée générale suivante[12].

Il existait aussi une recette « extraordinaire » pour la gestion de laquelle un trésorier particulier était requis. La recette « extraordinaire » consistait en legs excédant une certaine somme, en remboursement de capitaux ou d'emprunts. Les comptes étaient rendus tous les deux ans.

Un trésorier s'occupait de l'entretien des enfants exposés. Il était chargé de l'achat de la nourriture et des langes, du paiement des nourrices. Il recevait les recettes. Il expédiait les céréales aux enfants exposés nourris à la campagne. Il rendait compte de sa gestion une fois par an lors de l'assemblée générale.

Le commis complétait le travail du trésorier. Nommé en assemblée générale, il tenait le compte exact des dépenses de la maison. Les commissaires s'occupaient des achats de bois, charbon, linge, meubles, ustensiles, drogues, huiles, savons et cierges.

---

[12] L'assemblée de direction avait lieu au bureau de l'Hôtel-Dieu tous les quinze jours, le lundi, durant deux heures. Y participaient les gens du roi, les directeurs, les avocats du conseil, les médecins et les intendants de chirurgie et pharmacie. Les intendants y faisaient leurs rapports, dénombraient les entrées et les sorties des malades, faisaient les comptes de la nourriture et du nombre des enfants exposés, en remarquant qu'ils avaient servi les pauvres et économisé pour la maison. Le notaire secrétaire inscrivait les délibérations sur les registres. Les assemblées générales étaient convoquées par l'Archevêque ou le Premier Président. Elles avaient lieu le premier janvier, le jour des Cendres, le premier dimanche de mai et le seize août. Il y était fait lecture par les gens du roi de la dernière délibération. On y rendait les comptes, ordinaires, extraordinaires et des enfants. On y débattait des problèmes les plus graves. On donnait connaissance de l'état des affaires afin que tous les chefs de direction fussent informés des besoins des pauvres. Le président pouvait prolonger l'assemblée ou demander des réunions extraordinaires.

Le commis était responsable des registres sur lesquels il inscrivait la dépense de pain, viande de boucherie, poules et œufs, mais aussi les menus frais, la vente des croûtes, le lait, les vieux habits, l'argent des morts, la redde. Le registre pour le pain était fourni par le boulanger. Tous les dimanches, les intendants arrêtaient ces menus comptes. Le commis était aussi chargé de tenir le registre concernant l'état des biens, rentes, charges, obits, pensions, gages et intérêts du registre des successions, dons et legs, du registre des entrées des malades. Le commis était aux ordres des intendants et du trésorier. Il gardait les clés du grenier. Il fournissait les céréales aux nourrices des enfants de 2 à 7 ans. Le commis était nourri et logé. Il mangeait avec les prêtres et ne pouvait s'absenter sans la permission du trésorier.

Les hôpitaux étaient défendus sur le plan financier et juridique. Le notaire établissait tous les actes concernant les pauvres. Il les copiait sur un registre. Il tenait aussi le registre des délibérations. Le solliciteur, sous les ordres des intendants et du trésorier, agissait pour les affaires de l'hôpital. Le procureur devait défendre gratuitement les pauvres dans leurs procès. Si ceux-ci étaient condamnés, il était seulement payé du déboursé. Mais il jouissait de ses droits quand il obtenait les dépens. Il tenait un livre dans lequel étaient inscrits tous les actes qui lui étaient remis. Après le jugement, les pièces des procès étaient confiées aux archives. Les greffiers, qu'ils fussent de juridiction royale ou ordinaire, étaient tenus d'envoyer aux bureaux de direction, les « *extraits des jugements, sentences et arrêts* » dans lesquels il y avait adjudication d'amende au profit des pauvres malades.

Intervenaient aussi des notaires, des huissiers et des sergents. Les procès et contestations concernant les « *biens, droits, propriétés et privilèges* », que ce fût en matière civile, criminelle ou personnelle, que ce fût « *en demandant ou en défendant* », étaient jugés en première et deuxième instance au Parlement.

L'organisation de cette administration hospitalière appelle de nombreuses remarques. La gestion des hôpitaux était une œuvre commune, l'œuvre de toutes les personnalités d'une ville. Depuis la fin du XVIIe siècle déjà, les directeurs-nés, membres de droit des bureaux de direction étaient les premiers de la ville dans les domaines de la religion, de la justice, de la politique. Les directeurs nommés étaient choisis parmi les hommes qui comptaient ; les ecclésiastiques, les avocats, les marchands. Deux faits sont particulièrement remarquables. C'est en 1779, l'arrivée des notables, appelés aussi « *citoyens honnêtes* », d'autant plus importante que, parmi le maintien vivace des traditions et des lois, c'est l'unique changement. Ceci montre d'une part, la montée d'une nouvelle classe sociale, et d'autre part, le rôle que pouvaient avoir les fonctions de directeur dans un plan de carrière. Le deuxième fait à souligner est que la carrière d'administrateur débutait par la nomination au poste de trésorier, celui-ci à la fin de sa charge devenant d'office directeur.

Cette administration est en fait bien surprenante, car si les directeurs, l'Archevêque, le Premier président occupaient une charge honorifique, il en était autrement pour les autres intendants. Si cette charge était glorieuse, indispensable dans une carrière pour montrer sa philanthropie, elle demandait beaucoup de travail et de dévouement. Il fallait avoir du temps et de la fortune pour être trésorier et directeur. Il fallait être charitable pour assumer ce travail bénévole et absorbant. Ces hommes devaient aller chaque jour à l'hôpital faire des besognes assez sordides, compter le linge, distribuer la nourriture. Ils avaient un pouvoir très étendu, non seulement sur les malades dont ils surveillaient la tenue, mais aussi sur les médecins et chirurgiens qu'ils avaient le droit de réprimander et sur les chapelains dont ils ne se sont jamais privés de se plaindre. En outre, par délégation du pouvoir royal, ils exerçaient la fonction de policiers.

Ces hommes devaient être riches. C'étaient d'abord des bienfaiteurs. Ils devaient veiller aux revenus hospitaliers et dans les cas graves, protéger les malades, au besoin en apportant une contribution personnelle. Ce n'était donc pas seulement un soutien moral, mais une véritable œuvre charitable, une œuvre de tous les jours qui a été accomplie par ces hommes. Les commissaires s'occupaient de régler les moindres détails de la vie quotidienne, tels que la réparation des greniers, le rangement des papiers. En compensation de leur travail, ils avaient la reconnaissance des malades, un prestige social et le titre de bienfaiteur. Se sont-ils enrichis ? Il est probable que certains, peu scrupuleux, se soient servis de l'argent des malades. Mais il est peu probable qu'aucun se soit enrichi, en raison du déficit constant. Par contre, les administrateurs jouissaient de certains privilèges royaux. Le roi pensait que, si la principale richesse des hôpitaux était la charité du peuple, elle était conservée et valorisée grâce au zèle et au sens de l'économie des directeurs. L'Hôtel-Dieu de Toulouse jouissait des mêmes droits que les hôpitaux de Paris et de Lyon. Les directeurs, pendant le temps de leur administration, étaient exemptés « de guet et de garde, de logement des gens de terre, de charges publiques ». Tous les gens préposés à la régie des biens étaient en outre « exempts de droit de fortification, de lanterne, chandelles, canal, fermeture des villes, milice et capitation ». Donc, ces charges présentaient quelques avantages.

Ces principes ont persisté jusqu'à la Révolution et la plupart au-delà de 1789. Il semble qu'il y ait eu une résistance à l'établissement de nouveaux règlements, sauf en ce qui concerne l'accession des notables aux postes d'administration des hôpitaux. Il est certain que régnait un certain immobilisme. Les trésoriers extraordinaires et des comptes des enfants, qui n'étaient pas soumis à un règlement pour la durée de leur charge, restaient en poste très longtemps.

Jusqu'à la Révolution, les directeurs se sont disputés pour le rang de préséance. Ces querelles sont relatées dans les registres de délibérations. Ce n'est qu'en 1790, que ces querelles sont enfin réglées.

Ce système d'administration est bien curieux pour nous. Nous ne pouvons imaginer les notables de notre ville, nos hommes politiques aller chaque jour à l'Hôtel-Dieu goûter les bouillons, réprimander les chapelains, surveiller les soins des médecins. Il est donc très difficile de le juger. Il entrait dans un contexte particulier où l'assistance, bien que réglementée par le roi, appartenait aux riches. Ces hommes ont réellement donné leur temps aux pauvres de la ville.

Cependant, les défauts de ce système étaient nombreux. Les compétences n'étaient pas vérifiées. Les directeurs, une fois élus ou plutôt choisis par les hommes des trois classes privilégiées restaient en fonction toute leur vie. Ce qui peut être reproché à ce système, car la bonne volonté des hommes, même si la charité était à la mode, ne peut être mise en cause, c'est le refus de tout changement. Les règlements se sont répétés, identiques à eux-mêmes, jusqu'à la Révolution. Les hommes se sont imposés. Malgré tout, sans eux, l'assistance n'aurait pas existé ; et nous devons leur reconnaître un certain courage.

III. Les finances hospitalières

Les finances hospitalières peuvent être étudiées à partir des documents d'époque : registres de comptes tenus par les trésoriers, registres de délibérations qui donnent des renseignements sur les plaintes des administrateurs, les crises, les testaments et les fondations.

Il est difficile d'évaluer la justesse de ces documents. Alors que les données chiffrées sont presque toujours en faveur d'un équilibre budgétaire, les registres de délibérations rapportent les plaintes incessantes des administrateurs et la constance des déficits. Peut-on avoir confiance dans les résultats favorables donnés par les trésoriers sur leur gestion ? Peut-on croire aux demandes d'aide sans cesse réitérées des administrateurs ?

Jusqu'à la Révolution, on remarque une certaine continuité par la permanence de l'application des lois qui sont sans cesse rappelées et par les fondations perpétuelles. L'étude des budgets permet de mettre en évidence l'existence de crises et de périodes favorables. Le seul changement réel se produisit à la Révolution avec la chute quasi totale des revenus hospitaliers et la création d'administrations communes.

L'instabilité des ressources est frappante. Elle s'explique par la fluctuation du nombre de malades et le rôle du bénévolat. Il y a rarement eu, de la part de l'administration, le souci de prévoir une organisation adaptable aux besoins. Un fait est fondamental. C'est l'aliénation progressive des biens hospitaliers par le pouvoir royal. Le financement hospitalier est au cœur de l'histoire des hôpitaux : c'est autour de lui que tournaient toutes les réclamations, toutes les plaintes des cahiers de délibérations ; c'est sur lui qu'était fondée toute la vie de l'hôpital. Nous lui donnons une place toute particulière.

1. Les principes de financement

L'assistance, jusqu'au XVIIIe siècle, vivait de l'initiative privée. Nous allons voir comment la protection royale, étendue progressivement, a été à l'origine de l'aliénation des biens hospitaliers.

1.1. L'œuvre philanthropique

La royauté, en établissant les Hôpitaux Généraux en 1662, reconnaissait à tout homme le droit à l'assistance. Le corollaire était que chaque localité devait entretenir ses pauvres. Il en était de même pour les malades. L'assistance était une œuvre philanthropique. Le financement des hôpitaux avait pour fondement les aumônes, les quêtes[13], les dons, les legs, les fondations, les testaments, les rentes et les pensions. Tout cet argent venu de

[13] Les quêtes apportaient si peu de revenus qu'en 1733 un arrêt spécial imposa à toute personne rendant le pain bénit de quêter.

particuliers contribuait à la constitution du patrimoine hospitalier. De ce fait, le financement n'était pas codifié. Il n'y avait pas d'uniformité dans la gestion des hôpitaux. On suivait l'ordre établi, la coutume, tout au moins jusqu'à la Révolution, jusqu'au ll juillet 1794 - 23 messidor an II, lorsque les biens hospitaliers furent vendus.

1.2. Les fondations hospitalières

Il est nécessaire de s'attarder sur les fondations hospitalières. Elles sont aussi anciennes que la création des Hôtel-Dieu. Elles sont remarquables par leur application perpétuelle qui montre le goût pour la continuité et la marque profonde de la religion.

La fondation, généralement faite par testament, était un don (d'une terre, d'un capital), à charge pour le bénéficiaire soit d'entretenir des malades ou du personnel hospitalier, soit de pratiquer certains actes religieux en faveur du fondateur. Au fil des siècles, les fondations se sont accumulées. On peut se demander si, au bout d'un certain temps, la charge ne dépassait pas le bienfait.

1.3. Les fondations les plus importantes de l'Hôtel-Dieu de Toulouse

La première se situe au moment de la création de l'Hôtel- Dieu. Elle a été faite par Bertrand de Saint-Genies, prieur de la Daurade, qui le 5 janvier 1257, donna un terrain le long de la Garonne en échange d'une rente de deux sols et douze deniers à la mort de chaque prieur. La fondation Jean de Barthélémy, Président aux Enquêtes de la cour du Parlement, concernait la fondation de quatre prêtres chapelains[14], en échange de tous les fruits et revenus de ses propriétés, trois mille livres en rentes pour l'entretien des pauvres, huit barriques de vin par an, la nourriture et le logement des prêtres. Cette fondation était perpétuelle. Elle s'est révélée insuffisante au cours du premier tiers du XVIIIe siècle, parce qu'il manquait des prêtres pour les femmes malades et parce que les chapelains prenaient des emplois au-dehors. En 1734, l'administration hospitalière augmenta cette fondation de 60 livres par an. Les chapelains devaient dire tous les jours et à perpétuité une messe basse de Requiem à l'intention des fondateurs.

---

[14] Le fondateur nommait les prêtres pendant sa vie, puis trois patrons, son neveu, le Président aux Enquêtes et un Capitoul, reprenaient cette charge.

Par testament, Rudelle, chanoine de Saint-Etienne, faisait don le 26 décembre 1592, de 20 000 livres en capital sur les sommes qu'il avait sur le clergé de Toulouse. La rente de cet argent devait être employée à l'entretien et à la nourriture des malades.

« *On fondera dans les deux ans après ma mort un hôpital séparé de l'Hôtel-Dieu et La Grave pour nourrir et soigner les pauvres qui ont des maladies incurables. Si on ne le fonde pas, je veux que l'Hôtel Dieu retienne cette somme ou la rente à charge de recevoir tant que les pauvres incurables qui se présenteront, autant que le débit le permettra.* »

Ce testament ouvrit un conflit entre l'Hôtel-Dieu et le Président du Conseil de Direction, l'Archevêque Jean-Baptiste Michel de Colbert, jaloux de sa qualité de président de l'administration des hôpitaux, qui voulait exclure les capitouls de la gestion de l'hospice des incurables. Il leur fit ôter la présidence de celui de Saint-Jacques pour la donner en son absence à ses Vicaires généraux. Il voulut faire bâtir un bâtiment spécial sur la maladrerie d'Arnaud Bernard, mais le projet n'aboutit pas. Dès la mort de Rudelle, en 1693, l'Hôtel-Dieu reçut des incurables.

Le grand Vicaire de Saint-Sernin, Burta, nomma son neveu héritier, à charge pour lui de rendre à l'Hôtel-Dieu les biens laissés après sa mort, sous condition que l'hôpital entretienne huit incurables (le 16 août 1716).

Cabrerolles de Villespassans, conseiller au Parlement, prévôt de Saint-Etienne, laissa le 3 mars 1721, 174 451 livres aux incurables à charge pour l'hôpital d'entretenir un chapelain aux appointements de cent livres par an, et de réserver quatre places à des malades de Saint-Lizier et de Saint-Béat.

Pendant des années, les incurables furent tenus de prier pour l'âme de Villespassans et non de Rudelle, le premier fondateur. On disait à haute voix, après le Bénédicité : « *Dieu veuille avoir pitié de l'âme de Messire Jean Cabrerolles de Villespassans* ».

De nombreux particuliers ont fait des dons à l'Hôtel-Dieu, en échange de messes. Il y eut même deux fondations royales. Quatorze fondations de particuliers laissaient à l'Hôtel-Dieu de petites sommes. Le roi Louis XVI donna en 1788, 3000 livres contre une messe d'action de grâce et des prières pour sa famille. Philippe IV d'Espagne envoya 300 livres à l'Hôtel-Dieu « *de Galicia de Tholouse* » pour qu'une messe fût dite pour le roi et la reine.

Le ferment des fondations était la religion. Les bienfaiteurs donnaient par charité publique, mais aussi pour le salut de leur âme. Les fondateurs étaient souvent des ecclésiastiques. Nous verrons que les legs et les testaments provenaient de gens beaucoup plus modestes. On peut donc se demander si n'était pas attaché au statut de bienfaiteur, un certain prestige. Cela se savait, cela se répétait à longueur de jour, d'année et de siècle à travers les prières, cela se transmettait aux enfants. Cela se matérialisait dans des tableaux. Une certaine position sociale exigeait que l'on fût bienfaiteur.

À part des fondations exceptionnellement importantes, les sommes étaient variables et quelquefois modestes. Quant aux requêtes, elles allaient de la fondation d'un hôpital d'incurables à la fondation d'une messe.

Ces fondations étaient-elles une charge pour l'hôpital ? Comme elles se sont accumulées, les fondations finirent par peser sur les finances hospitalières. Leur catalogue était si fourni qu'il était affiché dans les sacristies et que les prêtres devaient le consulter tous les jours. Après les prières, il y avait toujours un *« Ayez-pitié de l'âme »* à dire en faveur d'un bienfaiteur.

Les plus grosses fondations ont été accordées dans le premier tiers du XVIIIe siècle et ont eu un rôle fondamental dans le fonctionnement de l'hôpital. Les autres, beaucoup plus modestes, ne furent pas nombreuses. Il semble que les gens aient préféré, dans la deuxième moitié du XVIIIe siècle, constituer des rentes. Il faut insister sur le fait que les fondations acceptées par l'hôpital ont toujours été appliquées ; tout au moins jusqu'à la Révolution. Ce qui ne les empêcha pas de faire l'objet de critiques. Si le principe de financement par la charité publique était admis depuis longtemps, à la fin du XVIIIe siècle, les idées nouvelles annonçaient la fin du système. Turgot, dans « *L'Encyclopédie* » se plaignait des fondations usines de volontés capricieuses, vanité frivole de particuliers ignorants et bornés. L'Archevêque Loménie de Brienne pensait que « *les hôpitaux de Toulouse ont besoin de principes pour les conduire dans l'administration des pauvres* ». Les anciens règlements de l'Hôtel-Dieu de Toulouse datant de 1790 montrent que si l'hôpital « *ne se soutient et ne peut parer au déficit annuel que par les dons de personnes sensibles et charitables* », il est cependant en très mauvaise posture.

Les fondations n'étaient pas un moyen de financement idéal, les administrateurs l'avaient bien compris.

1.4. Les autres moyens de financement

Les aumônes constituaient des revenus irréguliers et peu importants. Nous entendons par aumônes les petits dons d'argent, de vêtements, de linge... Il est difficile d'évaluer leur valeur. Le détail n'était pas inscrit dans les registres.

Les quêtes étaient fréquentes. Un tronc était maintenu pendant toute l'année à l'entrée des hôpitaux. On pouvait faire des quêtes selon les besoins avec la permission de l'Archevêque. Les Lettres Patentes autorisaient à « *mettre troncs, bassins, grandes et petites boîtes dans toutes les églises, carrefours, lieux publics, faubourgs, sénéchaussées et diocèses* ».

Le nombre des testaments rédigés en faveur des hôpitaux est faible, surtout si on le compare au nombre de legs. Ils étaient le fait de la bourgeoisie et de la noblesse, très rarement des malades. Les sommes étaient variables, pouvant aller grossièrement de cent cinquante à cent cinquante mille livres. Il y a eu très peu de successions en faveur des hôpitaux dans le deuxième tiers du XVIIIe siècle. Les quelques biens en terres ou maisons ont été vendus ; le patrimoine hospitalier a diminué au cours du XVIIIe siècle. Les successions coûtaient souvent cher. Les frais étaient variables. (Pour l'Hôtel-Dieu de Toulouse, ils s'élevaient, selon les cas, de 28 à 77 %). Il est arrivé que les hôpitaux fussent obligés de s'acquitter des dettes des testateurs. D'autre part, il arriva que certains directeurs fissent des pressions sur le personnel, les malades ou même des gens haut placés pour qu'ils testassent en leur faveur, bien que cela fût expressément défendu dans les règlements.

Les legs étaient des dons faits pendant la vie du bienfaiteur. Les dons en argent pouvaient aller de cent cinquante à quatre-vingt mille livres. Les plus gros étaient faits par des bourgeois ou des nobles. Le clergé se contentait d'offrandes plus modestes. Certaines personnes destinaient leurs legs plus précisément à une catégorie de malades, aux enfants ou aux convalescents. Le nombre de legs semble augmenter au cours du troisième tiers du XVIIIe siècle, jusqu'en 1790. Les legs répondaient au besoin de charité et constituaient la forme d'assistance la mieux acceptée par l'hôpital puisqu'elle n'entraînait pas de frais. Aussi les administrateurs récompensaient-ils ces dons désintéressés par le droit de tableau. Ils faisaient faire un portrait du bienfaiteur, qu'ils accrochaient dans la salle des assemblées. Ces portraits ont été très nombreux. À Toulouse, les administrateurs ont éprouvé le besoin de codifier ce droit, puisqu'en 1762, ils ne l'attribuaient qu'aux personnes ayant légué au moins six mille livres. Malgré cette restriction, ils se plaignaient, en 1779, que la salle des assemblées fût pleine. Ces tableaux ont une histoire amusante, car, à la Révolution, on a jugé qu'ils étaient une atteinte à l'esprit nouveau, surtout par les costumes. On a payé un peintre pour faire des vêtements plus sobres. Fondations, dons et legs constituaient donc les principaux moyens de financement.

Les rentes étaient coûteuses pour les hôpitaux. L'établissement de rentes viagères était rare. Les pensions étaient exceptionnelles. L'hébergement, les soins ont été gratuits pendant tout le XVIIIe siècle. Les dérogations à cette règle furent rarissimes, malades surnuméraires, raison extraordinaire. À certaines périodes, des pensions étaient versées pour les soins de soldats.

En conclusion, le financement des hôpitaux de l'Ancien Régime dépendait de l'œuvre philanthropique des classes supérieures. Avec le temps, les fondations devinrent des charges, de même que les rentes qui en créèrent de nouvelles.

1.5. Pouvoir royal

Le rôle du roi est fondamental puisque, au cours du siècle, son pouvoir prit de l'importance et entraîna l'aliénation des biens hospitaliers. Il est important de rappeler que, jusqu'au XVIe siècle, l'Église dirigeait les hôpitaux. Le pouvoir royal régnait de loin. Les édits, les lois concernaient essentiellement l'administration que l'on remettait aux bourgeois et marchands, bien que les juges eussent droit de regard. C'est à la fin du XVIIe siècle que le pouvoir royal s'affirma avec l'édit et la déclaration de 1693 et 1698. En effet, il réorganisa les hôpitaux, il les réunit, il les dota et régla leur administration.

Les prérogatives du roi étaient les suivantes :

- Il exerçait sa protection pour la sauvegarde des intérêts de l'hôpital.
- Il donnait des secours extraordinaires lors des catastrophes, par des dons en argent et par la décharge d'impôts.
- Il s'occupait de la création des ateliers de charité.
- Il réglait les dépenses de mendicité.

- Il avait autorité pour créer ou supprimer un hôpital[15]. Ce droit de réunion était refusé au pape.
- Il faisait distribuer les remèdes.

L'édit de 1749, qui réglait les privilèges accordés par le roi, était en même temps une affirmation de son pouvoir. Il prescrivait les actes de dernière volonté servant à fonder ou entretenir des établissements charitables. Toutes les donations lui étaient subordonnées.

Les Parlements et juges royaux avaient la tutelle des hôpitaux.

1.6. Les privilèges royaux

Les privilèges, réclamés par les hôpitaux qu'ils déchargeaient de bien des impôts, témoignaient de l'importance du pouvoir royal. L'Hôtel-Dieu de Toulouse, ainsi que l'hôpital des incurables étaient assimilés aux hôpitaux de Paris et de Lyon, et jouissaient des mêmes privilèges. Il était autorisé à recevoir tous les dons, legs et gratifications, à titre particulier ou universel, que ce fût par testament ou donation, et à faire les recouvrements et les poursuites. Les règlements de 1749 accordent aux Hôtel-Dieu la liberté d'acquérir, de vendre et d'aliéner tous les héritages, fiefs, censives, rentes foncières ou constituées. Les nouveaux propriétaires des biens aliénés étaient exempts de toutes taxes, droits de lods et ventes, droits seigneuriaux, droits d'indemnité. Ceci montre que les hôpitaux, à cette période, étaient libres de leur administration et de leurs finances. Les opérations financières étaient facilitées. Tous les actes étaient signifiés par les notaires et les huissiers au bureau même des hôpitaux.

Les privilèges consistaient en :

- Exemption d'imposition, droits de douane, traites, droits d'entrée (par eau et par terre), droits de port et de passage, droits de barrages, de pont, de péage, aides, gabelles, droits de moulure et de bois.
- Exemption des droits d'amortissement, de nouveaux acquêts, d'enregistrement.
- Exemption du droit de franc-salé.
- Affranchissement des impôts sur les vivres.

---

[15] Louis XIV a uni les léproseries aux hôpitaux. Les maladreries de Saint-Michel, Arnaud-Bernard et Saint-Cyprien ont été unies à l'Hôtel-Dieu de Toulouse en 1699.

- Exemption pour tous les officiers, fermiers, grangers, domestiques et préposés à la conservation des biens des pauvres, de droit de guet, droit de garde des fortifications, droit de lanterne, de chandelle, droit de canal, droit de fermeture des villes, droit de logement et passage des gens de guerre, droit de milice et de capitation.

À ces privilèges royaux, s'ajoutaient des privilèges accordés par la Ville. Les Capitouls, par exemple, exemptaient les pauvres de la taille. Malgré ces facilités, l'Hôtel-Dieu s'est souvent plaint et a continué à réclamer d'autres privilèges[16].

Si les privilèges étaient nombreux, les impôts l'étaient plus encore ! Les hôpitaux essayaient de tirer le maximum d'avantages du pouvoir royal, de l'État, de la Ville.

1.7. L'aliénation des biens hospitaliers

L'aliénation, qui a abouti à la vente des biens hospitaliers à la Révolution, s'est faite progressivement sous l'Ancien Régime.

Le droit d'aliénation a été donné pour la première fois, le 11 août 1713, par des Lettres Patentes Royales portant « *la permission d'aliéner les biens-fonds de l'Hôtel-Dieu jusqu'à concurrence de 50 000 livres sans que les acquéreurs puissent être recherchés à l'avenir, ni taxés pour le huitième et seizième denier, ni pour d'autres causes* ».

C'était au lendemain de la crise de 1712.

L'édit d'août 1749, voulant empêcher la multiplication des communautés religieuses, signa l'arrêt de la richesse des hôpitaux. En effet, il imposait aux gens de mainmorte de subordonner leurs acquisitions au consentement du roi. L'arrêt du Conseil d'État du 4 octobre 1752 ordonnait que les propriétaires de fonds et héritages ne puissent obtenir le vingtième des arrérages de rentes et autres redevances. Cet arrêt a été pris pendant une période de crise.

C'est surtout par les Lettres Patentes de février 1757 que s'imposa le pouvoir royal. Elles accordaient aux hôpitaux « *de recevoir toutes sortes de legs et institutions, quelle que soit la nature et la qualité des biens qui en feront l'objet, le tout à charge de vendre dans les quinze mois qui suivent les*

---

[16] L'Hôtel-Dieu réclamait des exemptions sur les droits de vente des bières, les droits de succession, les impôts sur les denrées.

immeubles et autres biens de la qualité exprimée dans les articles XIV et XV de l'édit d'août 1749 si acquéreur, sinon dans les trois mois suivant l'année du décès pour les adjudications, en les adjugeant au plus offrant et dernier enchérisseur sans autres formalités de justice et ce à peine de nullité de leg ».

Ces mesures limitaient l'expansion du patrimoine hospitalier. Elles impliquaient le droit de regard du roi sur les donations. Elles étaient répressives, car si la direction n'obéissait pas, le roi faisait procéder à une vente aux enchères.

Quelques concessions ont été faites. En 1762, les formalités prescrites en 1749 n'avaient plus lieu d'être appliquées, s'il s'agissait d'une acquisition et non d'une création. En 1780, le roi validait toutes les rentes constituées sur les particuliers avec d'anciennes rentes.

Ces mesures ont été appliquées et se sont amplifiées. Le programme de Turgot (1774 - 1776) le montre. On sait que Turgot critiquait les fondations et les hôpitaux. Pour lui, l'assistance était autant un réconfort moral, que physique. Il pensait que l'impulsion devait être donnée par les représentants de la puissance publique.

En 1774, son programme était de :

- Préférer les petits établissements aux secours à domicile.
- Supprimer la déclaration de grossesse obligatoire pour les filles mères.
- Transformer en rentes tous les biens-fonds et immeubles du patrimoine hospitalier.
- Si besoin, lever sur les paroisses des impositions particulières.

Turgot voulait purifier les finances hospitalières. L'idée essentielle était la destruction du patrimoine hospitalier, son remplacement par des rentes ou des impositions afin de faire de l'hôpital une charge publique.

Ces mesures restèrent au stade de projet. Cependant, en 1775, un arrêt du Conseil d'État interdit à tout hôpital de contracter un emprunt, sans avoir préalablement constitué un fonds d'amortissement.

Necker reprit les mêmes idées. Par l'édit de 1780, il autorisa les hôpitaux à vendre leurs biens pour liquider les dettes et à verser le surplus dans la Caisse des domaines.

L'arrêt du 31 mai 1788 supprimait les exemptions de droits d'entrée et de franc-salé pour les « Invalides », Hôtel-Dieu, « Incurables », Hôpitaux Généraux, exemptions, qui étaient remplacées par des subventions en argent. Par contre, les secours du gouvernement s'adressaient aux mendiants et aux sinistrés.

La liberté des hôpitaux était muselée. Ils devaient attendre les secours du gouvernement. Et pendant une longue période, ces secours ont été insuffisants.

1.8. Les revenus hospitaliers

Les métairies composaient l'essentiel du patrimoine hospitalier. Le patrimoine était constitué dès le début du XVIIIe siècle. Les métairies étaient confiées à des fermiers pour des affermes de 4, 6 ou 9 ans. Les fermiers étaient des laboureurs, mais aussi des boulangers et quelquefois des marchands ou des aubergistes. Il est très difficile de savoir quels étaient les rapports des fermages, qui étaient exprimés en nature (les biens en nature étaient vendus) ou en argent. Il semble que, dans le troisième tiers du siècle, les directeurs aient préféré être payés en argent.

Les maladreries[17], annexées aux hôpitaux, étaient de très peu de rapport. Les affermes et locations constituaient des rapports substantiels.

Les hôpitaux possédaient un certain nombre de propriétés rurales et de maisons en ville, léguées par des bienfaiteurs et qui appartenaient à leur patrimoine. Des maisons, léguées par testament, étaient louées à l'année, souvent à des artisans. Des biens divers (terres, écuries, vignes) étaient « *baillés à locaterie perpétuelle* » à des particuliers, pour des sommes souvent négligeables.

---

[17] Les maladreries avaient été réunies à l'Hôtel-Dieu de Toulouse par l'arrêt du Conseil du 19.7.1699. La maladrerie d'Arnaud Bernard comprenait une maison à l'extrémité du faubourg et des pièces de terre séparées d'au moins quatre kilomètres. Elle était de peu de rapport si bien qu'une Lettre Patente du 19 juin 1784 autorisa sa vente. La maladrerie de Saint-Cyprien fut conservée. Ses terres étaient affermées. La maladrerie de Saint-Michel, affermée jusqu'en 1780, fut donnée à demi-fruit. Les terres rapportaient peu. Les charges augmentaient (Voir Annexe I).

Des maisons, des pièces de terre constituaient des censives. Le patrimoine hospitalier était donc essentiellement composé de métairies, terres et maisons, dispersées en ville et dans le gardiage. Les modes de rapport étaient très variés, adaptés à chaque propriété. Cette diversité pouvait entraîner des difficultés de gestion.

Les rentes et les pensions constituaient une partie importante des revenus hospitaliers. Les rentes en nature étaient essentiellement des rentes en blé. Elles étaient dues par les chapitres et par différents particuliers. Quant aux rentes en argent, les débiteurs étaient des nobles, des bourgeois, des communautés et des personnes morales[18]. Toutes les rentes sur les communautés, les Provinces, les États étaient faibles. Les rentes sur les particuliers étaient plus élevées. En 1720, le taux était de 2,5 à 3 %. Les arrérages de rentes ont souvent été comptabilisés.

Enfin, les recettes se composaient de diverses sources de revenus. Les privilèges, octroyés par le roi ou dus à la bienveillance de la ville n'étaient pas négligeables. L'Hôtel-Dieu de Toulouse avait obtenu des privilèges sur les tentures, ornements funèbres et bières, auxquels il tenait beaucoup. Il possédait l'afferme des draps mortuaires qui rapportait à peu près 70 livres par an.

Les hôpitaux recevaient des droits chaque fois qu'un ouvrier était reçu maître dans une des corporations des Arts et Métiers. Ils pouvaient percevoir

[18] Pour l'Hôtel-Dieu de Toulouse, les débiteurs étaient :

- l'Archevêque de Toulouse, qui, au long du XVIIIe siècle, a fait une rente de 120 Livres,
- l'œuvre de Notre-Dame du Taur avec 3 livres,
- le Receveur des Tailles de Toulouse et de Carcassonne,
- la ville de Toulouse pour les malades et les enfants trouvés (les intérêts étaient de 2 %),
- les rentes sur le clergé général, le clergé de Lombez, Rieux, Saint-Papoul, les diocèses et chapitres de Castres, Lavaur, Saint-Pons, Montauban, les communautés de religieuses,
- les rentes sur l'équivalent de la province du Languedoc,
- les rentes sur le grenier à sel de Toulouse,
- les rentes sur les Etats, pays, et Comté de Foix,
- les rentes sur la Généralité de Toulouse et Montpellier.

une partie des amendes payées par les membres des corporations. Tout nouvel admis versait un droit d'hôpital allant de dix à quarante sols[19].

L'impôt sur les théâtres existait depuis 1699. L'Hôtel-Dieu de Toulouse percevait un cinquième sur les comédies. Il est dit qu'en 1787, les comédiens ordinaires de la ville donnèrent une représentation au bénéfice des pauvres malades. Mademoiselle Sanival l'aînée, célèbre artiste et pensionnaire du roi, a bien voulu retarder son départ pour jouer gratuitement. Il existait aussi des redevances sur d'autres formes de spectacles. Dans les registres de délibérations de l'Hôtel-Dieu de Toulouse, il est dit qu'en 1700, ceux qui donnaient des combats de taureaux payaient douze livres par représentation.

Les loteries étaient régulièrement organisées dans les hôpitaux. Cet usage était favorisé par le pouvoir royal. Certains gagnants laissaient leurs lots aux pauvres.

Les quêtes se pratiquaient à longueur d'année. Des troncs munis d'écriteaux étaient installés dans les églises paroissiales. On se plaignit souvent de ces quêtes infructueuses.

Enfin, des ventes diverses apportaient quelques revenus. La vente des travaux des incurables rapportait pour trois quarts à l'Hôtel-Dieu et pour un quart aux malades. Il y avait des incurables cordonniers, tailleurs, chaussetiers, fabricants de bière. La vente des vêtements des morts, ainsi que l'argent trouvé sur eux constituaient des revenus infimes. Cependant, les hôpitaux y tenaient beaucoup.

À Toulouse, en 1756, on rappelle dans le registre de délibérations :

« *Conformément aux règlements, les meubles, habits et argent laissés par les incurables et malades, appartiendront à l'Hôtel-Dieu à l'exclusion de tous parents collatéraux* ». À la suite de la mort d'un soldat, il y eut même un différend avec le capitaine qui réclamait ses effets. Citons aussi, la vente du lait et des croûtes de pain, la vente de la graisse et du suif ramassés à la cuisine, la vente de la plume ; la vente des surplus de grains, les arrérages de rentes, locations, fermages, et l'excédent de l'année précédente devaient faire la balance.

---

[19] A Toulouse, un vannier payait dix sols, un fripier et un fabricant d'étoffe de coton deux livres, un faiseur de luth et violon cinq livres. D'après F. Buchalet (1904), *L'assistance Publique à Toulouse au XVIIIe siècle*, Privat.

Le compte des recettes extraordinaires a beaucoup plus d'importance qu'il n'y paraît. On nommait un trésorier spécial pour ces affaires. Il mettait dans ce compte tout ce qu'il voulait et on constate qu'au fil des années, celui-ci est devenu parallèle au compte ordinaire. Les recettes se composaient de la vente de paires de vaches, de fusils, d'épées, d'arbres morts, de cochons, d'oies, de chaises, de bûches, des cheveux des morts, d'une ânesse laissée par un défunt... On y comptait aussi les journées des mendiants venus se faire soigner ou celles des soldats malades. Enfin, on faisait entrer dans ces comptes des amendes variées.

En conclusion, les revenus étaient très divers (Figure 1). La part la plus importante revenait aux rentes, legs et métairies. Cependant, les directeurs ne négligèrent jamais les petits rapports et n'hésitèrent pas à demander, à droite et à gauche, des secours minimes.

Figure 1 : Composition des revenus hospitaliers au XVIIIe siècle

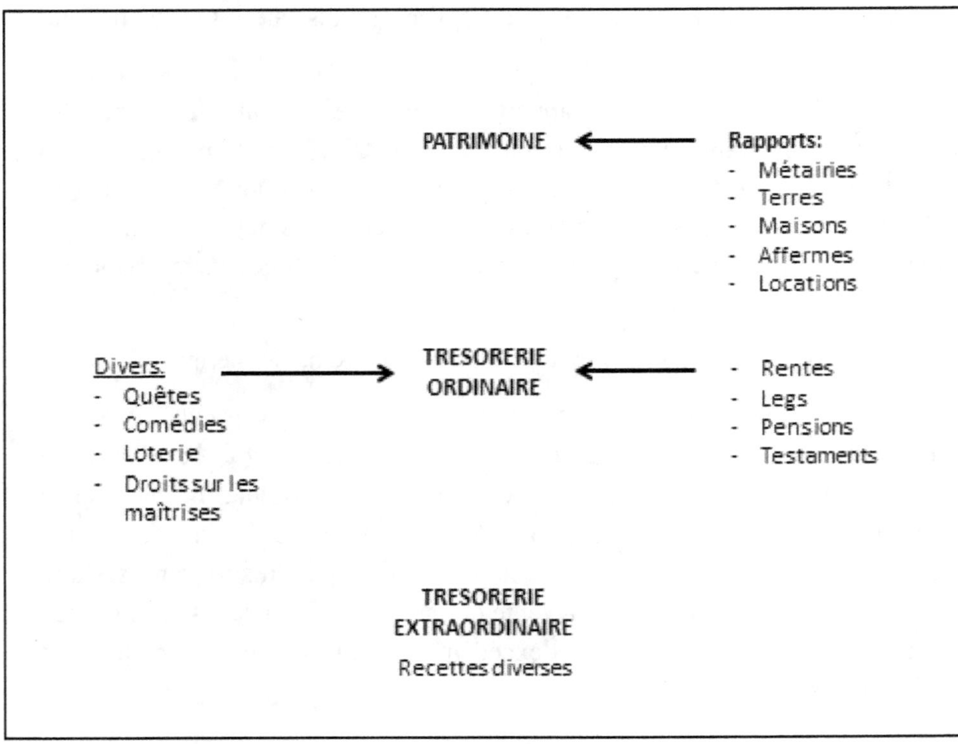

2. Les dépenses hospitalières

Nous allons passer en revue les différents frais de fonctionnement des hôpitaux sous l'Ancien Régime.

Les frais de nourriture étaient considérables. La production des métairies était le plus souvent insuffisante pour nourrir les domestiques et les malades. La direction achetait de la viande, bœuf, mouton, veau. Il fallait des poules pour les bouillons. On achetait des œufs car les livraisons étaient insuffisantes. Les cochons pouvaient être donnés par les fermiers. Il fallait aussi se procurer le blé nécessaire à la fabrication du pain, et la nourriture maigre. Il fallait du sel et du vin.

Les intendants faisaient la visite tous les soirs et comptabilisaient, selon que les malades étaient à la diète ou non, la nourriture arrêtée sur les registres de comptes.

2.1. Salaires

Les salaires du personnel représentaient, grossièrement, le trentième de la dépense. Ceux-ci ont très peu varié jusqu'à la Révolution. L'augmentation n'existait pas. Par contre, après la Révolution, ils ont fait des bonds prodigieux, par exemple les salaires des nourrices qui passèrent de trois livres par mois en 1723 à un peu plus de quatre livres en 1775 et à quarante livres par mois en 1795[20].

En 1793, une commission fixa le traitement de tous les employés de l'administration et des domestiques à un tiers en sus de ceux de 1790. Ceci ne satisfaisant pas les employés, ils demandèrent le double.

À Toulouse, en 1790, après le début de l'augmentation des salaires, on a calculé que les dépenses relatives au personnel, gages et nourriture compris, représentaient 13 % de la dépense totale. Les gages, comptés isolément, ne constituaient que 5 % des frais hospitaliers.

Il existait en 1723 un rapport d'environ 25 entre les salaires. Les plus mal payées étaient les servantes, les mieux payés les employés de bureau. Les médecins et les chirurgiens avaient des salaires moyens. Le logement et la nourriture étaient toujours compris et coûtaient aux hôpitaux beaucoup plus cher que les gages. Les employés étaient nourris et logés, « *tant en santé qu'en maladie* ».

Le personnel hospitalier, une fois engagé, passait sa vie à l'hôpital, par lequel il était pris en charge. Souvent pauvre, souvent sans famille, il faisait partie de la communauté de vie hospitalière.

[20] A Toulouse.

2.2. Les frais d'apothicairerie

Il s'agit essentiellement des achats de matières premières. La fabrication des médicaments était faite par les sœurs.

L'envoi aux bains, pour certains établissements, nécessitait une dépense beaucoup plus considérable.

2.3. Les frais d'entretien

Les frais d'entretien n'étaient pas négligeables. Il fallait acheter du bois et du charbon de bois, pour le chauffage. Le bois provenant des métairies était souvent insuffisant. L'éclairage se faisait par des lampes à huile et des chandelles au moule. En 1790, l'illumination par des réverbères de l'Hôtel-Dieu de Toulouse coûta cher (mille cent quatre-vingt-huit livres). Pour le blanchissage, on utilisait du savon de Marseille et des cendres.

Le linge faisait beaucoup d'usage. Il était raccommodé par les sœurs. Il représentait donc une faible dépense malgré le grand nombre de malades. La toile ordinaire était achetée par centaine de cannes[21]. On utilisait de la « charpilière », pour ensevelir les morts ; les couvertures étaient de laine et de chanvre.

Les frais de bureau (tenue des registres, impression et reliure) étaient minimes.

L'achat de meubles était rare, car les meubles duraient longtemps. Les balais de palme, les chaises, les chaises percées, les saloirs, les comportes, les marmites étaient de temps en temps remplacés.

Les réparations représentaient des dépenses plus considérables. En effet, il fallait entretenir les propriétés rurales, veiller à ce que les pilotages et les charpentes restassent en bon état. Régulièrement, on pratiquait la réfection des matelas, des carrelages, vitres, bois de charpente, serrures, l'étamage du cuivre, la réparation des ustensiles d'étain et de terre.

Malgré les nombreux privilèges, les établissements hospitaliers étaient soumis à des impôts : tailles sur certains immeubles ou métairies, droits d'entrée pour le vin. Les frais de procès étaient variables. Les rentes et les fondations créaient des obligations. Les rentes sur les particuliers pouvaient

[21] Une canne : 1,79 m.

être élevées. Il faut compter aussi l'argent destiné au mariage des pauvres filles et à l'apprentissage des jeunes garçons.

2.4. Les dépenses extraordinaires

Comme pour les recettes, un compte de dépenses extraordinaires était tenu. Ce compte, d'un montant parfois élevé, répertoriait le foin pour les vaches laitières, des grenouilles forgées pour un portail, l'étain, l'achat de cuir pour les chaussures, un chapeau à bouton, des bonnets.

Étaient comptabilisées à part les dépenses de certains quartiers, des vénériennes, et des enfants par exemple. Pour les comptes des vénériennes, il faut remarquer la forte dépense de nourriture, essentiellement de blé et de lait utilisé pour le traitement. La dépense en bois était grande (petit bois, sarments) car le bois servait à chauffer l'eau des bains, moyens de thérapeutique.

L'examen du compte des enfants montre que les frais de personnel étaient importants. Il s'agit des gages des nourrices de la campagne qui gardaient les enfants jusqu'à l'âge de 7 ans. Les frais de nourriture du personnel étaient très élevés. Le coût en bois et lait était grand.

Jusqu'en 1790, les prix étaient à peu près stables, sauf en périodes de crise. Les dépenses les plus grosses étaient les frais de nourriture, essentiellement le pain, le vin et la viande, et les frais de chauffage et d'éclairage. Les frais de fondations et rentes se sont sensiblement élevés au cours du siècle. Ils sont passés de 3,5 % en 1723 à 14 % en 1790. Les frais de drogues et les salaires du personnel étaient presque négligeables.

Il est difficile d'évaluer la qualité de la gestion des établissements hospitaliers. L'idée que nous pouvons nous faire des finances hospitalières, nous la tirons, non pas tant des chiffres qui semblent trompeurs, que des réflexions et des réactions des hommes. C'est plutôt à travers les suppliques, les actes, les détresses que transparaît la gestion de l'époque. Cette gestion est élaborée à partir de principes établis depuis des siècles. La rigidité des structures a souvent empêché l'hôpital de s'adapter, de faire face à l'augmentation des malades, à la perte des biens matériels. Le déficit constant, mais insurmontable en période de crise, peut être aussi imputé aux régisseurs, aux fermiers qui ont souvent mal géré leurs domaines, aux rentes foncières mal perçues, au service coûteux des fondations et des messes, aux rentes et aux emprunts. Pour survivre, depuis le début du XVIIIe siècle, les hôpitaux n'ont cessé de faire des emprunts par lesquels ils se sont trouvés endettés jusqu'à l'aliénation des biens. C'est une période décisive. Avant 1710, le principe de financement, tel que nous l'avons expliqué, était parfaitement applicable. Puis, tout a changé. Les hôpitaux n'ont pu faire face que grâce aux demandes de secours, emprunts et économies de bouts de chandelles. Malgré tout cela, l'hôpital n'a cessé de prendre de l'importance. Le nombre de malades, d'enfants abandonnés qui lui ont été confiés a augmenté considérablement ; l'intérêt du pouvoir royal s'est accru. Bon gré, mal gré, l'hôpital a toujours assumé son service.

Les crises pourtant se sont succédé. Qu'elles aient été nationales ou régionales, elles frappaient les hôpitaux dont le système de gestion, nous l'avons vu, était précaire.

La crise de 1709 - 1713 a été nationale. Plusieurs facteurs extérieurs l'ont causée, les mauvaises récoltes de 1708, l'hiver terrible de 1709, le printemps de 1710, les crues de 1712. C'est une crise de longue durée qui toucha les hôpitaux. À l'origine, des facteurs climatiques récidivants ont détruit les récoltes et les réserves. Le froid a entraîné une augmentation du nombre de malades. Le manque de vivres a entraîné l'afflu de pauvres vers les hôpitaux et la cherté des prix. Il fallait faire face au manque de provisions, à l'augmentation du nombre de malades, à la flambée des prix, et il fallait trouver des expédients financiers.

Voici comment l'Hôtel-Dieu de Toulouse vécut cette période. On décrit ainsi les dégâts matériels dus aux inondations de la Garonne des 10 et 20 juin 1712.

« *Les voûtes du bâtiment des incurables se sont effondrées, les salles des blessés ont croulé ; treize lits ont été ensevelis. Le plus fort de l'eau passe le long du mur et à toute crue l'eau entre dans les caves, la boulangerie, les magasins du rez-de-chaussée. Toutes les provisions ont été détruites.* »

Après l'inondation, la direction se plaignit de l'affluence des malades. On nous dit qu'ils couchaient à quatre par lit. On demanda à l'Assemblée de direction de faire remettre en état une partie du bâtiment pour loger les pauvres. En 1713, les greniers étaient vides. On comptait 412 malades. La direction refusait ceux qui se présentaient sans assez de revenus. Ceci montre bien comme la survenue d'une crise peut détruire l'organisation interne d'un système mal adapté. L'augmentation des prix aggravait encore la situation. En 1705, le setier de blé coûtait quatre à cinq livres ; en 1719, le prix s'élevait à dix-sept livres dix sols et en 1720, le setier de blé était à vingt-deux livres dix sols. La lourdeur des impôts s'ajoutait aux charges de nourriture. C'est à cette époque que furent créés le dixième, la capitation, les taxes extraordinaires telles que le droit de six deniers par livre sur toute viande débitée par une boucherie.

Bien entendu, la situation financière était catastrophique. L'Hôtel-Dieu multiplia les demandes d'emprunts et les offres de vente pour subsister. Le tout se termina par l'aliénation partielle de ses biens. Dès 1710, il sembla nécessaire à la direction de faire un emprunt de vingt mille livres qui engageait les biens et les recettes de l'hôpital, afin d'acheter du blé et des provisions. L'emprunt obtenu a été de quatorze mille sept cents livres. On demanda au roi l'exemption du sixième denier du bien qu'on était obligé de vendre pour continuer les constructions. En 1711, on nomma une commission chargée de vérifier les comptes depuis dix ans, car il manquait six mille trois cents livres dont il importait de faire le recouvrement. Pour comble de malheur, l'homme chargé de l'organisation d'une loterie s'était enfui à la campagne avec le registre et l'argent. L'année 1713 vit l'Hôtel-Dieu acculé à la dernière extrémité. Il dut faire un emprunt de trente mille livres pour la nourriture des pauvres dont le nombre avait triplé. Le trésorier était d'avis de rendre une partie de l'emprunt ; on décida de vendre. Cela fut impossible, car les particuliers et les communautés n'achetaient pas. La direction demanda alors au roi la même grâce que celle accordée en 1710 à La Grave et, le 6 juin 1713, un arrêt du Conseil d'État porta pouvoir aux directeurs d'aliéner des fonds jusqu'à concurrence de cinquante mille livres pour couvrir l'emprunt de trente mille livres destiné à la réparation des bâtiments inondés. Ces fonds étaient exempts du sixième, et du huitième denier. En 1713, quelques biens furent vendus, une maison rue Saint-Rome pour deux mille deux cents livres, une autre à Saint-Cyprien pour le même prix, des terres à Saint-Sauveur pour quatre mille six cent vingt livres, la vigne de Castelginest pour cent cinquante livres.

L'Hôtel-Dieu fut donc obligé d'emprunter puis d'aliéner une partie de ses biens. Cette crise n'était pas totalement terminée en 1713. Pendant longtemps, l'Hôtel-Dieu allait être obligé de vendre pour survivre. Pour se relever de cette épreuve, il subsista en vendant des biens et en exigeant le maximum des gens à son service. Il vendit des terres à Jalenques en Rouergue, des biens à Mongiscard et Donneville, un fief près de Villeneuve-Les-Bouloc, des terres à Muret. Il tira une loterie. Il fit acte à tous ses créanciers pour qu'ils acceptassent de réduire les rentes dues au denier. Il fit payer un droit de douze sols par setier de farine aux fermiers. Il fit venir quatre sœurs de Paris pour remplacer les sœurs malades et il ne leur donna pas de gages. L'Hôtel-Dieu usa donc de tous ses droits ; malgré tout, cela ne lui apporta que de petits bénéfices insuffisants pour surmonter aisément la crise.

Les années 1719 - 1722 furent, elles aussi, difficiles. Il s'agit d'une crise nationale. La monnaie a été soumise à des changements continuels. Les nouvelles coupures, apparues en 1720, ont été utilisées en 1720 et 1721, par toutes les classes sociales. À Toulouse, les années 1719 - 1720 ont été bénéfiques : il y eut un mouvement général d'acquittement, de liquidation de dettes. Alors que l'année 1720 fut florissante, le déclin commença en 1721 - 1722. Toulouse vivait repliée sur elle-même. L'Hôtel-Dieu se trouvait en difficulté car il recevait des dons en billets et lui-même ne pouvait acquitter ses paiements de cette façon. En 1721, cependant, le roi lui permit de placer les billets de dix mille livres en acquisition de rentes provinciales. Un bienfaiteur donna sept mille livres en billets pour les distribuer aux convalescents. La direction de l'hôpital, qui se plaignait de difficultés financières, vendit des bois à Cornebarrieu, Seilh et Bouloc pour cinq mille cinq cents livres. Elle réclama les rentes et les arrérages dus par les Capitouls. En 1722, l'Hôtel-Dieu se trouvait dans une situation difficile. L'hiver glacial avait augmenté le nombre des malades.

La période suivante fut émaillée de moments difficiles. Il avait été ardu pour les gestionnaires hospitaliers de se relever de la crise de 1712. Il fallut faire face à des crises régionales qui chaque fois, accroissaient le déficit et rendaient plus aléatoires les soins donnés aux pauvres malades. La crise de 1750 - 1752 allait aggraver la situation.

2.5. La crise de 1750

Cette crise fut annoncée en 1748 à Toulouse par la cherté des céréales qui créa des émeutes. Cependant, la situation de l'Hôtel-Dieu n'était pas trop mauvaise. On nous dit qu'il était loin de se trouver dans l'état de déficit de la plupart des hôpitaux du royaume[22]. En effet, la crise de 1750 - 1752 fut nationale ; elle était de type ancien, due à la conjoncture économique. L'origine était la hausse du prix du blé. Les pluies avaient détruit les

[22] D'après Lamouzèle, E. (1912), *Le budget de l'Hôtel-Dieu Saint-Jacques de Toulouse au milieu du XVIII siècle*, Privat.

récoltes. Le nombre des pauvres sans-abri a augmenté considérablement. Le 22 janvier 1752, un arrêt du Parlement décida l'ouverture, pour la deuxième fois, d'ateliers de charité. Les directeurs de l'Hôtel-Dieu décidèrent de faire un emprunt de dix-huit mille livres parce que les fermiers, « à cause des malheurs du temps », étaient en retard pour payer leurs rentes. Le nombre des malades s'éleva. Il fallut augmenter le personnel. Le traitement des teigneux fut suspendu, par manque de personnel compétent. D'autre part, le roi ne voulait pas augmenter le prix des journées des soldats malades dont le nombre avait crû. Il consentit à donner six mille livres. En 1752, un don de quatre-vingts livres permit d'entretenir quatre garçons supplémentaires pour le soin des malades.

Les années 1752 - 59, jusqu'à la crise suivante, furent difficiles. Bien que les Capitouls aient augmenté la pension des enfants abandonnés, leur compte était en déficit de 47 000 livres. En 1755, alors que l'Intendant de Province louait l'ordre et l'économie de l'Hôtel-Dieu, la direction dit qu'il était « dans un état déplorable et ne pouvait se soutenir sans l'aide du roi », à cause de la réduction des rentes. Elle demanda que la somme de 191 096 livres de capitaux placés sur l'Hôtel de Ville, à l'origine au denier 16, puis 18, 20 et 50, fût rétablie sur le même pied ou que la ville fût obligée au remboursement de la même somme. L'augmentation du nombre de malades qui encombraient l'hôpital trop exigu ne cessait pas. Pour pourvoir aux difficultés, le roi confirma aux pauvres la permission de recevoir toutes sortes de dons.

Les années suivantes, une succession de calamités locales, inondations de la Garonne en 1759, sécheresse, grêle en 1761, diminua les rapports. Après l'inondation des terres de Lalande et Seilh, l'Hôtel-Dieu inféoda trente-cinq arpents à des particuliers. À partir de 1760, les biens « *étant sujets aux vicissitudes du temps* », l'Hôtel-Dieu décida de ne payer aux rentiers que 5 %, quel que fût le taux prévu. Le trésorier dut faire un plan de réduction des dépenses. On demanda des secours, à l'Intendant, au Contrôleur Général, à l'Archevêque. En vain. Les fermiers devaient des arrérages jusqu'à 20 000 livres. Pour payer ses dettes, l'hôpital fit un emprunt de 147 000 livres. Le déficit global qui était de 10 000 livres en 1710, s'élevait à 95 760 livres en 1740, 146 807 livres en 1750 et 147 600 en 1760. Ces chiffres, dont la direction se plaint, ne concordent pas du tout avec ceux des livres de compte. L'année 1760 vit le maximum de la crise. Les années suivantes, la situation s'aggrave encore. En 1762, faute de fonds, l'hôpital n'accorda pas d'argent aux garçons pour leur apprentissage. Une inondation endommagea les métairies. La Garonne causa des dommages à Grisolles. La Save déborda à Guinot, le Touch à Frouzins, l'Aussonnelle à Cornebarrieu. Les fermiers, les débiteurs ne payaient pas leurs dus. La direction générale de l'Hôtel-Dieu décida de faire des saisies sans aucun égard à aucune sollicitation. Malgré les mesures prises et les subventions de la ville (6000 livres pour les enfants abandonnés), l'hôpital fut obligé de vendre un domaine à Saint-Hippolyte pour 19 500 livres et une maison rue des Tourneurs pour 6 000 livres. Il demanda, à l'exemple des hôpitaux des principales villes du royaume, l'exemption des octrois et droits des villes. Le Parlement vota l'augmentation du droit sur les spectacles pendant un an. Le roi, par des Lettres Patentes, voulut que cette augmentation n'ait lieu qu'à l'amphithéâtre aux premières et deuxièmes loges et qu'elle tombât au profit des actionnaires, à la charge de payer à l'Hôtel-Dieu 300 livres par mois. À cette époque, la direction se plaignait d'un déficit de 50 000 livres par an.

La crise de 1770 eut pour origine l'inondation de la Garonne. Voici comment elle est décrite, dans le registre des délibérations de l'Hôtel-Dieu de cette année-là :

« *Les pluies de la première semaine d'avri1 ont grossi la Garonne. Elle déborde aux faubourgs Saint-Cyprien, elle inonde le Quartier Neuf et les caves, les bûchers, les granges, les fours, les boulangeries du rez-de-chaussée. L'apothicairerie et les archives sont menacées. L'eau a pénétré dans le passage du degré qui conduit å la salle de l'Assemblée. Il a fallu déménager les drogues, les farines tout ce qu'on a pu et se pourvoir de pain et de vin, par impossibilité de pouvoir en faire au four. Les caves, bûchers, granges sont encore submergés. Les murailles sont si endommagées qu'on a peur qu'un corps entier ne s'écroule.* »

Ceci entraîna une disette de vin et la cherté des denrées. La direction demanda aux fermiers de recevoir la valeur des volailles en argent, puisque la dépense était très coûteuse. Les dommages furent évalués à 40 000 livres par Philippe Hardy, architecte de l'académie Royale des Arts de Toulouse, expert nommé par les Capitouls. On demanda à ceux-ci une aide de 2000 livres. Le nombre des malades, après cette catastrophe, augmenta. Pour comble de malheur, une nouvelle inondation, en 1772, causa de nouvelles pertes. Les 17 et 18 septembre, les eaux de la Garonne abîmèrent les provisions et détruisirent l'apothicairerie et la boulangerie. Les bâtiments des teigneux s'écroulèrent, les archives furent noyées. Les dommages ayant été évalués à 60 000 livres, les administrateurs prirent des mesures. Les volailles ne seraient plus mangées, les grains et le son qu'elles absorbaient coûtant trop cher. Le son pour récurer la vaisselle fut remplacé par de la cendre ou du sable fin. On demanda aux Capitouls de céder la fonte des canons pour faire une grande marmite. Le Conseil de Ville fut convoqué. On fit appel au Contrôleur Général, à l'Intendant des finances, à l'Archevêque de Narbonne, à l'Intendant de la Province pour qu'ils demandassent les secours du roi. La ville s'obligea avec l'Hôtel-Dieu pour un emprunt de 24 000 livres.

Les années 1772 - 1773 - 1774 furent, elles aussi, mauvaises. En 1773, à cause de la cherté du blé, une émeute eut lieu à Toulouse. Les gens demandaient aux Capitouls la baisse du prix du pain. Il fallait faire face à une crise de subsistance liée à l'augmentation du prix du grain. Pour aider l'Hôtel-Dieu, le roi exempta le personnel de droit de guet et de garde et autres charges publiques. Une quête générale fut faite en ville. Les Capitouls engagèrent les actionnaires de la Comédie à donner une représentation au profit des inondés. Bien que le produit des représentations ait déjà été distribué, ceux-ci demandèrent de nouveau un cinquième du rapport. La Province envoya 4 000 livres. La Ville donna 350 livres de graisse que l'Hôtel-Dieu renvoya car elle était rance. Encore une fois, la direction de l'hôpital se plaignit de la dépense des enfants abandonnés qui ont coûté, cette année-là, 10 000 livres aux autres malades.

Jusqu'en 1787, le déficit put être réduit. Durant les années 1787 et 1788, l'Hôtel-Dieu a subsisté en vendant les terres de la maladrerie d'Arnaud Bernard et en faisant de petites économies. Les intendants semainiers ont, par exemple, fait faire des études pour diminuer les frais de nourriture des chapelains, du contrôleur et du commis. Ils ont pensé qu'il valait mieux payer la nourriture en argent, plutôt que d'assurer les achats et de faire apprêter les mets par les sœurs.

En conclusion de cette partie relative à l'évolution des finances de l'Hôtel-Dieu de 1700 à 1789, nous pouvons dire que la situation fut constamment critique. L'hôpital a subi les fluctuations de l'économie du royaume ; il a dû faire face aux crises nationales. D'après la définition rigoureuse de la notion de crise de l'historien Pierre Goubert[23], il n'y aurait eu qu'une véritable crise, en 1750. C'est à ce moment-là que l'Hôtel-Dieu a

---

[23] D'après Goubert, P. (1973), *L'Ancien Régime*, Armand Colin, Paris.

vu un nombre impressionnant de malades affluer dans ses salles et qu'il a dû s'organiser pour nourrir tous ces pauvres.

De même, en 1760, il subit une crise générale. C'est la période où le déficit fut le plus grand.
D'autres catastrophes l'ont peut-être moins touché financièrement, mais ont eu des retombées psychologiques importantes.

Les inondations de la Garonne qui abîmèrent les provisions et détruisirent certains bâtiments, en particulier en 1709, 1770, et 1772, causèrent de grandes frayeurs à la population hospitalière. Toutes ces crises sont annonciatrices de la Révolution. Le système rendait cette mutation inévitable.

IV. Le personnel

1. Le personnel religieux

1.1. Les sœurs

Les sœurs servaient les hôpitaux depuis bien longtemps. Leur rôle fut essentiel. Considérées comme les filles de la maison, elles travaillaient sous les ordres et la surveillance des intendants et du trésorier. Elles étaient employées selon leurs capacités au service des pauvres. Leur travail était varié. Au début du siècle, on insistait plutôt sur le rôle de servantes ; à la fin du siècle, le rôle de soignantes semble plus important.

1.2. La cuisine

Une sœur était chargée de préparer les bouillons « *aussi bons et propres que possible* ». Les bouillons étaient absolument nécessaires, constituant la base de toute thérapeutique. C'était la sœur la meilleure cuisinière qui en était chargée. Elle les faisait deux fois par jour. Il était recommandé de faire cuire longuement la viande. Lorsque le bouillon était prêt et froid, la cuisinière passait le liquide sur un tamis de crin ou sur un linge.

Pour le bouillon de douze malades ordinaires, il fallait deux livres grosses de mouton et deux livres grosses de bœuf. Pour les malades qui allaient subir « *une opération capitale* », on préparait, chaque jour, le bouillon avec une volaille par personne, assaisonnée de sel et d'herbes.

La portion à donner à chaque patient était inscrite sur une feuille attachée au lit. La viande, cuite et découpée, était servie chaude. Le dîner était bouilli, le souper en partie bouilli et rôti. Il était interdit de faire cuire la viande au four, consacré à la cuisson du pain.

Les repas des domestiques, prêtres et officiers, étaient cuisinés à part et plus variés.

1.3. L'apothicairerie

Les sœurs étaient chargées de préparer les remèdes « *de façon propre* », selon l'avis de l'intendant de pharmacie. Le livre des ordonnances leur était remis après la visite. Elles devaient exécuter et distribuer les préparations demandées par le médecin, « *sans ajouter ou diminuer* ». Nul remède ne devait être donné sans l'ordre des médecins. Les religieuses préparaient les onguents, les baumes, les pommades, les sels et l'eau vulnéraire. Elles infusaient les tisanes au fur et à mesure des besoins. Les vases dans lesquels étaient servies les boissons étaient marqués du numéro de la salle, du numéro du lit et du nom du malade auquel ils étaient destinés afin d'éviter les erreurs. Les sœurs s'occupaient aussi de la préparation des pansements que le chirurgien changeait deux fois par jour. Elles appliquaient les cataplasmes aux femmes malades et leur donnaient les lavements, ces gestes ne pouvant être exécutés par des hommes. Le chirurgien les dispensait aux malades de sexe masculin.

Pour prévenir le gaspillage des remèdes, après avoir pesé les drogues devant l'intendant, la clé de la boîte à plusieurs casiers où elles étaient conservées était remise au chirurgien. Cette clé demeurait à l'apothicairerie jusqu'à l'heure des pansements. Sur un cahier était consignée la quantité de drogues utilisées. Deux fois par an, l'apothicairerie était visitée par le trésorier et les intendants accompagnés des médecins, chirurgiens et de l'intendant de pharmacie qui faisaient les vérifications des drogues et décidaient ce qu'il convenait d'acheter. Les achats étaient faits par les commissaires et par l'intendant de pharmacie.

1.4. Les soins donnés aux malades

À l'entrée du malade, une sœur lui donnait l'uniforme de l'hôpital : une chemise, un bonnet, des draps « *blancs et secs* ». Elle bassinait le lit. Deux sœurs étaient de garde chaque jour dans chaque salle. Une sœur suivait la visite. Elle plaçait un écriteau au dos du lit de ceux qui devaient être mis au bouillon. Les consommés chauds devaient être servis toutes les quatre heures, quelquefois plus souvent. Si un malade les refusait, les sœurs devaient les présenter de nouveau « *avec douceur* ».

Les religieuses faisaient chaque jour les lits ; elles changeaient les vêtements de « *ceux qui suent ou se salissent* ». Elles lavaient les malades. À la tombée de la nuit, elles allumaient une ou deux lampes dans chaque salle ; elles plaçaient les chaises percées à distances régulières. Deux sœurs veillaient, connaissant ceux qui avaient le plus besoin de secours. Elles avertissaient le prêtre lorsqu'il y avait un mourant. Au début du jour, elles ouvraient les fenêtres et faisaient brûler des plantes odoriférantes.

1.5. La lingerie

Les sœurs réparaient, lavaient et mettaient le linge à sécher. Celui du personnel était traité à part. Le samedi, les draps étaient changés. Deux fois par semaine, les sœurs distribuaient les chemises, bonnets et serviettes. Tous les ans, les trésoriers et les commissaires faisaient un inventaire et décidaient des achats nécessaires. Le linge neuf était découpé par un commissaire et enregistré sur le livre des inventaires. Le linge usé était mis en « *charpy* » et servait de bandes, de composants pour les pansements, de langes et de maillots pour les enfants au lait.

1.6. Les secours spirituels

Les sœurs devaient secourir spirituellement les malades. Il leur était interdit d'accepter quelque don de la part des hospitalisés et de faire quelque exhortation à ce sujet. Mais si les malades manifestaient le désir d'un legs à l'Hôtel-Dieu, elles devaient avertir les intendants.

Les sœurs étaient entretenues et soignées. Elles recevaient un maigre salaire payé à la supérieure de six mois en six mois. Elles étaient enterrées aux frais de la maison et « *sans pompe* ». En somme, les sœurs étaient des domestiques, lingères, cuisinières et en même temps des infirmières.

La supérieure dirigeait leur travail. Elle assumait un rôle de surveillance et de contrôle. Elle était responsable des effets enregistrés dans l'inventaire général. Elle tenait le registre du pain, pain reçu quotidiennement du boulanger, pain consommé. Le registre des menus frais de la semaine, comprenait les comptes du travail des incurables, la vente du lait de vache, la vente des habits des morts, des croûtes de pain, des plumes, des cheveux des morts, ainsi que l'argent trouvé sur les défunts.

La supérieure gardait sur elle les clés de la cave. Elle accompagnait les domestiques qui allaient tirer le vin. Elle veillait à ce que rien ne fût donné à des personnes extérieures à l'hôpital, excepté aux galeux et aux « *filles aux pâles couleurs* » à qui l'hôpital fournissait les remèdes nécessaires aux soins à domicile. La supérieure exerçait donc des fonctions de surveillante et de sous-intendante.

1.7. Les prêtres

Des prêtres, « *de bonne vie et exemplaires, idoines et suffisants, d'honnête conversation* », résidant à l'hôpital, assistaient les malades[24].

Lorsqu'il était pourvu de sa place, le jeune chapelain était tenu de se présenter devant les commissaires des prêtres, les intendants semainiers et le trésorier.

Le jeune chapelain était nourri, logé et blanchi. Il recevait un salaire symbolique tous les six mois. Il mangeait en communauté au réfectoire chauffé par un feu de bois, l'hiver. L'ordinaire était cuisiné par les sœurs, séparément de la nourriture des malades. Il était constitué d'un quart de livre de mouton et un quart de livre de bœuf par jour. Pour les fêtes, le menu s'agrémentait d'une volaille. Le dimanche et pour Mardi-Gras, on servait deux volailles. Les jours maigres, les repas se composaient de poisson, sardines ou morue, d'œufs ou de racines. Pendant le Carême, au lieu de nourriture, le jeune chapelain recevait sept livres et dix sols. Le jeune prêtre était tenu de résider à l'hôpital. Il ne pouvait s'absenter de la ville sans permission. Lorsqu'il sortait, il devait avertir le portier. Il ne pouvait accepter aucun emploi au-dehors.

La vie du chapelain était régulière et disciplinée. Il disait la prière du matin, à six heures l'été, à six heures et demie l'hiver. Le soir, la prière était annoncée par la cloche, à dix-neuf heures l'été, à dix-huit heures l'hiver. Le chapelain était tenu de célébrer une messe par jour. Le catalogue des messes de fondation était affiché dans la sacristie. Le service fait, le chapelain le notait sur un registre spécial, vérifié par les intendants. C'est-à-dire que, outre les messes quotidiennes, les prêtres devaient accomplir tous les anciens versets et oraisons mentionnés dans les fondations. Les dimanches et les

---

[24] Extrait du registre des délibérations de l'Hôtel-Dieu de Toulouse. Les quatre prêtres dépendaient de la dotation de la fondation Barthélémy (13 décembre 1556). Les règlements de 1723 reprennent les obligations des prêtres.

jours de fête, un des prêtres prononçait la Grand-Messe avec le prône et l'explication de l'Évangile. L'après-midi, à une heure trente, le chapelain faisait le catéchisme aux malades, aux convalescents, aux teigneux et aux domestiques. À deux heures trente, il disait les vêpres. Les prêtres recevaient l'encens et la paix suivant leur rang de réception dans la maison. Lors de la dernière messe du jour, il fallait dire le De profundis avec verset et oraison. Le Bénédicité s'accompagnait d'une pensée pour l'âme d'un bienfaiteur.

Les malades devaient reposer pour la nuit, à dix-huit heures en hiver et vingt et une heures en été. La nuit, le prêtre était réveillé pour veiller les mourants. En effet, le chapelain était chargé de la « *Surintendance aux misères* ». C'est-à-dire qu'en prêchant l'Évangile, il exhortait les malades au salut, il leur faisait prendre patience, il les préparait à la pénitence en les grondant et en prenant le Christ en exemple. Chaque quartier de l'hôpital avait son prêtre. Quand un malade entrait, le prêtre était chargé de le confesser immédiatement. Si le malade refusait la confession, le chapelain était tenu d'aviser un intendant.

Le prêtre visitait chaque jour ses malades, il consolait les mourants, donnait les sacrements et l'extrême onction. Le prêtre qui disait la dernière messe du jour était chargé de l'enterrement des défunts de la journée. Il inscrivait sur le registre mortuaire, le nom, le lieu de naissance, le dernier domicile, le jour d'entrée, la date du décès et il signait.

Par sa conduite, le prêtre devait inviter aux bonnes mœurs. Il apprenait aux pauvres malades l'oraison dominicale, le Pater Noster, l'Ave Maria, les articles de foi. Il faisait les louanges et les grâces du Créateur, de la Vierge Marie, des bienfaiteurs et des morts de l'hôpital pour lesquels la reconnaissance était exprimée lors des messes de Requiem. Les chapelains étaient tenus de n'accepter aucun don de la part des malades. Les intendants de semaine étaient responsables de l'application des règlements et des fondations.

Les chapelains, prisonniers de l'hôpital, menaient une vie de prière pour le salut de l'âme des malades.

Et pourtant, les plaintes n'ont pas été rares. Concernant les religieuses, les plaintes provenaient des employés de la maison. Tel trésorier se plaignait de paroles injurieuses. Tel médecin rapportait que les religieuses éteignaient les feux à dix-neuf heures alors que l'ordre stipulait vingt et une heures, que celles-ci empêchaient les malades de manger, omettaient de marquer le lit des fiévreux. Les prêtres disaient que la viande était mal cuite et mal préparée.

Les sœurs impliquées ripostèrent en demandant « les déférences dues à leur état et leur caractère ». Il y eut encore des moments où le travail des sœurs laissait encore à désirer, le bouillon n'était pas préparé deux fois par jour ; il n'était pas dégraissé. Il n'y avait jamais de rôti. Le linge était peu souvent changé, les lits mal faits et n'importe quand, ce qui semblait dangereux aux médecins. On accusa aussi les sœurs de priver les convalescents de volaille, d'assurer un service insuffisant auprès des culs de jatte de la salle des incurables.

Tous ces reproches visaient surtout la qualité de la cuisine et l'attention qui pouvait être portée aux malades.

Les plaintes contre les chapelains étaient peut-être plus graves. On leur reproche de montrer trop d'indépendance, de négliger l'instruction des pauvres et l'administration des sacrements et même de laisser mourir les pauvres sans secours. Le service spirituel était quelquefois mal fait, on accuse les chapelains de se promener à l'extérieur de l'hôpital, de roder.

Certains outrepassèrent leurs prérogatives. Ils voulaient distribuer les draps mortuaires, demandaient le droit de croix quand des parents ou un corps de métier assistaient à l'enterrement. Certaines prières n'étaient pas dites. Certaines messes de fondations n'étaient pas acquittées. Les mauvaises conduites n'étaient pas rares. Un prêtre garda pour lui les dix livres, la coiffe et la chemise envoyées pour l'enterrement d'une pauvre fille. Un autre refusa d'enterrer une femme dans une fosse creusée par ses parents, si on ne lui donnait pas douze sols. Un autre se faisait servir quotidiennement un déjeuner gras « *sous prétexte d'incommodités* ». Un troisième partit pour les eaux. Les intendants furent mis en garde contre certains chapelains qui se disaient dépositaires de l'argent des malades.

Ces conduites étaient le fait de jeunes gens qui voulaient faire des études et être nourris, « *plusieurs étant sans talent ni zèle* ». Il était d'autre part difficile pour la direction de trouver des chapelains pour remplir les places vacantes, en raison de la modicité du salaire et de la lourdeur de la charge.

Nous savons que la religion tenait une grande place et que le rôle des chapelains était primordial. Chaque malade choisissait son confesseur par un billet. Malgré tout, régnaient la mauvaise volonté et la mesquinerie, mais aussi quelquefois la farce, dramatisée par les directeurs.

2. Le personnel domestique

Les domestiques, recrutés avec soin, devaient être « *de bonnes vies et mœurs, fidèles* ». Ils étaient nourris, logés et recevaient un maigre salaire. Servantes et valets devaient être célibataires. Leur travail consistait à l'accomplissement des basses besognes, nettoyages et corvées d'eau. Il fallait prendre garde à ne pas « *suer tant qu'à attraper des pleurésies* », en puisant l'eau du puits. Les domestiques faisaient aussi les commissions et participaient à la garde de nuit des malades.

En plus des serviteurs, un clerc servait les prêtres au réfectoire, à l'autel et dans les chambres. Il ne devait présenter aucun lien de parenté avec les chapelains.

On utilisait les services d'un vacher, si aucun teigneux ne faisait l'affaire.

Le portier se tenait à la porte de l'hôpital et gardait les clés. Il interdisait l'entrée aux revendeurs de fruits, de gâteaux et de vin. C'est le portier qui s'occupait du registre des entrées et des sorties et du registre des enfants exposés non sevrés. Ces enfants étaient reçus sur un billet des autorités qui avaient rédigé un procès-verbal d'exposition. Sur ce billet, étaient inscrits l'heure, le jour, le lieu, la dizaine où l'enfant avait été trouvé ainsi que les marques, le nom et l'âge de l'enfant si ceux-ci étaient connus. Le billet était signé par le dizainier. On baptisait l'enfant. Le portier enregistrait la date et le nom du baptême.

Le portier tenait aussi le registre des enfants bâtards de père et mère inconnus et le registre des enfants légitimes de père et mère connus. Ceux-ci, provenant de la ville et du gardiage, étaient reçus à l'hôpital, avec un extrait de baptême et un certificat de pauvreté des parents établi par le curé. Le chirurgien allait faire une visite à la mère pour voir si elle manquait réellement de lait et s'assurer qu'il s'agissait bien de la vraie mère.

Le portier notait le nom et l'âge de l'enfant, les noms du père et de la mère, leur paroisse, le jour de réception. Il devait mentionner les décès des malades et des enfants, les mises en nourrice, les envois à l'Hôpital Général. Le portier ne devait jamais s'absenter de l'hôpital. Il pouvait être aidé par le sous-portier. Celui-ci pouvait aussi garder la porte et la défendre contre les revendeurs. Il appelait les médecins auprès des malades par trois coups de cloche. Il ne laissait pas sortir les incurables sans un billet autorisant la sortie, signé par un directeur. Il sonnait l'Angélus à cinq heures le matin, à midi et à vingt heures ; il sonnait la cloche avant les repas, le soir pour la retraite, pour les messes et les vêpres. L'habit qu'il portait était à la livrée du roi pour impressionner les visiteurs.

Le contrôleur était un personnage chargé du contrôle des billets d'entrée et de sortie des soldats malades.

La vie du personnel domestique n'était pas toujours facile. Une gouvernante qui s'attachait à un enfant naturel était obligée de laisser sa place. On renvoya, à Toulouse, en 1755, une gouvernante parce « *qu'elle ne sait ni lire, ni écrire l'écriture de main* ». Les plaintes contre les domestiques sont d'un autre ordre. Ils ont été accusés de vol, vol du pain en particulier.

Il semble que les reproches aient été faits à chacun selon son niveau, aux prêtres sur leur conduite et leur indiscipline, aux religieuses sur leur cuisine et aux domestiques pour de menus larcins.

3. Le personnel médical

3.1. Les médecins

Les règlements du début du XVIIIe siècle donnaient leurs statuts. Les médecins étaient nommés en assemblée générale par les directeurs à la pluralité des suffrages parmi trois sujets présentés par le trésorier. Le plus ancien choisissait son quartier, salle des hommes ou femmes et teigneux pour un an.

Les médecins des hôpitaux devaient faire deux visites par jour, le matin à sept heures l'hiver, à six heures l'été et le soir à quinze heures l'hiver et seize heures l'été. Lorsqu'ils étaient malades, ils devaient trouver un remplaçant capable, ayant au moins huit années d'expérience. Sinon, le trésorier ou les intendants cherchaient quelqu'un.

Les médecins rédigeaient et signaient les ordonnances. Il fallait inscrire les prescriptions, le nom du malade, le numéro du lit et le nom de la salle.

Les médecins recevaient les malades entrant à l'hôpital, dans le cadre des cas portés par les règlements. Ils les consultaient et pouvaient faire appel à des médecins étrangers dans les cas difficiles. Devant les opérations importantes, ils délibéraient avec l'intendant de chirurgie et le chirurgien. L'opération était votée à la pluralité des suffrages.

Tous les samedis, avec les intendants, les médecins faisaient le choix des malades prêts à sortir, dont ils signaient la feuille de sortie qui était remise le dimanche au directeur de service.

Les médecins étaient responsables de la thérapeutique. Ils soignaient aussi les sœurs, les officiers et les domestiques lorsqu'ils étaient malades. Ils avaient voix délibérative dans les assemblées.

3.2. L'intendant en pharmacie

L'intendant de pharmacie était, lui aussi, nommé en assemblée générale sur présentation de trois sujets par le trésorier. Son rôle était d'assister à la fabrication des remèdes, de « *communiquer ses lumières* » aux sœurs. Il était présent aux vérifications faites par les intendants. Il faisait les achats nécessaires avec les commissaires.

3.3. Les chirurgiens

L'intendant de chirurgie était nommé en assemblée générale parmi trois sujets les plus habiles de la ville, présentés par le trésorier. Il venait à l'hôpital deux fois par semaine pour vérifier les pansements et voir les plaies. Il devait « *communiquer ses lumières* » au chirurgien. Il prenait part aux discussions concernant les opérations difficiles. Il ne pouvait faire aucune opération sans l'accord des médecins et leur présence. Il remplaçait le chirurgien malade en faisant les saignées et les pansements.

La nomination des chirurgiens hospitaliers n'était pas chose facile. Selon les règlements, les candidats subissaient un examen devant les médecins, l'intendant de chirurgie et le chirurgien en place, les bayles du corps des chirurgiens de la ville, en présence des intendants et du trésorier. Le chirurgien était ensuite choisi parmi les trois sujets les plus capables et nommé en assemblée générale. Après dix années de service, il gagnait les droits de maîtrise et pouvait tenir boutique ouverte.

Le travail de chirurgien consistait à faire les opérations suivant les ordonnances des médecins. Il faisait les pansements deux fois par jour, avec le linge fourni par les sœurs de l'apothicairerie. Les médecins étant absents, il recevait les malades. Le chirurgien se faisait aider par des garçons pour les saignées aux bras et aux pieds, les lavements et les cataplasmes. Lui-même pratiquait les saignées à la jugulaire. Il assistait aux visites, écrivait les ordonnances dictées par les médecins. Il ne pouvait pratiquer aucune opération sans l'avis de l'intendant de chirurgie et des médecins, il ne pouvait prendre aucun cadavre sans l'autorisation des intendants.

Outre son travail de chirurgie, il était tenu de faire raser une fois par semaine les officiers, les domestiques et les malades. Il recevait un salaire et quelques setiers de blé. Il était obligé d'entretenir les garçons.

Les accouchements étaient faits par l'intendant de chirurgie, le chirurgien ou un accoucheur-juré de la ville.

Pour soigner les malades atteints de la maladie de la pierre, on appelait un lithotomiste. Celui-ci pratiquait les opérations de la sonde et de la taille. Ce chirurgien spécialisé, pensionné par la ville, pouvait acquérir une grande notoriété.

Les garçons chirurgiens devaient être « *de bonnes mœurs* ». Ils couchaient à l'hôpital dans la salle des blessés. Ils assistaient le chirurgien, se levaient la nuit pour veiller les mourants. Ils observaient l'ouvrage du chirurgien, assistaient aux opérations, aidaient aux pansements, pratiquaient les saignées aux bras et aux jambes. Nous verrons qu'ils ont souvent pris des initiatives bien audacieuses. S'il le désirait, le chirurgien pouvait prendre des élèves vulgairement nommés « *locatifs* », pensionnaires ou externes.

Les garçons chirurgiens ont fait de nombreuses fautes et les plaintes étaient très fréquentes. Ils ont cherché à outrepasser leurs devoirs. Ils recevaient les malades, prétendaient avoir le droit d'accoucher. On dut souvent leur rappeler leurs obligations et leurs limites.

Ils ont fait des fautes professionnelles. Ils étaient en effet spécialement chargés des saignées et des pansements. On leur reprocha « *l'usage bien singulier des saignées qui ne peut être que très pernicieux aux pauvres infirmes* »[25]. Les garçons mêlaient les sangs dans un seul bassin, ce qui ne permettait pas de connaître la quantité retirée et interdisait tout diagnostic porté à partir de la qualité du sang. De plus, la nuit, ils saignaient à l'aveuglette, sans se munir de chandelles.

Les intendants demandèrent l'achat de « palettes » pour chaque lit. Grâce à la « palette » qui contenait 4 onces, on pouvait mesurer la quantité de sang soustraite. Les règlements rappelaient les garçons à leur devoir.

---

[25] Hôtel-Dieu de Toulouse. Extrait du registre des délibérations, tome III, 1747.

« *Les saignées, pansements et applications seront faits après la visite du matin, sans retard. Les premiers et seconds chirurgiens assisteront et seront toujours présents dans la salle aux saignées et aux pansements* »[26].

Les saignées, dont l'usage était fort répandu, étaient mal supportées par les malades. Pour éviter que ceux-ci ne tombent en syncope ou ne souillent les lits, les valets et les servantes reçurent l'ordre d'assister les garçons en tenant les « palettes ». Cette mesure fut prise en 1780. Enfin, en 1788, on signale qu'une sœur a pratiqué des saignées et a provoqué des « ampoules »[27]. Bien entendu, ce travail était réservé aux garçons chirurgiens. Les religieuses n'avaient pas le droit de le faire. Il est intéressant de noter qu'une sœur venant d'un établissement d'Aurillac a pu entrer à l'Hôtel-Dieu de Toulouse pour apprendre à saigner. Elle fut inscrite au nombre des élèves.

Les saignées ont donc été l'occasion d'abus. Bien que très utilisées, on commençait à se méfier d'elles.

Les garçons chirurgiens étaient aussi chargés de faire les pansements. Les registres de l'Hôtel-Dieu de Toulouse nous apprennent que le 28 octobre 1758, « *un garçon chirurgien chargé de faire un pansement a, de son propre mouvement excorié et emporté les chairs d'un bras* ».

Les administrateurs décidèrent de le renvoyer, mais, après l'avoir menacé d'expulsion s'il récidivait, il fut pardonné. On rappelle qu'aucun garçon ne pouvait effectuer le travail du premier ou deuxième garçon. Ce n'est qu'en 1780 que le deuxième garçon fut assimilé au premier. Pour cela, on augmenta le salaire du chirurgien major chargé de le recevoir à sa table de 250 livres par an. En 1781, les plaintes se renouvelèrent. Les garçons ne faisaient pas les pansements, n'administraient pas les remèdes aux gangréneux. Ils négligeaient la salle des blessés. Un garçon chirurgien fut renvoyé pour « *avoir gâté deux ou trois lits avec un onguent huileux* ».

Les aspirants de chirurgie ont été réprimandés pour mauvaise conduite. Ils se dispensaient de suivre leur stage le mois précédent les examens. Ils ne suivaient pas les visites des médecins. Tenus d'écrire les ordonnances et d'obéir au chirurgien major, ils faisaient des fautes dans la rédaction des médications. Pendant les opérations, ils gardaient leurs chapeaux sur la tête.

---

[26] Hôtel-Dieu de Toulouse. Extrait du registre des délibérations, Tome III, 1758.
[27] Hôtel-Dieu de Toulouse. Extrait du registre des délibérations, Tome III, 1788.

Cela pouvait créer des accidents « *si le chapeau venait à tomber sur les lits des malades* ». Dans les hôpitaux, l'usage était d'être toujours sans chapeau pour les pansements et les opérations. Des plaintes sont rapportées dans les registres contre des garçons qui avaient passé une nuit à boire et à faire du bruit. Il fallut leur interdire l'accès des salles des femmes et leur demander de renoncer à la fâcheuse habitude d'entrer dans les salles en badinant, en brandissant leurs cannes « *comme des épées* ».

Les relations que pouvaient avoir les chirurgiens avec les barbiers et les perruquiers n'étaient pas faciles. Ces corporations essayèrent d'empêcher les chirurgiens d'exercer leur art. Les bayles du corps des perruquiers n'hésitaient pas à aller chez les chirurgiens confisquer les fers à friser. Un arrêt du Parlement interdisait aux chirurgiens de friser les perruques et les cheveux, mais leur laissait le droit de raser.

L'usage fait des cadavres peut être surprenant pour nous. Les chirurgiens et les étudiants se sont acharnés à trouver, par tous les moyens, des cadavres pour les études d'anatomie. D'après les règlements, l'anatomie était faite, « *rarement, en dehors des tinels, à la bonne saison* ». Un petit nombre de cadavres étaient fournis, chaque année, pour ces études, cadavres d'étrangers morts à l'hôpital. À Toulouse, quatre cadavres étaient disséqués à l'Hôtel-Dieu, par an. Dans la deuxième moitié du XVIIIe siècle, quatre cadavres étaient donnés à l'école de démonstration d'anatomie pour la formation des étudiants en chirurgie. Ce nombre était fort insuffisant. Les intendants, dès 1734, avaient annoncé : « *sans tirer à conséquence, il sera permis au chirurgien de prendre des cadavres des pauvres pour faire le cours d'anatomie avec toutefois le consentement de Messieurs les Directeurs de semaine, trésorier et syndic, afin qu'on prenne toutes les précautions qui conviennent en pareil cas et sans que la maison y soit absolument pour aucune dépense* »[28].

En 1744, la Direction se renseigna sur les usages en vigueur à Aix, Paris et Montpellier. Dans cette ville, il était donné six cadavres pour les études d'anatomie, mais « *les écoliers paient certaines sommes et font dire des messes* ». Trouvant le nombre de cadavres insuffisant, il arriva que les garçons chirurgiens se procurassent eux-mêmes des corps. Nous apprenons qu'à l'Hôtel-Dieu de Toulouse, en 1740, les garçons enlevèrent des cadavres en dépôt pour les ouvrir. Ils remplacèrent les corps par des bûches. Le

[28] Hôtel Dieu de Toulouse. Extrait du registre des délibérations, Tome III, 1734.

comble fut que le prêtre fit l'enterrement de ces bûches ! Plus tard, un cadavre fut trouvé dans le cimetière lié avec des cordes. Les garçons de la ville avaient essayé de le voler. Il fut décidé d'élever le mur du cimetière et de le recouvrir de verre cassé. En raison des abus, la direction de l'Hôtel-Dieu délibéra que la clé de l'amphithéâtre resterait au bureau de la recette et serait délivrée par le trésorier, car les garçons prenaient les cadavres sans permission. En 1767, les prêtres se plaignirent de la pratique de l'anatomie, car les ossements des défunts étaient dispersés. Ils refusaient de les enterrer, de peur qu'ils n'appartiennent pas au même cadavre. Les intendants répondirent que ces difficultés devaient être surmontées car la remise des os était constatée sur un registre. Deux garçons furent chassés pour avoir déterré un corps du cimetière et l'avoir transporté à l'amphithéâtre. Le cadavre d'un petit garçon disparut du cimetière. On trouva une jambe égarée dans une rue. Exaspéré, le chirurgien major ordonna d'inciser les cadavres afin de les rendre inutilisables pour l'anatomie. Celui-ci dut demander les cadavres aux intendants de la semaine, puis inscrire les remises de corps sur un registre.

Pendant tout le siècle, les chirurgiens ont manqué de cadavres pour les études d'anatomie et ont essayé de s'en procurer en les volant. Pour empêcher ces profanations, on utilisa des moyens macabres, tel le cisaillement des chairs. Il nous est facile d'imaginer l'ambiance des dissections, l'atrocité de ces cadavres mutilés dont des morceaux étaient perdus, quand on sait qu'aujourd'hui, malgré les procédés de conservation, les séances d'anatomie ne sont pas toujours réjouissantes.

Le personnel hospitalier se composait donc de personnalités très diverses. Contrairement à ce que nous connaissons aujourd'hui, et du fait du bénévolat des directeurs, il n'y avait pas de séparation entre le pouvoir administratif et le personnel médical. Les intendants avaient droit de remontrance, et sur le personnel médical, et sur le personnel religieux. Ils ne s'en sont pas privés.

Les hôpitaux étaient de grandes maisons auxquelles le personnel était attaché. Les domestiques étaient des célibataires, sans famille et sans ressources. Ils trouvaient à l'hôpital où ils demeuraient jusqu'à leur mort, le gîte et le couvert. Les prêtres et les religieuses étaient les fils et les filles de la maison, et y passaient leur vie. Les sœurs invalides étaient gardées et nourries comme surnuméraires.

Le personnel médical faisait à l'hôpital son apprentissage, y gagnait la maîtrise et formait à son tour les garçons. Les chirurgiens y exerçaient pendant des dizaines d'années leur art. En échange de la discipline rigoureuse, les employés gagnaient une maison qui leur assurait la sécurité. Le personnel hospitalier, dont nous avons vu la compétence et quelquefois les défaillances, était-il suffisant ? Les registres de délibérations permettent de connaître le rapport malades/personnel et de le comparer aux chiffres actuels. Reportons le nombre de malades au personnel soignant, pour les Hôtel-Dieu de Toulouse, Paris et Reims, à la veille de la Révolution (Tableau 1).

Il y avait en moyenne une personne pour s'occuper de 6 malades. Actuellement, il y a 1,7 personne par lit à l'Assistance Publique et 1 dans les cliniques privées.

Tableau 1 : Nombre de malades et personnel soignant dans trois hôpitaux à la veille de la Révolution[29]

Malades	Toulouse	Paris	Reims
	309	2300	330
Personnel	53	271	82
Religieuses	25	72	30
Domestiques	23	175	50
Prêtres	5	24	2
Rapport Personnel/malades	1/5,8	1/8,4	1/4

Il semble que le personnel soignant et les domestiques aient été en nombre suffisant. On ne peut en dire autant du personnel médical. À Toulouse, par exemple, on ne compte en effet que quatre personnes qualifiées, deux médecins, un chirurgien et l'intendant de chirurgie, pour trois cents malades en moyenne, mais nous savons que ce nombre a pu s'élever jusqu'à huit cents en temps de crise, sans que le personnel médical soit augmenté.

[29] Les chiffres concernant les hôpitaux de Paris et de Reims sont tirés de l'ouvrage de C. Bloch (1908), *L'Assistance et l'Etat à la veille de la Révolution*, Picard, Paris. Les chiffres de l'Hôtel-Dieu de Toulouse datent de 1790 et sont extraits des registres de l'hôpital.

Quelques réflexions sur l'organisation interne de l'Hôtel-Dieu de Toulouse au XVIIIe siècle. Deux témoignages sont contradictoires. En 1757, le Docteur Imbert, professeur à l'Université de Montpellier, nommé par le roi « *Inspecteur des hôpitaux militaires et de charité en Languedoc, Provence et Roussillon* », est venu visiter l'Hôtel-Dieu Saint-Jacques. Il se déclara extrêmement satisfait de ce qui concernait les médicaments, les bouillons, les viandes, le pain et les soins. Par contre, la Gazette Salutaire, écrite en 1784, par un « *chirurgien de l'empereur qui avait parcouru tous les hôpitaux du royaume de France* » livrait une opinion bien différente. Elle critiquait en particulier les chirurgiens.

« *L'Hôtel-Dieu se sert pour panser les plaies de linge malpropre et vieille charpie, ce qui est une fausseté indigne.* »[30]

L'Hôtel-Dieu s'offusqua vivement de ce témoignage, et fit un procès à la Gazette Salutaire, ce qui obligea l'auteur à se rétracter un peu plus tard. L'année suivante, le commissaire Colombier, chargé de l'Inspection des Hôpitaux du royaume, se déclara « *très satisfait de l'administration, des portions et demi-portions des convalescents* ». Il se plaignit seulement de l'inventaire qui n'avait pas été fait depuis longtemps.

L'Hôtel-Dieu s'était toujours targué de l'excellence de son administration et de son organisation. Il a tout fait pour qu'on la proclame. Les registres, cependant, laissent transparaître l'existence de mesquineries et de querelles. Le pouvoir des administrateurs s'étendait sur le personnel médical et domestique qu'il encadrait parfaitement. On rappellera les plaintes souvent renouvelées.

V. L'hôpital, lieu de vie

1. Les meubles et les objets de la vie quotidienne

L'hôpital était le lieu de vie des pauvres et des malades. Les documents de l'époque soulignent sans cesse l'inconfort et l'insalubrité des salles. Les réparations successives n'ont pu venir à bout du manque de place. L'eau était fournie par un puits analysé régulièrement par les chimistes. Les boissons et la nourriture étaient servies dans des récipients de terre ou de cuivre. Le linge, lavé au lavoir était séché dans les greniers, après avoir été transporté sur une brouette qui endommageait les parquets. Vers 1774, les

[30] Extrait du registre des délibérations, Tome III, 1784.

premiers poêles à bois furent installés dans chaque salle. Ce furent d'abord des poêles en fonte, puis en brique. Il existait des latrines s'évacuant par les murs. La nuit, on plaçait des chaises percées près des lits. Les ordures étaient jetées dans un trou appelé « déchargeoir » dans le jardin.

Le mobilier était réduit. Dans les chambres, il y avait de grands lits à baldaquin où les malades dormaient à trois ou quatre. Il y avait des horloges dans chaque salle et l'on éclairait les pièces où se tenaient les assemblées par un réverbère.

Il est souvent fait mention de plaintes concernant le manque de place. À Toulouse, il est rapporté dans le registre des délibérations de 1709 « *qu'on n'a jamais pu découvrir le nombre exact de personnes qui sont dans le quartier des femmes* »[31].

Outre l'insalubrité permanente, les bâtiments toulousains étaient menacés par les inondations, telle celle de 1770, ainsi décrite :

« *L'an 1770, le 5 avril, les eaux de la Garonne se sont accrues par les pluyes et la fonte des neiges de la Montagne, à un point que cette rivière a inondé tout le quartier de Saint-Cyprien. L'eau est entrée dans l'hôpital, non seulement par la grande porte mais encore tous les côtés.* »

La Garonne était très grosse à trois heures après midy du 5 avril, et les eaux s'accrurent toujours insensiblement jusqu'à 3 heures après minuit du six. Cette inondation a fait beaucoup de ravages depuis la source de la Garonne jusqu'à Bordeaux. Notre hôpital en a beaucoup souffert. On a élevé le sol de l'église, des tribunes des filles et des femmes. La réserve a été portée dans la chapelle puis au salon du quartier des femmes.

Certifié véritable : Barthe prêtre chapelain.

Notes : qu'au cas où il survient une pareille inondation pour pouvoir facilement faire écouler les eaux, on a pratiqué en 1771 un petit aqueduc au milieu de l'amphithéâtre bâti au fond de l'église, et qui passant sous les marches, sous le seuil du portail, va joindre le grand aqueduc qui est dehors à 4 ou 5 pas de l'entrée et se décharge dans la rivière. »[32]

---

[31] Archives de l'Hôtel-Dieu séries E, F, G, M, Tome IV et « Hôpitaux divers ».
[32] Archives de La Grave. Registre de décès GG749, 1er janvier 1770 - 31 décembre 1790.

Les inondations ont causé de nombreux dégâts à l'Hôtel-Dieu. Il semble, malgré tout, que les conditions de vie étaient pires à La Grave. En outre, beaucoup de malades faisaient des séjours dans l'un et l'autre hôpital. Des brouettes ont été achetées en 1708 afin de transporter les malades. À la fin du siècle, le transport se faisait en chaise à porteurs.

L'histoire des deux hôpitaux toulousains est très riche, du fait de leur ancienneté. Leur fondation remonte probablement au XIIe siècle. Chaque siècle vit la construction de bâtiments nouveaux, toujours menacés par les inondations ou les incendies. La Garonne, par sa proximité, incomplètement maîtrisée, participait à la vie quotidienne : redoutée par ses crues, utilisée comme lavoir et comme égout, intégrée dans le paysage que contemplaient chaque jour les malades. Les locaux étaient insuffisants, mal éclairés, mal chauffés, et l'hygiène laissait à désirer : mauvaise aération, lits occupés par plusieurs personnes, souvent infestés de punaises.

2. Les salles

Voltaire écrivait à propos des logements hospitaliers :

« *Une preuve des abus attachés à ces maisons, c'est que les malheureux qu'on y transporte craignent d'y être.* »[33]

L'enquête d'Howard de 1783 conclut que les hôpitaux de France étaient les plus défectueux de tous. Il est certain qu'à l'Hôtel-Dieu St-Jacques, beaucoup de malades étaient mal installés. En principe, chaque salle était réservée à une catégorie définie de malades. Cependant, les incurables, avant la construction de leur bâtiment, campaient dans les couloirs. Les hommes dormaient dans un ancien bureau au bout de la salle des convalescents. Les femmes restaient avec les sœurs. Les teigneux qui venaient se faire soigner depuis la Grave couchaient dans le vestibule. En 1765, l'intendant des troupes casernées à Toulouse plaçait des « *matelas, couvertes et paillasses* » pour loger ses soldats dans les salles Saint-Cosme et Notre-Dame, sous condition de vider les lieux si le nombre de malades augmentait. Les salles étaient mal chauffées car très grandes, mal aérées et souvent insalubres. Les directeurs signalèrent « *l'insalubrité de la salle Notre-Dame et la fétidité de l'air les jours de pluie et quand le vent du midi souffle* »[34]. Ils demandèrent aux Capitouls de fermer les arceaux de la rivière.

---

[33] Voltaire (1764), *Dictionnaire philosophique*, Flammarion, Paris.
[34] Hôtel-Dieu de Toulouse. Registre des délibérations, Tome III, 21 mai 1787.

Encadré 1 : La construction de l'Hôtel-Dieu de Toulouse

La fondation du prieur Saint-Genies date du 5 janvier 1257 cependant, il existait déjà deux hôpitaux séparés par une rue, la rue de l'Herbe qui passait par un portique transformé en grand fenestrage de l'Hôtel-Dieu donnant sur la Garonne. Cette rue franchissait le fleuve sur le pont de la Daurade dont on voit encore deux piles. Les deux hôpitaux ont été réunis au XVIe siècle par un passage voûté. On peut voir les voûtes d'arêtes sous le grand escalier. De l'hôpital Sainte-Marie de la Daurade, il reste au nord, en aval de la vieille arche, la base des murs. Les deux corps de bâtiments séparés par la rue appelés « duo magne » et « late domus », étaient au XIIIe siècle destinés les uns aux femmes, les autres aux hommes, pauvres, malades ou pèlerins. Des réparations ont été effectuées en 1358, des agrandissements ont été faits plus tard en 1528 et 1541. En 1574, un incendie endommagea les bâtiments au premier étage. Au XVIIe siècle, les tinels furent construits, tinel des femmes en 1611, des enfants en 1632, des convalescents en 1670. Les tinels étaient à l'origine des quartiers spéciaux. Le quartier n'étant souvent composé que d'une pièce, tinel devint synonyme de salle. C'est de 1674 que date l'essentiel des bâtiments longeant la Garonne. La rigueur du style fait la beauté de ces façades plongeant dans le fleuve. Le portail et le perron furent construits en 1680. L'achat de onze maisons voisines permit de bâtir l'aile gauche entre 1702 et 1715, pour vider les salles anciennes où étaient entassés trois ou quatre malades par lit. Le bâtiment qui longe la rue de Viguerie était destiné aux incurables. Une imposte de fer forgé portait la coquille de Saint-Jacques. Le grand escalier majestueux date de 1716. La tour du premier pilier de l'ancien pont fut détruite en 1734 pour faire une plate-forme de promenade. En 1746, on construisit le Quartier Neuf. En 1776 et 1787, deux nouveaux bâtiments étaient édifiés. Le mur du quai entre l'Hôtel-Dieu et La Grave fut bâti en 1777. En 1779, on fit l'amphithéâtre et la chapelle pour les morts.

Encadré 2 : L'Hôpital Général La Grave

Ce très ancien établissement tire son nom du lieu où il a été bâti. La Grave, gravier, grève, est la rive basse de la Garonne. Son nom est mentionné pour la première fois dans une charte de

Raymond VI en 1197. À partir de 1508, l'hôpital Saint-Sébastien fut construit pour les malades pestiférés. Il était tenu par la Ville et surveillé par le Capitaine de la Santé (charge créée en 1515 ayant pour objet de renfermer les malheureux atteints de contagion). En 1556, l'épidémie de peste fut meurtrière. Au XVIe siècle, le faubourg Saint-Cyprien était défendu par un simple mur qui longeait la Garonne de l'Hôtel-Dieu à la Grave. Le nom d'hôpital de La Grave persiste au XVIe siècle et il semble former un ensemble avec l'hôpital Saint-Sébastien. Au XVIIe siècle, les émules toulousains de Saint-Vincent de Paul organisèrent l'assistance aux pauvres. L'hôpital des Pestiférés fut transformé en Hôpital Général. À la demande de l'Archevêque, les mendiants furent rassemblés à La Grave. Le 16 mars 1647, les Capitouls acceptèrent la proposition du prêtre Arnaud Baric et les deux hôpitaux furent affectés aux mendiants. À partir de juillet 1647, l'hôpital devint « Glorieux Saint-Joseph ». Le conseil d'administration fut formé. On devait aussi y recevoir les infirmes, les enfants trouvés, les femmes enceintes, les syphilitiques, les filles du quartier de force. L'établissement fut confirmé par une bulle du pape Innocent X en 1652 et par Lettres Patentes de Louis XIV en 1658. De 1661 à 1684, furent élevés de nouveaux bâtiments, en partie détruits par l'incendie de décembre 1687. Les travaux au XVIIIe siècle concernèrent surtout l'église dont la première pierre fut posée en 1758. En 1797, La Grave s'agrandit des bâtiments voisins du couvent des Clarisses. Les locaux furent occupés par les filles orphelines et on y traitait aussi les individus atteints de démence. Ceux-ci étaient enfermés dans des cellules que l'on a plus tard appelées cabanons d'Esquirol. Sous la Révolution, l'hôpital prit le nom d'hôpital de la Bienfaisance. Les bâtiments qui constituent l'hôpital de La Grave avant la Révolution sont groupés, en damier, autour de trois grandes cours et de trois petites, en arrière.

En 1791, la salle Saint-Sébastien fut déclarée inhabitable. Si les logements des malades pouvaient faire l'objet de critiques, ceux du personnel étaient aussi inconfortables. En 1755, l'Archevêque fit des éloges de la maison « belle et bien tenue », mais constata que le logement des chapelains était inhabitable. Les salles n'étaient pas très propres, elles étaient sombres et surtout sentaient mauvais. Les réparations successives eurent pour but de faire disparaître les odeurs. Les pièces étaient mal agencées. Il fallait traverser plusieurs tinels pour sortir les cadavres. Il fallait passer par la salle Saint-Jacques pour aller à la chapelle. Il manquait des cours et des jardins pour les promenades des convalescents. Le Quartier neuf n'était pas de construction parfaite : trop petit, il était toujours encombré de malades. Mal fermé, bâti sur un mauvais plan, les filles s'en échappaient fréquemment[35]. Les démolitions n'étaient pas rares. La tour menaçante de l'ancien pont fut abattue en 1734. Le donjon fut détruit en 1738. On conserva les murailles et les planchers, qui, situés au-dessus de la salle des assemblées, s'effondrèrent à cause du poids des décombres. Le vent d'autan détruisit un hangar devant le portail. À la place, fut élevé un pavillon. Des problèmes de construction se sont aussi posés. Lors de la démolition du quartier des femmes, le fondement de l'ancienne muraille a été mis à jour. Le premier pilot a été utilisé et placé entre la descente du pont et le mur du nouveau bâtiment. Devant le coût élevé des démolitions et des constructions, les administrateurs hésitaient. Ils ne savaient pas s'il fallait réparer ou construire du neuf. Sans cesse, des projets ont été faits pour réaliser de nouveaux bâtiments. En 1776, on projeta même de faire un local pour les malades non pauvres. Heureusement, les âmes charitables n'ont jamais refusé de donner l'aide financière nécessaire[36].

L'eau, fournie par le puits, et la nourriture, étaient servies dans des récipients de terre ou de cuivre ; ceux en cuivre furent supprimés après plusieurs accidents dus au vert de gris. On utilisait des pots en terre pour la tisane et des pots d'étain.

Le chauffage était assuré par des feux de bois. On faisait brûler du petit et du gros bois. Les premiers poêles furent installés dans chaque salle, à la fin du siècle. Il sembla que les poêles en brique fussent moins nuisibles que les poêles en fonte. À Toulouse, on essaya un « *fourneau économique* », puis un « *poêle à la suédoise* ».

---

[35] Le Quartier neuf recevait les filles de mauvaise vie soignées pour leurs maladies vénériennes.

[36] Le 18 avril 1786, une dame offrit 109 925 livres pour construire un nouveau corps de bâtiments sur le terrain donné par la ville.

Encadré 3 : La salle des pas perdus de l'Hôtel-Dieu Saint-Jacques de Toulouse

On accède au vestibule par un perron neuf reproduisant l'ancien. À droite, à l'extérieur, il y a encore des traces du tour qui a tant servi[37]. Avant de pénétrer dans la salle, sont à remarquer la rampe de fer forgé, le fenêtrage ouvert sur le fleuve, les murs en briques et la pureté des voûtes. La salle Saint-Jacques est soigneusement restaurée. Les corbeaux sont garnis de coquilles. Aux murs entre les grandes fenêtres sont encore pendus quelques tableaux de bienfaiteurs[38]. Au fond, s'ouvre une porte donnant sur la chapelle[39]. Au-dessus de la porte, dans une niche, veille une statue de Saint-Jacques. C'est dans cette salle, qui alors croulait sous les portraits, qu'autour d'une table ovale, les directeurs se réunissaient pour le bien des pauvres malades. Les assemblées se tenaient dans cette grande salle où étaient installés un bureau placé « en long » et des fauteuils. En 1785, il fut décidé de faire une table ovale « *pour que les délibérations puissent être plus facilement entendues* ». La salle était éclairée par un réverbère.

Les marchandises et les provisions étaient conservées dans les granges, les caves et les greniers. Le mobilier était réduit. Il manquait « *les meubles, ustensiles et effets indispensables* »[40].

Les logements dans lesquels ont vécu les malades étaient peu confortables. Le manque de place les a obligés à partager leur lit avec deux ou trois personnes. Les constructions ont mal résisté aux assauts de la nature. Le vent, les inondations ont fait des ravages. Le confinement, le manque d'air frais gardaient dans les pièces l'odeur de la maladie.

VI. Le cimetière

C'est un lieu important car c'est le lieu où reposent les âmes des pauvres malades après leur passage sur terre. Les malades étaient enterrés le lendemain de leur mort, par les chapelains de 1'hôpital. En période de crise,

---

[37] Se reporter au Chapitre « Le Monde de l'Enfance ».

[38] On peut encore voir dans la salle des pas perdus, les tableaux de Marguerite Bonnelasvals, fille de service, Théodore Fagès, marchand, Marie Costes, Etienne Daillancourt, Marie Fabarel, Jean-François Labroquère, docteur en médecine.

[39] La chapelle date du XIXe siècle.

[40] Hôtel-Dieu de Toulouse. Registre des délibérations, Tome III, 1777.

il arrivait que la place manque. Le cimetière s'agrandissait d'un lopin. Ce lieu était fouillé par les chiens... et les garçons chirurgiens, à la recherche de cadavres pour les études d'anatomie.

L'hôpital pouvait servir de refuge pour le pauvre, en temps de maladie ou de misère ; le cimetière de l'hôpital, après la messe d'enterrement était le lieu de repos éternel pour le corps et l'âme du miséreux.

Encadré 4 : Petite histoire du cimetière de l'Hôtel-Dieu de Toulouse

Dès le début du siècle, il s'est montré trop petit. Au cours d'une assemblée de 1752, on délibéra d'acheter une maison et un jardin rue Tripière pour l'agrandir. Le manque de place était tel que l'on projeta de percer une rue, d'emprunter un lopin de terre à un marchand de bois qui réclama une taille. 1752 a été une année de crise. Le nombre de décès a surpassé les possibilités du petit cimetière. Un homme a même offert son jardin à l'Hôtel-Dieu. Dans le registre de délibérations, on souligne que « *le cimetière est comble* ». De la chaux est jetée dans les fosses pour éviter les « exhalaisons ». En 1765, un arrêt du Parlement supprima les cimetières de l'enclos des villes ; il fut répété en 1767 et 1776. L'Hôtel-Dieu continua à enterrer les morts, mais il se plaignit que des chiens aient dévoré les cadavres. En 1772, les murailles du premier cimetière s'étant effondrées après l'inondation, les directeurs demandèrent l'exhumation et l'attribution des ornements des cadavres. Le deuxième cimetière fut fermé pour permettre la construction du quai entre l'Hôtel-Dieu et La Grave, le troisième était insuffisant. Un cimetière fut acheté en 1779 à la porte de Muret servant pour quatre paroisses, entouré de murailles « *pour éviter que les chiens n'aillent fouiller et que le chirurgien et les garçons chirurgiens n'enlèvent les cadavres* ». Désormais, « *le chemin est si mauvais qu'un chapelain de la maison a pensé s'écraser aujourd'hui en allant faire un enterrement* ». En 1786 la direction de l'hôpital demanda la permission d'utiliser le cimetière de Saint-Nicolas car « *plusieurs cadavres répandent une mauvaise odeur et infectent l'air faute de pouvoir les couvrir de terre suffisamment* ». Il fut décidé de ne creuser les fosses qu'au fur et à mesure pour que les cadavres puissent toujours être recouverts.

Au XVIIIe siècle, l'hôpital avait donc un rôle de soins, destiné aux miséreux et aussi d'assistance. Deux cent cinquante ans plus tard, l'hôpital est-il en crise ? L'hôpital du 3ème millénaire est-il en train de naître ? Une étude prospective vient d'être faite, sous l'égide de la direction du Plan de l'Assistance Publique de Paris, *L'hôpital au XXIe siècle*. Trois scénarios ont été envisagés à partir de données de base : il faut diminuer les dépenses hospitalières (encore et toujours), entrer en concurrence avec le secteur privé (inexistant au XVIIIe), rediscuter la solidarité (assistance), écouter les médecins (on les écoutait peu au XVIIIe siècle !) Les experts ont retenu quatre facteurs déterminants pour l'avenir :

- l'importance des tutelles et de la réglementation,
- les relations avec les cliniques privées,
- l'attitude de la clientèle,
- la productivité.

Au XVIIIe siècle, les biens hospitaliers ont progressivement été aliénés. La clientèle n'existait pas ; on ne parlait pas de productivité.

Le temps n'est plus le même, même si le XVIIIe siècle a vu la naissance d'une médecine engagée, les progrès étaient très lents. Aujourd'hui, les bouleversements médicaux imposent une adaptation de tous les instants. Des maladies disparaissent, d'autres pathologies font leur apparition. Les vieilles craintes se réveillent devant les maux nouveaux, tels que le SIDA. Nous nous sentons impuissants, démunis comme l'était l'homme du XVIIIe siècle ; le patient connaît les mêmes réflexes de peur.

Trois hypothèses pour l'hôpital du deuxième millénaire : l'hôpital des « pros », comme professionnel et productivité. Cet hôpital concilie le développement technique et l'accueil des plus démunis.

Cet hôpital est un lieu de communication. Il crée des centres de diagnostic, de conseils thérapeutiques, de consultations externes, de prévention. Les deux tiers des lits ont été fermés. De nombreux secteurs d'activité ont été cédés au privé. Apparaissent dans les locaux des centres de remise en forme, des restaurants, des salons de coiffure, des cinémas...

Le personnel participe à l'organisation du travail, à la répartition des horaires et des tâches.

L'hôpital « peau de chagrin ».

Il y a d'une part, des services spécialisés qui sont performants et s'autogèrent, d'autre part des services logistiques inadaptés. Les deux tiers des lits sont inoccupés.

L'hôpital charismatique.

Si l'on imagine une situation de crise économique avec un nombre très élevé de chômeurs et une assurance-maladie qui ne peut plus suivre...

C'est le développement d'un service hospitalo-social, un service qui serait adapté à certains problèmes de société, par exemple la prise en charge des personnes âgées dépendantes.

L'hôpital, service de soins, service d'assistance, n'a donc pas fini de se réinventer.

Chapitre 2 : LES MALADES

La vie quotidienne des malades se déroulait dans une atmosphère pesante de misère, de soumission et de répression. Les registres hospitaliers parlent des « pauvres malades ». Pauvres, les malades soignés dans les hôpitaux, l'étaient par le manque de richesses, la pénurie d'argent, de logement, de vêtements, de travail, mais aussi parce que leur santé était défaillante et que leur vie représentait peu de chose. Et pourtant, l'hôpital constituait un havre où les plus démunis trouvaient soins et nourriture et surtout, à l'heure de la mort, salut pour leurs âmes.

Comme aujourd'hui, l'homme était misérable devant la maladie. Que la médecine soit tâtonnante ou triomphante, l'homme reste toujours fragile.

I. Le recrutement des malades

Les Hôtel-Dieu étaient des hôpitaux de soins. La vie des malades était codifiée et l'organisation rigoureuse. Des règlements déterminaient les catégories de malades susceptibles d'être reçus. Les règlements se sont succédé pendant le XVIIIe siècle, rappelant les règlements plus anciens, mal appliqués, accordant des concessions longtemps refusées.

Le règlement de 1723 précisait que l'Hôtel-Dieu de Toulouse devait recevoir ceux que l'on nommait « les malades ordinaires » :

« *Tous les malades, sauf les pestiférés, les malades atteints de mal vénérien. Ceux qui ont le mal de bouche ou scorbut n'y seront pas non plus reçus, s'ils n'ont actuellement fièvre, ni aucune femme enceinte pour accoucher.* »[41]

Ces conditions limitaient de façon importante les fonctions de l'hôpital. L'intendant du roi voulait accroître ses services en lui permettant de recevoir les femmes enceintes et tous les malades venant de l'Hôpital Général. Ces soins étaient payés par la trésorerie dudit hôpital 12 sols par jour. La direction de l'Hôtel-Dieu s'est fortement opposée à cette demande faite en 1725. Elle soutint qu'autrefois l'Hôtel-Dieu recevait les femmes enceintes, les vérolés et les contagieux et que ceci avait entraîné « *des ravages infinis* » parmi les pauvres ayant des « maladies ordinaires ». D'autre part, les sœurs grises n'avaient pas le droit de faire les accouchements. Cette requête a

[41] Compilation des anciens règlements de la direction de l'Hôtel-Dieu depuis sa fondation, mai-juin 1723. GG 951.

fortement perturbé l'Hôtel-Dieu dans ses rapports avec La Grave qui n'étaient pas très bons. La Grave en tant qu'hôpital Général était à la fois un dépôt de mendicité et une maison de correction pour les filles publiques, chargé aussi des femmes enceintes, des vérolés et des scorbutiques. L'État voulait en faire un hospice et attribuer à l'Hôtel-Dieu le soin de toutes les maladies. Malheureusement, les trois dernières catégories de malades citées plus haut étaient mal considérées pour des questions de religion ou de contagion. L'Hôtel-Dieu a lutté de toutes ses forces contre ces mesures. Le syndic a rédigé un mémoire montrant l'indisponibilité de l'hôpital, mémoire qui fut envoyé au roi. Peine fut perdue. L'ordre fut donné par le roi d'exécuter cette mesure sans sursis alors que La Grave avait accordé trois mois de délai. L'Hôtel-Dieu s'inclina, mais protesta contre la direction de La Grave et demanda un emprunt pour la nouvelle dépense et pour la construction d'un local.

« *Les salles sont déjà pleines et on ne peut mélanger.* »

Les médecins refusèrent de soigner ces malades, n'y étant pas obligés par les directeurs. Finalement, les logements furent construits. Mais pendant des années, les soins donnés aux femmes enceintes, aux vérolés et aux scorbutiques furent tenus pour la cause des déficits constants.

Le règlement de 1729 reprit les mêmes dispositions. Il concernait les femmes venues accoucher à l'Hôtel-Dieu, puis ramenées à La Grave après convalescence. Les teigneux étaient envoyés de la Grave, de la ville ou du diocèse de Toulouse pour être traités. Ils étaient ensuite renvoyés en convalescence à La Grave. Ces malades n'étaient reçus que s'ils étaient porteurs d'un certificat du portier contresigné par deux directeurs de l'Hôpital Général. Sur le certificat, étaient inscrits le jour d'entrée à La Grave et la maladie. Le portier de l'Hôtel-Dieu devait faire vérifier les certificats par le trésorier ou un directeur semainier. Les médecins examinaient les malades.

Les femmes enceintes n'étaient reçues qu'en fin de grossesse. Elles subissaient un examen pour établir le terme et vérifier qu'elles n'étaient pas atteintes de maladies vénériennes. Elles étaient logées dans un local spécial, sous la surveillance de la gouvernante. Après leurs couches, elles étaient renvoyées à La Grave, à moins d'être malades, auquel cas elles étaient soignées dans la salle des femmes Saint-Sébastien. Dans certains cas, on pouvait faire appel à des sages-femmes de la ville.

En 1732, la direction de l'Hôtel-Dieu approuva enfin ces mesures. Cependant, trois ans plus tard, il fallut encore s'occuper de régler les différends entre Hôtel-Dieu et Hôpital Général. Il était entendu que les femmes du quartier de force de l'Hôpital Général étaient reçues à l'Hôtel-Dieu pour accoucher ou soigner les maladies vénériennes. Ensuite, elles étaient ramenées à La Grave. Malheureusement on ne put décider quel était le temps après lequel l'Hôtel-Dieu devait renvoyer les convalescentes. La fonction de la Grave était parfaitement définie. Nous en disons quelques mots, pour bien marquer la différence avec l'Hôtel-Dieu. La Grave recevait les pauvres munis d'un certificat de pauvreté établi par le curé, ceux-ci devaient être nés dans la ville ou le diocèse de Toulouse « *en la partie qui paie taille en Languedoc* », ou bien les pauvres qui avaient acquis droit d'habitant depuis au moins trois ans. Ces règles s'élargissaient aux pauvres d'Endoufielle et de Maurens en Guyenne et à ceux portés par les fondations. Les garçons devaient avoir moins de quatorze ans et plus de soixante ans et ne devaient pas présenter d'infirmités ou de maladies incurables. Il est précisé que : « *la grossesse n'était pas une infirmité suffisante* ». Dans les trois jours, on vérifiait que les malades admis n'étaient pas porteurs de maladies vénériennes. Les Capitouls étaient libres de décider de l'envoi des femmes au quartier de force.

Le supplément aux règlements antérieurs était destiné, en 1753, à mettre fin aux différends entre les deux hôpitaux. L'Hôtel-Dieu était donc tenu de recevoir, les femmes enceintes, les vénériens, les scorbutiques et les teigneux. La Grave, en contrepartie, ne devait envoyer que les femmes enceintes approchant du terme de la grossesse. Si elles restaient plus de huit jours avant d'accoucher, les autres journées étaient à la charge de La Grave au prix de huit sols par jour. Par contre, si la femme était renvoyée de l'Hôtel-Dieu et accouchait à La Grave dans les huit jours, l'Hôtel-Dieu devait payer les frais des couches. Si la femme n'avait pas de lait, l'enfant était aussitôt envoyé à l'Hôtel-Dieu pour être mis en nourrice. Le chirurgien, le portier et la gouvernante ne pouvaient en aucun cas refuser une femme enceinte envoyée par La Grave.

À part, était considéré le cas des enfants enfermés par leurs parents à La Grave[42]. Quand ces enfants, malades, étaient soignés à l'Hôtel-Dieu, l'Hôpital Général devait lui reverser la pension.

---

[42] Les parents payaient pour eux une pension.

En 1775, on rappelait encore le devoir qui incombait à l'Hôtel-Dieu de recevoir les malades, fiévreux, blessés curables de tous les pays et de toutes les nations. En pratique, cela n'a pas toujours été le cas. Les juifs et les protestants étaient refusés

Les catégories de malades étaient donc bien définies. Malgré la volonté de la direction hospitalière, n'importe qui ne pouvait être admis. Il fallait être muni d'un certificat du curé, il fallait avoir une maladie précise (Tableau 2).

Tableau 2 : Règlements régissant l'admission des malades de l'Hôtel-Dieu de Toulouse au XVIIIe siècle

Dates	Règlements
1689	Règlement relatif au teigneux[43]
1699	Règlements relatifs aux incurables
1723	Ancien règlement concernant les malades
1729	Règlement pour les femmes enceintes, vénériens, scorbutiques et teigneux[44]
1735	Règlements entre les deux hôpitaux
1749	Lettres Patentes
1753	Supplément à 1735
1775	Règlement général
1779	Lettres Patentes du roi à Marly
1790	Mémoire abrégé

II. Les différentes catégories de malades

1. Les malades ordinaires

Tentons de faire revivre leur vie quotidienne.

À l'entrée, le portier était tenu d'enregistrer sur un livre spécial le nom et le prénom du malade, son âge, son lieu de naissance, son domicile, la date d'entrée, le nom de la salle où il allait séjourner et le numéro du lit. Le malade déclarait ses effets et son argent, qui étaient inscrits sur le registre. Ensuite, il était reçu par un médecin qui lui faisait subir un examen complet

43 L'Hôtel-Dieu recevait tous les teigneux et les malades atteints de la pierre domiciliés depuis au moins cinq ans dans le gardiage.

44 Les nouveaux quartiers furent mis en service en 1732.

ou à la rigueur par un chirurgien, mais jamais par l'un des garçons : cela est précisé avec insistance. Il subissait un examen général, puis était pris en charge par la supérieure à qui il remettait ses effets et son argent, qui cette fois étaient mentionnés sur le registre du commis. Ceux-ci lui étaient rendus à la sortie. Le malade recevait deux billets du portier, l'un était attaché au lit, l'autre épinglé sur les habits conservés dans un lieu destiné à cette fonction. Après ces actes administratifs, une sœur préposée accompagnait le malade dans une des salles. Là, il était déshabillé. Il revêtait une chemise et un bonnet. Le lit était fait avec des draps « *blancs et secs* », puis était bassiné.

Lors de la sortie du malade ou de son décès, la sœur de la salle qu'il occupait remettait un billet au portier qui inscrivait la date de sortie ou de décès. Tous les dons étaient transmis au trésorier. En cas de décès, les vêtements restaient à l'Hôtel-Dieu. Ils étaient remis à la supérieure qui, suivant l'avis du trésorier et des intendants, les donnait à des pauvres à leur sortie ou les vendait. La somme tirée des habits des morts était enregistrée sur le compte de la semaine. L'Hôtel-Dieu a particulièrement tenu à respecter ce règlement.

1.1. Le lit d'hôpital au XVIIIe siècle

Les règlements précisaient bien qu'il ne fallait « *qu'un malade par lit autant que possible* ». En effet, en période de crise, il était fréquent que les lits fussent occupés par plusieurs malades. La direction s'insurgeait contre cette habitude, se plaignant du mélange des fiévreux et des convalescents qui entraînait des « rechutes ». Ce problème préoccupait particulièrement les directeurs de l'Hôtel-Dieu de Toulouse. Ceux-ci demandèrent, lors de l'assemblée générale, de faire remettre en état une partie du bâtiment pour augmenter le nombre de lits. Malgré les dispositions prises, il y eut de nouvelles plaintes car il y avait encore deux ou trois malades par lit « *alors que des lits sont vides près de la salle des incurables* ». En 1775, la même recommandation était répétée car il ne fallait pas mélanger les « *fébricitants ou maladies contagieuses* » avec les autres. En 1780, l'Archevêque interdit « *pour rendre la maison plus saine* » que les malades couchassent par deux. Il fut répondu que les malades étaient seuls dans les lits de presque toutes les chambres. Enfin en 1790, on demanda de dédoubler immédiatement tous les lits où les malades étaient couchés par deux.

Il apparaît donc que ce problème a été une préoccupation constante pendant tout le siècle, en raison de la peur de la contagion qui était ressentie avec acuité. Malgré tout, il semble que peu de malades aient pu être seuls dans leur lit. Cela tenait à la mauvaise organisation de l'hôpital et au manque de locaux.

Les draps et le linge étaient régulièrement changés. Les intendants veillaient à ce qu'ils fussent propres et bien réchauffés. Les couvertures et les rideaux étaient de coton l'été et de laine l'hiver. Les matelas étaient faits de laine et régulièrement réparés.

1.2. La nourriture

Le repas était pour ces pauvres malades un moment important de la journée.

On comptait une livre et demie grosse de mouton et une poule pour douze malades[45]. Le consommé était fait avec trois livres de bœuf et deux livres de mouton ; il était destiné aux plus atteints. Le déjeuner se composait d'une soupe mitonnée et de pain, en proportions variables suivant l'état de convalescence. Le dîner comprenait de la viande bouillie, le souper du bouilli et du rôti[46]. La volaille était réservée à ceux qui commençaient à manger. La boisson était réduite à du vin coupé avec de l'eau. À la viande, s'ajoutaient du lard rance, des légumes, des herbes, du sel. La viande cuite était découpée en portions servies chaudes dans les salles. Les malades ne recevaient jamais de bouillons d'œufs, d'œufs à la coque, d'huile d'olive, de vinaigre, considérés comme mauvais pour la santé.

Les personnes très malades se contentaient de bouillons cuits deux fois par jour, passés sur un tamis de crin ou un linge après avoir refroidi, pour les dégraisser, et préparés le plus proprement possible par les sœurs. Les convalescents ou ceux ayant subi une « opération capitale » recevaient une volaille par jour, assaisonnée de sel et d'herbes. Les autres mangeaient de la viande et des légumes. La portion à donner à chacun était inscrite sur le bord du lit. Le dîner était servi à dix heures été comme hiver. Le souper avait lieu à quatre heures et demie l'hiver et cinq heures l'été. Le malade mangeait à son lit dans le silence. Aucun jeu ou « *divertissement tumultueux n'était permis* ». On ne souffrait *« ni les querelleux, ni les blasphémateurs »*. On ne tolérait ni « *mauvaises paroles ni coups* » auquel cas les malades étaient punis par les intendants semainiers. La serviette fut, au début du siècle, remplacée par un tablier à la demande des sœurs.

---

[45] Une livre pesait 0,408 kg.

[46] La cuisson au four était interdite.

1.3. L'organisation de la journée

Elle s'est déroulée identique à elle-même pendant tout le siècle. Elle n'admettait ni fantaisie, ni plaisir. Elle était rythmée par la prière, la première se disait à six heures l'été, six heures et demie l'hiver. Après déjeuner, il y avait la messe, selon les salles et les jours, à sept heures, sept heures et demie, huit heures et demie ou neuf heures et demie. À dix heures, les religieuses servaient le dîner. Puis on attendait le souper, la prière du soir et l'extinction des feux.

1.4. La religion

Nous l'avons constaté, elle était toujours présente. Le malade était tenu de se confesser à son entrée à l'hôpital, sous peine d'être refusé. Il devait assister à une messe quotidienne. La journée était rythmée par la cloche annonçant les prières.

1.5. Les soins

Comme les malades d'aujourd'hui, les pauvres recevaient la visite du matin composée des médecins, du chirurgien, des sœurs et des garçons. Le soir, il y avait la contre-visite. Outre les traitements médicamenteux, ils devaient subir maints lavements, maintes saignées qui leur faisaient perdre connaissance. Les opérations faites sans anesthésie dans les salles communes, en présence des autres malades, devaient être des épreuves difficilement surmontables.

1.6. Les vêtements

Dès son entrée, le malade perdait ses propres biens. Il revêtait « l'uniforme » : chemise et bonnet que les religieuses changeaient deux fois par semaine. Le linge était fait de toile en été et d'étoffe en hiver. Il était utilisé jusqu'à usure complète.

1.7. La répression

L'unique distraction permise était la promenade dans la cour. Tous les actes de la journée pouvaient entraîner des réprimandes. Il ne fallait ni parler, ni s'amuser. Les malades mentaux n'étaient pas acceptés. La folie n'était pas considérée comme une maladie et on peut s'imaginer la vie de ces pauvres malheureux[47]. Il semble que la discipline ait été respectée par les malades.

[47] Philippe Pinel, en 1793 : « *Chaque symptôme anormal conduit à la découverte de lésion fonctionnelle* ».

La répression pouvait s'étendre aux visiteurs. Il était interdit de porter des fruits aux malades. Il n'était pas rare que les étrangers en visite fussent accusés de voler du pain. À Toulouse, en conséquence, il fut décidé de fouiller les visiteurs à l'entrée et à la sortie. En 1766, la supérieure se plaignit que des convalescents aient reçu des visiteurs les jours de fête et les dimanches. On les accusa d'avoir offert des fruits et d'avoir ainsi causé des rechutes et même des décès. On dit que le libre accès à l'hôpital favorisait les vols, que les malades tenaient des entretiens longs et indécents, en particulier les femmes, que les incurables se faisaient porter du vin. On décida de laisser les portes fermées les dimanches et les jours de fête. Les jours solennels où la messe de Bénédiction était dite, la porte était ouverte à l'heure de l'office. Les autres jours, l'entrée était libre de sept heures à dix heures l'été et de huit heures à dix heures l'hiver pour le matin, de quatorze heures trente à seize heures l'hiver et de quatorze heures trente à dix-sept heures l'été pour l'après-midi. De chaque côté du perron, les deux grillages en fer étaient fermés à clé. Le portier reçut l'ordre de ne pas quitter la porte.

La vie quotidienne des malades semble bien triste, car monotone, isolée, sans espoir. En effet, dès l'entrée, le malade perdait ses pauvres biens en abandonnant ses vêtements et son écot. Atteint d'un mal qui, il faut bien le dire, devait être peu souvent correctement identifié et traité, il se retrouvait, après avoir dû se confesser minutieusement, couché avec un ou deux malades fiévreux dans un lit moite et malodorant. Il ne devait ni parler ni se plaindre. Il répétait sans cesse les litanies, remerciait des bienfaiteurs qu'il ne connaissait pas, se faisait bousculer par les garçons. Enfin, on lui interdisait toute visite. Le réconfort moral venait de la prière et de l'aide des chapelains quand ils faisaient correctement leur travail. S'il était peu malade, le pire qu'il subit était la saignée, le lavement et les tisanes. Mais s'il devait être opéré, le pauvre malade pâle, anxieux, à qui la douleur arrachait des cris d'horreur, pouvait encore recevoir sur sa tête la canne ou le chapeau d'un des facétieux garçons. Cependant il avait le droit de dire aux intendants si les remèdes n'avaient pas été distribués et si le personnel s'occupait mal de lui.

2. Les malades atteints de la pierre

Ils étaient soignés et opérés par les lithotomistes attachés à l'hôpital ou installés en ville. Ces malades devaient aussi fournir un certificat de pauvreté délivré par le curé.

3. Les incurables

Les maladies incurables étaient diagnostiquées sommairement : « les paralytiques, les cancers, vieux ulcères, loupes, ceux qui ne peuvent se servir de jambes qu'il faut rouler dans des chaises, qui ont perdu bras et mains »[48]. Les registres de délibérations, assez pauvres sur ce sujet, indiquent que la cécité n'était pas une cause d'invalidité suffisante. Sont citées l'admission d'un maître d'éducation d'enfants, sans plus de précision, et l'entrée d'une femme atteinte du « mal caduc percluse de ses mains ». On appelait « mal caduc » l'épilepsie essentielle.

3.1. La réception

Les places d'incurables étaient très recherchées et difficiles à obtenir (Encadré 5). Lorsqu'une place était vacante, les directeurs envoyaient des billets d'avertissement aux curés des paroisses pour qu'ils présentent les sujets « qui doivent concourir ». Les prétendus malades étaient examinés par le médecin et les chirurgiens en présence de directeurs. Les intendants faisaient un rapport à l'assemblée particulière.

3.2. L'organisation de la journée

La discipline était stricte. La cloche sonnait le réveil à cinq heures le matin. La première prière dès, cinq heures et demie, louait le Seigneur et se terminait par la lecture de l'Évangile du jour et d'un chapitre du Nouveau Testament. Les rideaux des lits des paralysés étaient tirés à cette fin. Les autres malades se mettaient à genoux « comme ils peuvent ». Après la prière, jusqu'à sept heures, c'était le moment où les chirurgiens faisaient les pansements, les sœurs vidaient les vases, retapaient les lits, habillaient les impotents. Tout cela, « en silence ». La messe était dite dans la salle à sept heures trente. Puis les malades déjeunaient. De huit heures trente à dix heures, tous ceux qui n'en étaient pas dispensés accomplissaient des ouvrages « pour la maison », toujours dans le plus grand silence. Il est à noter que c'était un incurable qui faisait les travaux de cordonnerie, car cela était moins coûteux. Certains servaient de domestiques. Certains furent renvoyés pour avoir volé du pain et des clous de bière. Pendant les heures de travail, un malade ou une sœur, « d'intervalle en intervalle » faisait une lecture publique. Puis, les litanies étaient dites en commun. À dix heures, le

[48] Extrait du registre de délibérations de l'Hôtel-Dieu de Toulouse, Tome III, page 596.

dîner était servi. Le souper était à quatre heures de la Toussaint à Pâques, à cinq heures de Pâques à la Toussaint. Si un incurable était absent, il était privé de vin les deux premières fois et chassé la troisième fois. Aux repas, on disait le Bénédicité et les Grâces. À midi, on priait publiquement le chapelet. Les malades mangeaient sur une planche déposée sur le lit ou sur une « escabelle », sans s'approcher les uns des autres. Au souper, après les Grâces, une sœur ramassait dans une corbeille le pain laissé par les malades. Après chaque repas, il y avait une récréation d'une heure. Le surplus de temps pouvait être occupé au travail accompagné de la lecture de la Vie des Saints. À ce programme religieux s'ajoutaient aussi, à trois heures et demie l'hiver, et quatre heures l'été, les litanies de la Vierge. Les dimanches, on écoutait bien sûr la grand-messe et les vêpres. Les fêtes religieuses étaient célébrées comme il se devait, avec bénédiction le soir après le sermon. Le mardi et le vendredi, les prêtres enseignaient le catéchisme. Avant le souper, les chirurgiens faisaient la contre-visite. À sept heures, les sœurs déshabillaient les malades. À huit heures, on disait les prières du soir, les épîtres et un chapitre du Nouveau Testament. À huit heures quarante-cinq, tout le monde était couché, les lumières étaient éteintes ; les incurables étaient enfermés à clé.

3.3. La religion

Nous venons de voir comment la journée était organisée autour des prières et des messes, toujours célébrées à la mémoire des bienfaiteurs. Les incurables étaient obligés de s'appeler frères et sœurs, de se confesser tous les mois et pour les fêtes, de communier régulièrement[49]. La première fois qu'ils refusaient la confession, ils étaient privés pendant un mois de sortir au-delà du premier palier. La deuxième fois, ils ne pouvaient dépasser le vestibule de leur salle et on interdisait toute visite pendant un mois[50]. La troisième fois, comme pour un refus de confession, le cas était porté devant l'assemblée générale. Habituellement, le confesseur était un chapelain de l'Hôtel-Dieu. Tout prêtre étranger devait faire une attestation de confession remise au trésorier.

---

[49] Ils devaient, comme tous les malades, se confesser dès leur réception à l'hôpital.
[50] Règlement de l'Hôtel-Dieu de Toulouse datant de 1775.

3.4. *Les vêtements*

À l'entrée à l'hôpital, le malade revêtait un costume « uniforme » changé tous les trois ans, sauf les culottes qui étaient lavées selon les besoins et inscrites sur un registre. Les robes de chambre étaient toutes d'étoffe identique et de même couleur. Le linge était marqué d'une seule et même marque. Pour les hommes étaient interdits les chapeaux, les perruques et les cravates. Aux femmes, on défendait les coiffes noires, les dentelles et le linge empesé.

3.5. *Les distractions*

Les visites étaient autorisées le dimanche et les jours de fête, de midi jusqu'aux vêpres, et des vêpres jusqu'au souper. On interdisait les jeux de hasard, qu'ils aient pour gain l'argent ou la nourriture, ainsi que les promenades dans la cour sans permission. Il était formellement défendu d'aller en ville.

3.6. *La nourriture*

Au petit déjeuner, chaque malade recevait un pain double. Pour le dîner et le souper, on donnait deux ucheaux et demi de vin mêlés à un demi d'eau[51]. Il y avait une livre grosse de mouton et une de bœuf pour huit malades pour chacun des repas. La soupe était servie au dîner. Quelquefois il y avait du rôti au souper. Les jours maigres, le vendredi, le samedi, les jours de précepte, on servait de la soupe aux herbes et aux légumes, une demi-queue de morue « pesée avant d'être trempée », un œuf, au dîner et au souper. Pendant le Carême, le dîner se composait de soupe aux herbes et d'un quart de morue auquel s'ajoutait le soir une collation faite de fruits cuits, le plus souvent des pruneaux ou de fromage.

Lorsqu'un incurable tombait malade, il changeait de salle et était traité comme les autres malades. Quand il mourait, tous ses biens, quelles que fussent ses dispositions, revenaient à l'hôpital. Malgré ces règles strictes, il y eut des abus. Des gens se firent passer pour des incurables, tant devait être grande leur misère, ce qui incita les médecins à faire deux vérifications par an pour voir si les malades étaient guéris et usurpaient de ce fait leurs places.

[51] Un ucheau = 0,39 litre.

Encadré 5 : Les places d'incurables à l'Hôtel-Dieu de Toulouse au XVIIIe siècle

Les places occupées par les incurables ont été créées par fondation de charité privée. C'est le chanoine Rudelle qui, le 26 septembre 1692, a donné à l'hôpital 20 000 livres, dont le revenu était affecté au soin de ces malades. La fondation fut approuvée par le Conseil d'État du 19 juillet 1699. Le règlement du 14 mars 1700 fixait le nombre de places à trente. Le bâtiment qui leur était destiné fut construit sur un terrain tout proche concédé par la ville. Le testament de Villespassans, prévôt de Saint-Etienne, exécuté en 1722, éleva le nombre des places à trente-six. En 1768, grâce à des dons de particuliers, on comptait quarante et une places, vingt pour les femmes et vingt et une pour les hommes, dont un ecclésiastique. Ces indications ont été relevées dans les différents règlements de 1699 à 1775. Le registre des délibérations porte une mention de la construction du bâtiment des incurables. De 1693 à janvier 1700, en réalité, cinquante incurables étaient admis, trente-trois hommes et dix-sept femmes. Le besoin se faisait sentir de leur attribuer un local particulier. Provisoirement, les hommes étaient logés dans une salle au bout du tinel des convalescents, les femmes près de l'appartement habité par les sœurs. On prévoyait de faire venir quatre religieuses pour s'occuper des nouveaux lits. L'argent nécessaire à la construction du bâtiment provenait des arriérés des rentes du clergé et des revenus des maladreries : les directeurs se renseignèrent à Paris et Lyon sur les usages nécessaires à l'entretien des incurables. Ils achetèrent onze maisons vis-à-vis de la grande salle des blessés. Enfin, l'Archevêque paya le voyage de deux sœurs envoyées de Paris. Au début du XVIIIe siècle, on mit en service le bâtiment longeant la rue Viguerie, parallèle au corps principal de l'Hôtel-Dieu, qui fut destiné aux incurables.

3.7. L'insoumission et la répression

Les règlements si contraignants entraînèrent bien sûr quelques rébellions. Les mauvaises conduites furent fréquentes. Un incurable fut renvoyé pour non-fréquentation des sacrements et ivrognerie. Les abus de vin n'étaient pas rares. Les malades allaient chercher du vin à l'extérieur et le buvaient ensemble, ce qui leur valait le cachot. Il semble que parmi les incurables, certains étaient atteints de maladie mentale non diagnostiquée. À Toulouse, un nommé Donnat fut puni pour sa « vie déréglée », on le mit au pain et à l'eau, enfermé dans sa chambre pendant un mois. S'il ne se calmait pas, on parla de le garder un an au cachot et si cela ne suffisait pas, de le renvoyer. Cet homme « reprit ses folies ». Comme les autres malades avaient peur de lui, il fut décidé de l'envoyer trois mois à La Grave et de déclarer sa place vacante. Une autre punition semble injuste, c'est celle infligée à un homme qui jouait avec des enfants et qui a « maltraité et excédé la domestique qui lui disait son tort ». Bien souvent la répression s'est exercée injustement par abus de pouvoir. L'interdiction de sortir sans la permission des semainiers, d'aller au « bouchon ou à la taverne » est souvent répétée. Les visites étaient l'occasion de brimer les malades. On ne devait servir aucun repas en présence d'étrangers. En 1765, la direction refusa à deux incurables pénitents blancs la permission d'accomplir un vœu à Notre-Dame de Garaison[52].

La vie quotidienne des incurables paraît donc bien austère. C'était à la fois une vie de couvent et de caserne. Les malades, pour la plupart infirmes, ne jouissaient d'aucune liberté. Leur plus gros défaut paraît avoir été la tendance à l'ivrognerie. Cependant, beaucoup de gens, tant leur vie était misérable, postulaient pour obtenir une place vacante. Il y eut peu d'évolution dans le traitement de ces malades tout au long du XVIIIe siècle. La direction, de parti pris, considérait qu'elle devait corriger les malades qui paraissaient indisciplinés. Les habitudes étaient tellement profondes qu'en 1764, les semainiers refusèrent un incurable apportant deux mille livres pour vivre en chambre séparée.

4. Les vénériens

Un arrêt royal ordonnait aux Hôtel-Dieu de soigner les syphilitiques. Au début, les soins étaient réservés à des femmes envoyées par les hôpitaux généraux. Ces maladies demandaient des précautions pour empêcher la contagion. Les appartements étaient séparés des autres salles. On faisait passer une visite médicale aux femmes enceintes entrantes (Encadré 6). Monsieur Dastarac était en Midi-Pyrénées médecin expert pour la vérification des vérolés. Les remèdes étaient préparés par les sœurs. La gouvernante les envoyait chercher à l'apothicairerie. Ils étaient distribués, ainsi que les bouillons, suivant leurs étiquettes. Le médecin, choisi lors de l'assemblée particulière, faisait deux visites par jour. La gouvernante et les servantes de ce quartier pouvaient être renvoyées par les commissaires. La gouvernante devait faire l'inventaire des draps, linges, meubles et effets. Elle donnait les soins aux malades des deux sexes. Elle évitait les communications entre eux. Elle plaçait les lits dans les chambres, les distribuait aux malades munis d'un billet d'entrée qu'elle attachait aux

[52] Registre des délibérations de l'Hôtel-Dieu de Toulouse, tome III, 1765.

rideaux du lit. Elle distribuait les bonnets, chemises et draps blancs, qu'elle devait nettoyer. Elle plaçait les chaises percées le soir. La notion de contagion était très présente. Le linge des vérolés était lavé séparément. On le faisait tremper et on le blanchissait. Les sœurs surveillaient cette opération. Les prêtres devaient servir aussi ces quartiers. On disait les prières matin et soir. On faisait des lectures spirituelles. La gouvernante faisait régner la discipline « de mœurs exactes ». Elle dénonçait les discordes. Elle fermait la porte aux étrangers. Le personnel était nourri et blanchi. Il recevait la même quantité de viande que les sœurs, apprêtée à la cuisine, ainsi qu'un quart de vin par jour et un pain double en plus du pain de la soupe. Il était gratifié d'un maigre salaire. Le chirurgien major ne signait les billets de sortie qu'après constat de guérison totale fait par les médecins et l'intendant de chirurgie. Les morts étaient enterrés au cimetière de l'hôpital.

Encadré 6 : Hôtel-Dieu et femmes enceintes : différends entre les hôpitaux toulousains

Il a été dit plus haut qu'à partir de 1729, l'Hôtel-Dieu avait été obligé pour obéir au roi de recevoir les filles publiques enceintes venant du quartier de force de La Grave. Cette charge était lourde en raison de l'importance de la prostitution. Les femmes provenaient de la ville ou du gardiage. Elles étaient envoyées à La Grave après condamnation. Là, elles subissaient une visite médicale. Selon les règlements passés entre les deux hôpitaux en 1735, elles ne se rendaient à l'Hôtel-Dieu pour accoucher que huit jours avant la date présumée du terme. Les logements du Quartier Neuf étaient insuffisants pour les femmes enceintes, auxquelles s'ajoutaient les nourrices avec leurs maris et leurs enfants. Les nourrices se plaignaient d'attraper les maladies vénériennes. Elles demandèrent que La Grave gardassent les femmes enceintes en échange d'une indemnité.

Il faut dire que ces maladies étaient différentes des autres. Deux catégories de malades se présentaient. C'étaient d'abord les filles publiques condamnées pour un an au quartier de force de l'Hôpital Général que l'on découvrait atteintes de syphilis et que l'on envoyait contre leur gré à l'Hôtel-Dieu. Celles-ci refusaient d'obéir aux règlements et cherchaient à s'échapper. Des commissaires furent désignés pour régler « par la voie de la douceur », l'admission des femmes vérolées. Les locaux étaient souvent en mauvais état. L'air était mauvais, les hommes et les femmes n'étaient séparés que par une porte. Ils descendaient le même escalier pour aller aux bains, ce qui créait « des accidents indécents ». À Toulouse, le logement des femmes longeait la rue où elles parlaient avec « des polissons » qui avaient arraché les grillages en fil « d'archal » (laiton). Les filles recevaient des fruits néfastes à leur santé. On sait qu'elles s'entretenaient aussi avec les garçons chirurgiens qui furent punis pour cela. D'autres malades atteints de maladies vénériennes auraient voulu venir se faire traiter à l'Hôtel-Dieu, car il était difficile et cher de se faire soigner en ville. La direction hospitalière ne l'entendait pas ainsi. Elle se plaignit de femmes de mauvaise vie assez riches pour aller se faire traiter en ville qui venaient à l'Hôtel-Dieu recevoir des soins. La déclaration royale du 26 juillet 1713 est répétée à cette occasion. La prostitution était consignée dans « une audition d'office ». Après la procédure, les femmes étaient enfermées dans une maison de force. Là, elles subissaient une pénitence. Les Hôtel-Dieu reprochaient aux Hôpitaux Généraux de leur envoyer les filles tout de suite, sans leur infliger la pénitence et de les relâcher après les soins. De même, les surveillants des maisons de force étaient accusés de recevoir pour l'argent des gens venus de « tous les pays » pour se faire traiter du mal vénérien en tant que mendiants. Les mendiants devaient être munis d'un billet de la Ville avant d'être admis à l'Hôpital Général. Exceptionnellement, la direction acceptait de recevoir des vérolés « n'ayant pas la force ni le pouvoir de se faire soigner » mais donnant un dédommagement à l'hôpital. Elle refusait fréquemment de recevoir des vénériens. Elle fit même des « représentations » au roi pour empêcher de pareils envois. Enfin, il semble que le nombre de lits ait toujours été insuffisant pour satisfaire la demande. Les directeurs se plaignaient du grand nombre de vénériens qui infectaient les enfants et les nourrices. Le problème des hommes atteints de vérole fut résolu par la tolérance. On soigna toujours les hommes syphilitiques. À Toulouse, les capitouls donnaient vingt-cinq sols pour le traitement d'un soldat.

Les hôpitaux de soins, bien qu'hostiles à l'admission des vérolés furent bien obligés de recevoir ces malades qui affluaient à leurs portes. La crainte de la contagion est sans cesse rappelée comme un fléau. Ces gens étaient-ils réellement guéris, lorsque l'on sait que la syphilis primaire et secondaire se résolvent spontanément et que la terrible syphilis tertiaire n'apparaît que des années plus tard ? Il est intéressant de noter que des femmes de mauvaise vie, assez riches pour aller se faire soigner en ville, s'arrangeaient pour être admises à l'hôpital. Les règlements interdisaient formellement tout paiement de l'acte de soin. Il faut souligner que si les règlements concernant les femmes étaient draconiens, tous les hommes atteints de syphilis furent reçus et soignés.

Aux XVIIe et XVIIIe siècles, le traitement universel était le mercure sous forme de sels. Des études savantes furent commencées à cette époque. Astruc, dans un traité, envisagea le cycle de la syphilis. Morgagni, en 1761, montra l'affinité de la maladie pour les vaisseaux. Les malades étaient nourris d'œufs, de lait et de « porrées ». Des bains tièdes étaient pris dans des baignoires que l'on entretenait avec soin. En 1781, il y avait une baignoire pour deux malades. On pratiquait des frictions avec l'onguent mercuriel. Les fâcheux résultats furent mis sur le compte de l'uniformité des traitements et on décida de tenir compte du « tempérament » de chaque malade pour adapter les soins.

5. Les autres catégories de malades

5.1. Les teigneux

Dans les Hôtel-Dieu n'étaient reçus que les teigneux de la ville et du diocèse, sur certificat de pauvreté établi par les curés de la paroisse. Ils étaient logés séparément. Ils assistaient tous les jours à la messe et au catéchisme. Ils étaient occupés à différents ouvrages. Ils faisaient des bonnets, par exemple. Un teigneux était recruté comme vacher. Le vin était défendu, sauf ordonnance des médecins. Le traitement des teigneux ne se faisait que pendant la belle saison[53] entre Pâques et Toussaint. Ils étaient soignés par des onguents.

5.2. Les scorbutiques

Ils étaient très peu nombreux. Il est dit dans les registres de l'époque que le scorbut était facile à guérir, sans donner plus de précisions. Les malades étaient logés dans une salle près du vieux quartier des prêtres. Le scorbut était considéré comme une maladie très contagieuse. Les malades ne devaient communiquer avec personne.

---

[53] Se reporter au chapitre sur les thérapeutiques.

5.3. Les soldats

Les soldats constituaient une clientèle hospitalière particulière. À Toulouse, ils furent soignés à l'Hôtel-Dieu à partir de 1747, contre indemnité[54] lorsque la ville reçut la garnison royale.

À partir de 1747, Toulouse reçut la garnison royale. L'Hôtel-Dieu était indemnisé pour les soins donnés aux soldats. En 1756, on comptait trente soldats. L'Hôtel-Dieu s'est plaint à plusieurs reprises de l'augmentation du nombre des soldats[55]. Leurs dépenses de nourriture et de remèdes étaient très élevées. En 1776, les Capitouls envoyèrent à l'Hôtel-Dieu une troupe de soldats galeux, alors qu'elle pouvait être soignée à la caserne avec une pommade fournie par l'hôpital au prix coûtant. L'Hôtel-Dieu, en conséquence, demanda cent livres aux Capitouls et décida de ne soigner que les fiévreux. C'était le prêtre des incurables qui se chargeait de l'instruction des soldats. Le problème des biens des soldats morts à l'Hôtel-Dieu a souvent été soulevé. L'Hôtel-Dieu prélevait les sommes nécessaires à leur entretien ; il s'est fréquemment disputé avec le capitaine quant au devenir des uniformes.

Les catégories de malades étaient bien définies. L'idée de la contagion était toujours présente. Les règles de vie, immuables pendant tant de siècles, entravaient totalement la liberté de chacun. Les vénériens sont à mettre à part. Les maladies sexuellement transmissibles étaient très répandues. La population aurait bien aimé que les Hôtel-Dieu soignassent tout le monde. Officiellement, ceux-ci n'acceptaient de ne donner des soins qu'aux filles de mauvaise vie. Comment expliquer, si ce n'est par la profondeur de la misère, que les pauvres se soient présentés en masse à l'annonce des places vacantes ?

Nous avons voulu mieux connaître le malade du XVIIIe siècle, celui qui, misérable, trouvait soin et refuge dans les Hôtel-Dieu.

Pour cela, nous avons établi des statistiques concernant les malades ordinaires et les incurables à partir des registres de décès. Nous avons choisi l'Hôtel-Dieu de Toulouse dont les registres de décès sont conservés aux Archives municipales. Ceux-ci étaient rédigés par le prêtre chapelain, en deux exemplaires. Les livres conservés concernent les années 1723 à 1792[56].

---

[54] L'indemnité était de huit sols par jour.

[55] En 1751 - 1764 - 1776.

[56] Malheureusement, les registres d'entrée n'ont pas été conservés.

L'étude s'étend donc sur soixante-neuf années. Les actes de décès sont rédigés à la main, d'une belle écriture. Ils sont placés les uns à la suite des autres. Ont été notés soigneusement le nom et le prénom du défunt, son état matrimonial ou filial, son métier, son lieu de naissance, son domicile, son âge au décès, ainsi que la date d'entrée à l'Hôtel-Dieu, le jour de sa mort et la date de son enterrement. Rarement, quelques mentions particulières, par exemple sur la maladie qui a causé la mort, ont été faites. Les actes sont toujours très complets et facilement lisibles. Pendant ces soixante-neuf années, on compte près de trente-deux mille actes[57].

III. Statistiques globales

Le dépouillement des actes de décès a permis de calculer le nombre de décès par année, le nombre de décès par mois, les pourcentages de décès selon le sexe et l'âge, pour toutes les tranches de population.

1. Le nombre de décès par année

Jusqu'en 1750, il y avait environ 300 décès par an. Après 1750, le nombre s'élève régulièrement car l'Hôtel-Dieu recevait de plus en plus de malades. Le nombre de décès au cours des années s'élève à chaque fois qu'il y a crise. La crise la plus importante fut celle de 1752 ; le nombre de décès fut multiplié par 5[58]. Ce fut une crise nationale de subsistance ayant comme cause la hausse du prix du blé. Le pic est suivi d'une période de calme, sous forme d'une dépression sur la courbe. De même, nous pouvons sur cette figure voir d'autres accidents qui sont concomitants de crises moins graves. Nous les résumons dans le Tableau 3.

[57] Comme nous n'avons pas pu dépouiller la totalité des actes, nous avons choisi d'en étudier un sur cinq. Les statistiques sont établies à partir de 6 379 actes et corrigées en conséquence. Pour les années 1723 à 1750, le portier a rapporté, dans la marge du registre, le nombre exact des décès de l'année. Ces nombres permettent, en les comparant avec nos évaluations, de constater que l'erreur commise en prenant un acte sur cinq est minime.

[58] Si l'on s'en tient à la définition de la crise de P. Goubert, qui est l'élévation brusque, du double, du triple ou plus, du nombre des sépultures pendant une période brève de quelques mois ou d'une année ou deux, la seule crise est celle de 1752.

Tableau 3 : Crises influençant le nombre de décès à l'Hôtel-Dieu

Années	Évènement
1728-31	
1739	Crises régionales
1741	
1747	Manque de blé, émeutes
1752	Crise de subsistance
1759-62	Inondations, grêle
1770-72	Inondations
1773	Crise de subsistance, émeutes
1782	Hausse du prix du blé, épidémie de suette
1785-86	Gelées tardives, pluie puis sécheresse
1788	Gelées, grêle
1790	Inondations
1792	Augmentation du prix du blé, chômage, manque de bois

Au total, le nombre de décès par année est un bon reflet de la situation économique et financière.

2. Le nombre de décès par mois

Ces statistiques sont établies sur la population totale, comprenant les enfants, les adultes et les vieillards. Le mouvement saisonnier de la mortalité montre un maximum en août, septembre et octobre. Le mois le plus meurtrier était le mois de septembre. Le commencement de l'automne était la période la plus dangereuse. En été et en début d'automne, les enfants mouraient parce qu'il faisait chaud, qu'ils étaient délaissés par les mères occupées au travail des champs, que le lait était de mauvaise qualité, que sévissaient les maladies gastro-intestinales. Nous notons aussi deux autres pointes, l'une en fin d'automne et hiver, novembre, décembre, janvier, l'autre en avril. Elles sont dues essentiellement à des décès d'adultes, causés l'hiver par les affections broncho-pulmonaires, la mauvaise résistance au froid et au début du printemps par le manque de céréales. Les deux mois creux étaient février et juin. En février, les plus fragiles avaient été décimés. En juin, les grandes chaleurs n'étaient pas encore arrivées.

L'étude établie sur la population totale met en évidence les nombreux décès d'enfants en été et début d'automne et à un moindre degré, les décès des gens âgés en hiver. Paradoxalement, la courbe des décès par mois en

1752 semble inversée. En effet, les mois les plus meurtriers ont été mars, avril, mai, juin et juillet. L'automne et le début de l'hiver ont été calmes. Nous savons que 1752 fut une année de crise ; les gens sont morts à cause des circonstances socio-économiques. Les lois générales que l'on a observées pendant tout le XVIIIe siècle n'ont pas joué. On peut dire que les gens ont essuyé le maximum de la crise de 1752 pendant le printemps et l'été. Pour les statistiques générales, l'écart entre chaque pourcentage et l'indice mensuel moyen est de plus ou moins 12 %. Dans le cas particulier de l'année 1752, année exceptionnelle, l'écart entre l'indice moyen et celui d'un mois s'élève jusqu'à 70 %. Au total, nous avons retrouvé pour l'Hôtel-Dieu les lois générales concernant le mouvement saisonnier des décès au XVIIIe siècle. Le cas particulier de 1752 nous montre que ces lois n'étaient plus appliquées lors des crises.

3. Le nombre de décès par sexe

Encore une fois, nous n'avons pas les registres d'entrée pour connaître le nombre exact d'hommes et de femmes enregistrés comme malades à l'Hôtel-Dieu. Sur le nombre total d'actes de décès dépouillés, nous avons trouvé 58,4 % d'hommes et 41,6 % de femmes. Les admissions d'hommes étaient plus nombreuses, mais les registres de délibérations ne donnent jamais d'indications précises sur les places libres dans les salles. Cependant, il semble normal que la mortalité des hommes ait été supérieure, si l'on pense que l'hôpital était le seul asile pour les hommes seuls, si l'on pense aux blessures du travail, à l'alcoolisme, aux blessures de guerre...

4. L'âge au décès

L'âge au décès correspond grossièrement à l'âge à l'entrée, la grosse majorité des malades mourant avant un mois et pratiquement tous bien avant l'année suivant leur admission.

L'importance de la mortalité infantile et juvénile est frappante : 15 % des décédés avaient entre 0 et 4 ans ; 13 % entre 0 et 1 an. Ces chiffres reflètent le grand nombre des abandons d'enfants de moins d'un an à l'hôpital. La plupart de ces enfants mouraient par manque de soins et d'hygiène. Par contre, le pourcentage d'enfants entre un et quatre ans est très faible, 2,15 %. Ceci peut s'expliquer par le fait que les abandons étaient beaucoup plus rares après un an et que tous les enfants fragiles avaient déjà succombé. La mortalité juvénile était, elle aussi, très importante. Les enfants entre 5 et 19 ans constituent 16 % des décès. Beaucoup de ces jeunes, anciens enfants abandonnés étaient fragilisés. 53 % des décès avaient lieu entre 2 et 64 ans. La durée de vie ne dépassait pas 40-45 ans en 1700 et 50-60 ans en 1750[59]. 16 % du total étaient composés de gens âgés de plus de 65 ans ; il est certain que de nos jours, ce pourcentage dans les hôpitaux est beaucoup plus élevé. Les personnes âgées de 80 à 84 ans composaient dans ce groupe 4 % du total ; peut-être que beaucoup de vieillards, si âgés qu'ils ne connaissaient plus leur âge, se voyaient attribuer 80 ans.

4.1. Les lieux de naissance

La très grande majorité des malades étaient nés dans une paroisse toulousaine ou dans le diocèse de Toulouse (60 %). Les autres venaient d'un autre diocèse. Le Gers, l'Ariège, le Tarn fournirent le plus grand nombre d'hospitalisés. Seulement 1 % étaient des étrangers, venus à Toulouse au hasard des guerres et des aventures.

Les gens nés à Toulouse même étaient 20 %. Les paroisses les plus fréquentées étaient, par ordre d'importance, Saint-Etienne, Saint-Nicolas, Saint-Michel, Saint-Sernin, La Dalbade, La Daurade. Très peu de malades étaient nés au Taur, à Saint-Pierre ou à Saint-Cyprien. Les paroisses riches, à part Saint-Etienne, telles que Daurade, Dalbade, Taur ont fourni moins de malades que les paroisses pauvres St-Nicolas, St-Sernin, St-Michel, St-Pierre.

4.2. Les lieux d'habitation

Par rapport aux lieux de naissance, le tableau est complètement différent. Trois faits sont frappants. Tout d'abord, la plus grande partie des malades, 31 %, habitaient Toulouse contre 20 % de lieux de naissance, ce qui montre que les immigrants s'y sont fixés. Les diocèses français autres que Toulouse n'occupaient qu'une faible place, 1 %. Par contre, les gens habitant La Grave pour longtemps ou réfugiés là pour un certain temps étaient 18 %. C'étaient des mendiants ou des gens enfermés au quartier de force et venus se faire soigner à l'Hôtel-Dieu. Au total, l'homme décédé à l'Hôtel-Dieu est né en dehors de la ville, a immigré à Toulouse et souvent, très pauvre, a trouvé un toit à La Grave. Enfin, 1,8 % des gens étaient logés chez des particuliers et n'avaient pas de domicile personnel.

---

[59] D'après P. Guillaume et J.-P. Poussou (1970), *Démographie historique*, Armand Colin, Paris.

4.3. *Les changements de lieux de naissance – lieux d'habitation*

La plus grande partie des gens sont venus vers les paroisses de Toulouse et nous notons, comme nous l'avons dit plus haut, l'afflux important de gens défavorisés vers l'asile que constituait La Grave. Comment expliquer cette immigration ? Les immigrants étaient des ruraux qui abandonnaient la campagne lors des périodes de crise. Les personnes installées sur les bonnes terres ne les quittaient qu'en cas de crises graves. Il existait aussi une immigration continue qui dépeuplait les montagnes au profit de la ville. Beaucoup de ces gens, sans abri, sans ressources, devenaient mendiants. Des ordonnances successives, en 1754, en 1777, ont été établies pour chasser les mendiants de la ville. Ceux-ci se trouvaient souvent enfermés à La Grave. Malades, dénutris, ils devenaient alors les clients de l'Hôtel-Dieu. Les immigrants français venaient principalement des deux diocèses les plus voisins Lombez et Rieux, puis d'Auch, du pays de Cominges, Montauban, Albi, Couzerans, Cahors, Pamiers. Apparaissent deux axes d'immigration, les montagnes du Massif Central et des Pyrénées. Nous trouvons ensuite Rodez, Lavaur, Lectoure, Mirepoix, Castres, Agen, St-Flour, St-Papoul. Enfin, les grandes villes de Paris et Bordeaux apportaient quelques immigrants. Au total, l'immigration qui a entraîné l'arrivée à Toulouse de gens fatigués, démunis de tout, destinés à la mendicité a fourni à l'Hôtel-Dieu la plus grande partie de son contingent.

4.4. *La profession des malades décédés entre 1723 et 1792*

L'énumération des métiers pratiqués par les gens décédés à l'Hôtel-Dieu est fort longue. En ce qui concerne les hommes, les classes de la bourgeoisie et de la noblesse n'étaient pas représentées. 44 % des hommes travaillaient la terre, mais la grande majorité de ceux-ci ne possédaient pas de fermes et louaient leurs bras. Venaient ensuite en grand nombre les artisans. Les petits métiers de la rue, aujourd'hui disparus, tenaient eux aussi une grande place. 14 % des hommes les pratiquaient. Les ouvriers, surtout les garçons et les apprentis étaient nombreux, 19 % du total. Enfin, les domestiques aux occupations diverses représentaient 11 % de la population masculine. Remarquons le nombre important de soldats, 11 % qui, pour la plupart, étaient des hommes de troupe, et le fort pourcentage de mendiants. Nous avons dit plus haut que beaucoup d'immigrés étaient démunis de tout et réduits à la mendicité. Les hommes de religion et les gens qui avaient fait des études ne représentaient pas 3 % de la population active. Pour la petite histoire, il a été fait mention à plusieurs reprises, comme pour les femmes, de l'état matrimonial semblant tenir lieu de métier ! En fait, la population masculine de l'Hôtel-Dieu appartenait au petit peuple. La majorité de ces hommes, sans biens personnels, louaient leurs bras à la campagne, étaient apprentis ou domestiques à la ville. Les autres possédaient un petit atelier ou le matériel nécessaire au commerce des rues. Certains, les plus malades ou les plus paresseux, vivaient de la charité publique. Enfin, les soldats et les matelots, blessés ou fiévreux, venaient se faire soigner à l'Hôtel-Dieu. Parmi tous les morts comptabilisés, il n'y a pas un seul noble, seulement trois bourgeois et les quelques religieux qui ont exercé leur sacerdoce à l'hôpital. Au total, l'hôpital était bien le seul refuge et le dernier abri pour les défavorisés.

En ce qui concerne les femmes, nous avons beaucoup moins de renseignements. Les registres donnent fortement à penser, cependant, que ce qui importait était leur état matrimonial. En effet, à la place de la profession, peut-on lire la mention « épouse ou veuve », suivie de la profession du mari, pour 85 % d'entre elles. Nous avons comptabilisé beaucoup plus de veuves que d'épouses. Les hommes mouraient plus jeunes que leurs épouses, d'une part, et d'autre part les veuves, isolées, avaient plus souvent besoin de l'aide de l'hôpital. Les autres professions féminines, négligeables, se partageaient entre la domesticité, la mendicité et le petit métier ambulant ; les seules femmes qualifiées étaient blanchisseuses ou raccommodeuses. Au total, c'est le petit peuple que nous avons rencontré à l'Hôtel-Dieu où il est venu achever sa dure vie.

4.5. Le temps passé à l'Hôtel-Dieu par les malades âgés de plus d'un an jusqu'à leur décès

Les statistiques sont très parlantes. Seulement 1,7 % des malades mouraient le jour de leur admission. Il s'agissait des gens amenés à l'hôpital en urgence, pour des accidents, des accidents vasculaires cérébraux, des infarctus du myocarde... Cela est quelquefois mentionné dans le registre « malade mourant n'ayant pu parler ». 30 % des malades mouraient dans la semaine suivant leur entrée. C'étaient les gens atteints de maladies graves, en évolution depuis un certain temps. 50 % étaient morts dans les quinze jours, 72,7 % avant un mois, 94,4 % avant 3 mois et 99,1 % avant 6 mois. Nous ne connaissons pas la proportion de gens guéris, mais ces statistiques formelles montrent bien qu'étaient hospitalisés des gens vraiment malades et que, dans ce sens, la distinction entre le malade ordinaire et l'incurable était juste. Donc, en moyenne, le malade hospitalisé à l'Hôtel-Dieu, s'il ne guérissait pas, mourait entre huit et quinze jours après son admission.

IV. Statistiques propres aux incurables

Ils étaient peu nombreux. Les hommes semblent avoir eu un taux de mortalité supérieur aux femmes. La situation sociale était à peu près la même que celle du malade ordinaire. La plupart venaient de Toulouse ou de son diocèse. Lors du postulat au poste vacant, tous les âges étaient représentés, avec deux groupes d'âge majoritaires, entre vingt et vingt-neuf ans et entre soixante et soixante-neuf ans. Le temps qu'ils passaient à l'Hôtel-Dieu était souvent très long. Seulement 20 % étaient morts avant six mois. 60 % mouraient entre un et douze ans après leur admission. À quelques cas près, la distinction avec le malade ordinaire était exacte.

1. Profession des incurables

Généralement, les femmes n'avaient pas de métier. Elles étaient plus souvent veuves qu'épouses. Si elles travaillaient, c'étaient des domestiques. Les hommes louaient leurs bras à la campagne, étaient apprentis ou employés par des maîtres. Plus rarement, c'étaient des artisans ou des petits commerçants tenant boutique. Socialement, c'étaient les mêmes femmes et les mêmes hommes que les malades ordinaires. La notion d'incurable ne se définissait donc que médicalement.

2. Lieux de naissance

Les statistiques sont différentes des statistiques concernant les malades. Les incurables étaient nés, pour 50 %, dans les paroisses toulousaines, à Saint-Etienne, La Daurade, Saint-Michel pour la grande majorité. Beaucoup moins d'incurables étaient natifs de Saint-Sernin, la Dalbade ou Saint-Nicolas. 26 % provenaient du diocèse de Toulouse. Enfin, 21 % étaient des immigrés, pourcentage beaucoup moins élevé que celui des malades ordinaires. Au total, la majorité des incurables avaient pour lieux de naissance Toulouse ou son diocèse, moins du quart n'étaient pas toulousains.

3. Lieux d'habitation

Beaucoup de lieux d'habitation n'ont pas été mentionnés. D'après les résultats trouvés, il apparaît que la plupart des incurables habitaient une paroisse toulousaine, en particulier Saint-Etienne, Saint-Nicolas qui venait en second, alors qu'elle était très loin comme lieu de naissance, la Daurade et la Dalbade. Le diocèse de Toulouse et les autres villes françaises ne représentaient que 7 % des lieux d'habitation des incurables. Il semble que la majorité des incurables soient nés puis aient résidé dans une paroisse toulousaine. Les autres, natifs du diocèse de Toulouse ou d'une ville française, sont venus grossir le nombre des immigrés.

4. L'âge des incurables à l'entrée à l'Hôtel-Dieu

Ce point nous paraît particulièrement important pour connaître l'incurable. La maladie que l'on considérait au XVIIIe siècle comme incurable, les écrits ne l'ont jamais définie pour nous. Nous pensons qu'il s'agissait des impotences accidentelles, des infirmités plutôt que des affections comme le cancer. Tous les âges étaient représentés lors de la postulance au poste vacant d'incurable. Nous sommes étonnés qu'il y ait eu près de 10 % de postulants de moins de vingt ans et autant de jeunes entre vingt et vingt-neuf ans. A côté de ces 20 % de jeunes, les gens âgés de cinquante à soixante-dix-neuf ans totalisaient 83,7 % des entrées. Le groupe soixante à soixante-neuf ans était le plus important, puis les soixante-dix – soixante-dix-neuf ans, enfin les cinquante – cinquante-neuf ans ; ce sont trois groupes très âgés si l'on considère qu'au XVIIIe siècle l'espérance de vie était inférieure à soixante ans. Paradoxalement, les groupes d'âge trente à quarante-neuf ans fournissaient moins de 5 % des incurables. Devant ces résultats, il est difficile de définir les maladies en cause. Il y avait deux groupes bien distincts, les jeunes de moins de trente ans qui devaient être atteints d'infirmités, de paralysies survenues le plus souvent accidentellement, et les gens ayant dépassé la cinquantaine qui avaient déjà l'âge moyen auquel la population du XVIIIe siècle mourait et que l'on considérait comme inguérissables[60].

5. Le temps passé à l'hôpital par les incurables

Les quelques données recueillies à partir des actes de décès peuvent compléter ces réflexions. Cependant, il est dommage de ne pas savoir si des incurables sortaient guéris de l'Hôtel-Dieu ! Ces statistiques sont très différentes de celles concernant les malades ordinaires. Nous avons vu que ceux-ci mouraient en moyenne quinze jours après leur admission, que

[60] Extrait du registre des délibérations de l'Hôtel-Dieu de Toulouse Tome III 1749 : « On reçoit des paralytiques incurables de très loin ».

94,4 % étaient morts avant 3 mois et 99,1 % avant 6 mois. Les incurables, les médecins ne s'étaient pas trompés sur leurs cas, séjournaient beaucoup plus longtemps à l'Hôtel-Dieu. Seulement 11,2 % étaient morts avant 3 mois et 19,32 avant 6 mois. 29 % mouraient dans l'année suivant leur admission. Par contre 59,6 % mouraient entre un et douze ans et 11,2 % entre 12 et 53 ans. Donc, un incurable restait en moyenne plusieurs années à l'Hôtel-Dieu. La séparation entre malade ordinaire et incurable devait être juste, à quelques cas près. Les incurables étaient des malades particuliers qui n'obéissaient pas aux lois démographiques régissant l'ensemble de la population des malades.

V. Mentions particulières

Sur les registres de décès, quelques mentions diverses donnent des indications sur les maladies ou l'état des malades. Le chapelain a cru bon d'inscrire les personnes non instruites ou mourantes ; nous avons compté quatre actes consacrés à des gens qui n'ont su leur nom, deux actes à des personnes ne sachant leur lieu de naissance et leur âge. Un homme, seulement trois jours avant de mourir, a reconnu être suisse. Enfin, un acte a été annulé, car le malade n'était pas réellement mort. Voici quelles sont les mentions de maladies : scorbut, hydropisie, rhumatisme, fièvre, blessé, teigne, maladie de la pierre, puis deux mentions insolites : mulâtre et moribond.

Pour les femmes, nous avons compté quatre muettes et une innocente, « ces états ne pouvant être qualifiés d'incurables » et quatre mortes en couches. Cependant, ces détails nous laissent désappointés car ils sont fragmentaires. Nous aurions aimé avoir pour chaque acte de décès le diagnostic de l'époque, mais cela eût été bien difficile à exiger.

En conclusion de ce chapitre consacré à l'étude des malades, nous sommes à la fois déçus de n'avoir pas pu approfondir la connaissance de la maladie et satisfaits parce que nous avons découvert un peu de la personnalité du malade. Nous avons vu combien la discipline de l'hôpital était dure, et pourtant combien ces misérables désiraient la subir, tant était grande leur souffrance. Grâce à l'étude démographique, nous pouvons nous hasarder à dire qui était ce malade. Le malade ordinaire était un homme séjournant dans une paroisse toulousaine, mais descendu des montagnes, pour trouver du travail à la ville. Cet immigré était garçon ou domestique, louait ses bras ou était marchand ambulant. S'il avait réussi, c'était un petit artisan ou un commerçant ; s'il avait manqué de force, c'était un mendiant. Lorsqu'il tombait malade vers 40-50 ans, il était transporté à l'hôpital. Si la médecine était impuissante et le mal trop grave, il mourait dans les quinze jours. Tel est le portrait du malade de l'Hôtel-Dieu de Toulouse au XVIIIe siècle. Mais, en période de crise, ce profil change. L'épidémie causant la mort frappait indifféremment ; ces statistiques ne sont plus valables. L'incurable, lui, était un malade particulier. Devant postuler, soumis à un régime à la fois de caserne et de couvent, il faisait partie de la minorité de malades qui restaient à l'Hôtel-Dieu comme les domestiques et tout le personnel. Ce sont les malades que nous avons essayé de faire revivre, qui, même s'ils étaient sous l'autorité de la direction, ont fait l'Hôtel-Dieu tel qu'il apparaît au XVIIIe siècle.

Chapitre 3 : MEDECINE ET CHIRURGIE

C'était une époque où l'esprit primait sur le corps. À l'hôpital, par le secours, par la prière, l'homme malade recevait autant de soins que par les médicaments. Les maladies étaient mal connues. Les médecins se bornaient à assembler des symptômes disparates. Les théories mécanistes qui comparaient l'être humain à un cosmos, les théories vitalistes, le dualisme cartésien, les systèmes chimiques s'affrontaient. L'unanimité des traitements se faisait le plus souvent autour de la purge et de la saignée. Comme Molière dans *Le malade imaginaire*, nous pouvons dire qu'à l'Hôtel-Dieu au XVIIIe siècle, les médecins se firent un plaisir de :

Clysterium donare
Postea seignare
Ensuitta purgare

I. La médecine au XVIIIe siècle

Le XVIIIe siècle vit croître l'intérêt du public cultivé pour la médecine. La considération du médecin était elle aussi grandissante. Cependant, le conservatisme était de rigueur. Les docteurs de l'école de médecine de Paris étaient les gardiens de la vraie médecine hippocratique. On ne note pas d'évolution spectaculaire pendant le XVIIIe siècle. La diffusion des idées, la création de nombreux ouvrages populaires ont permis d'unifier les méthodes de traitement. Dès 1680 et 1693, l'usage est d'envoyer des remèdes aux administrateurs des hôpitaux du royaume, ainsi qu'aux archevêques et aux curés. Les remèdes du roi étaient expédiés dans tous les hôpitaux de province pour soigner les principales maladies : fièvres inflammatoires ou intermittentes, fluxions de poitrine, hydropisie, maux d'intestin, catarrhes, rhumatismes, fluxions des yeux. Dans la deuxième moitié du siècle, grâce à l'initiative royale, une réglementation des remèdes fut établie. En 1772, une commission royale de médecine fut chargée de l'examen des drogues. Anne Robert Jacques Turgot (1727-1781) augmenta le nombre des boîtes envoyées aux intendants, il réglementa les remèdes secrets, il établit une commission chargée de correspondre avec la province au sujet des épidémies. En 1776, fut fondée la Société royale de médecine. Elle était chargée d'examiner les remèdes secrets, de surveiller les eaux minérales, d'assurer la police sanitaire et d'étudier les épidémies. Ses fondateurs furent Joseph François Hurie de Lassone (1717-1788) et Félix Vicq d'Azyr (1748-1794).

Jacques Necker (1732-1804) s'occupa d'améliorer la vie de l'hôpital. En 1871, une inspection permanente des hôpitaux fut créée. Le commissaire du roi vint visiter les hôpitaux du Languedoc en 1788.

1. Les hôpitaux militaires

Depuis 1627, les soldats pouvaient être soignés dans les hôpitaux civils. Le roi remboursait les journées. Par un édit de 1708, un corps permanent d'officiers de santé fut créé[61]. À partir de 1744, la solde des soldats hospitalisés fut payée à l'hôpital sur l'extraordinaire des guerres. Le prix de journée était d'environ 10 sols.

2. Les épidémies

Dès le XVIIe siècle, le Premier médecin du roi contrôlait les provinces où il était représenté par ses lieutenants. Sa charge était achetée et héréditaire jusqu'en 1702, puis il fut nommé par le roi. Turgot a mené la lutte contre les épidémies entre 1774 et 1776. En 1786, un arrêt du Conseil d'État rappelait que la Société royale de médecine était chargée des maladies épidémiques[62].

3. Les maladies

Nous citerons tout d'abord les maladies vénériennes. La syphilis ou grande vérole était mal distinguée de la blennorragie et du chancre mou ; étaient fréquents la variole, la phtisie, les fièvres, les typhus, la dysenterie, la diphtérie[63], la typhoïde[64], la grippe, la scarlatine, la coqueluche[65], les maladies éruptives[66]. Les registres mentionnent les scorbutiques et les teigneux. Il y avait les incurables souffrant le plus souvent d'infirmités ou de paralysies. Les malades atteints de la pierre étaient opérés en ville ou à l'hôpital par des lithotomistes.

---

[61] Le 17 janvier 1708.

[62] La dernière peste remonte à 1652-53. La lèpre a disparu depuis 1695. La première épidémie de variole a eu lieu en 1801. Le choléra n'apparaît qu'au XIXe siècle.

[63] La diphtérie a été décrite par Pierre Bretonneau (1778-1862) en 1818.

[64] La typhoïde a été décrite par Jean-Baptiste Morgagni (1682-1771) en 1761.

[65] La scarlatine et la coqueluche ont été décrites par Thomas Sydenham (1624-1689). La scarlatine était la fièvre pourprée épidémique.

[66] La rougeole était la fièvre morbilleuse.

4. Les traitements

Rappelons tout d'abord quelques méthodes de diagnostic courant. Les pulsations étaient comptées au XVIIIe siècle. On prenait le pouls capital, pectoral, intestinal, nasal, stomacal... En 1707, a été conçue la première montre à compter le pouls[67]. Les urines étaient regardées. Ce n'est qu'en 1776 que Matthew Dobson (1745-1784) tira le sucre des urines de diabétiques ; plus tard furent extraits les phosphates et les urates. Les premiers dosages ne furent exécutés qu'au XIXe siècle. Le thermomètre à mercure de Fahrenheit date de 1724. La percussion immédiate a été mise au point par Léopold Auenbrugger (1722-1809) et Jean-Nicolas Corvisart (1755-1802) ; l'auscultation ne sera utilisée que plus tard par René Laennec (1781-1826). Le spéculum connu à Rome n'a pas été utilisé entre le XVIe et le XIXe siècle. Les moyens de diagnostic étaient donc très réduits. Les médecins faisaient appel à leurs théories, leurs sens et leur expérience. Jusqu'au début du XIXe siècle, on soignait par une « thérapeutique évacuante ». On pratiquait :

- la saignée : selon les principes de Jean Riolan (1539-1605), Thomas Willis (1621-1675) et surtout Guy Patin (1601-1672). Elle était révulsive si elle était faite du côté malade, dérivative quand elle était faite du côté opposé. La saignée a causé de nombreux dommages aux pauvres malades.

- le lavement : au XVIIIe siècle, on ajoutait des substances médicamenteuses. Thomas Sydenham utilisait du petit lait pour soigner la dysenterie.

- la purge : Les purgations se faisaient régulièrement. Les plantes purgatives ne manquaient pas, l'ellébore noir, la coloquinte, la scammonée, la casse, la manne, le séné, l'aloès, la rhubarbe.

- le vomitif : les émétisants ont été utilisés fréquemment. L'ipéca a été introduit à la fin du XVIIIe siècle pour le traitement de la dysenterie.

- la sudation.

Beaucoup de grands médicaments actuels étaient connus. On utilisait surtout les plantes. Ce sont elles, d'ailleurs, qui fournissent encore beaucoup de principes actifs de nos médicaments. Les opiacés étaient donnés en tant que

[67] Inventée par John Floyer (1649-1734).

somnifères. Le pavot était utilisé pour faire dormir les enfants. L'opium entrait avec soixante-treize substances dans la thériaque[68]. L'huile de ricin était d'emploi courant. Les nouvelles plantes qui connaissent jusqu'à nos jours un grand succès étaient la scille, qui sous forme d'oxymel scillitique était utilisée comme diurétique, l'aconit, le colchique présenté sous forme de gouttes, la digitale entrée dans les thérapeutiques en 1785, la noix vomique. La jusquiame appelée « fève aux cochons », « mort aux poules », sous forme de liniments sédatifs, guérissait la teigne et les engelures. La belladone ou « herbe aux sorciers », « herbe empoisonnée », « morelle furieuse », traitait l'épilepsie, les maladies nerveuses mais aussi la rage et le cancer. Les médicaments chimiques n'étaient pas laissés de côté. Le mercure était très utilisé pour le traitement des maladies vénériennes. Le bismuth, à la fin du siècle, soignait les douleurs gastriques. L'arsenic, sous forme de liqueur de Fowler en 1786, devait guérir les fièvres intermittentes, les migraines, les affections respiratoires et les cancers. Les « pâles couleurs » ou chloroses étaient traitées par la limaille de fer. Citons encore l'antimoine et le soufre. L'hydrothérapie a subi une impulsion au XVIIIe siècle sous l'influence de Friedrich Hoffmann (1660-1742) et de Théophile de Bordeu (1722-1776)[69]. L'Hôtel-Dieu envoyait fréquemment ses malades aux eaux. Enfin, les transfusions et les injections étaient interdites[70].

Au total, la médecine utilisait empiriquement des herbes et des produits chimiques qui ont montré par la suite qu'ils avaient une réelle valeur. En dehors de ces médicaments, l'usage autorisait l'emploi de beaucoup de substances surprenantes comme l'urine de vache « eau des mille fleurs », le bouillon de vipère, la fiente d'oie ayant mangé de l'herbe au printemps.

5. Les ouvrages

Les ouvrages ont été très nombreux et très diffusés. En 1697, a paru la Pharmacopée Universelle de N. Lémery[71]. Les savants correspondaient entre eux, se communiquaient les résultats de leurs recherches[72]. En 1665, parut la première revue scientifique « Le journal des Sçavans ». En 1679, Nicolas de

[68] La thériaque est restée dans la pharmacopée française jusqu'en 1937.
[69] Théophile de Bordeu est le père du thermalisme pyrénéen.
[70] Anel, chirurgien-major des armées de Louis XIV, inventa la première seringue en 1713.
[71] Lémery (Nicolas), 1645-1715, médecin et chimiste qui s'est particulièrement occupé des sels d'extraits végétaux, des poisons, de l'antimoine.
[72] Les diplômes n'étaient valables que pour la faculté où ils avaient été délivrés.

Blégny, chirurgien du roi rédigeait le « Journal des nouvelles découvertes sur toutes les parties de la médecine ». De 1695 à 1709, tous les mois, Claude Brunet faisait éditer « le progrès de la médecine ». En 1754, « Le journal de médecine, chirurgie, pharmacie » était créé. Le livre de médecine était très bien accueilli au XVIIIe siècle. Le ministère adressait aux intendants des ouvrages permettant d'unifier les traitements. Ils concernaient en 1775 les accouchements, en 1781 le traitement de la rage, puis les maladies vénériennes, la gale, les eaux minérales, la fièvre puerpérale, la variole. Les ouvrages de vulgarisation étaient très populaires : le « Traité des maladies les plus fréquentes » d'Helvetius, « La médecine, la chirurgie et la pharmacie des pauvres » de Philippe Hecquet (1661-1737), « Les Instructions importantes au peuple sur les maladies chroniques » de Philippe Fermin (vers 1720-vers 1790).

Les ouvrages spécialisés ne se comptaient pas. En 1749, Jean-Baptiste Sénac (1693-1770) rédigea le « Traité de la structure du cœur ». Le grand Antoine Lavoisier né en 1743 et guillotiné en 1794 a mis en place les bases de la physiologie respiratoire. Toutes les grandes personnalités du siècle ont publié : Jean Astruc (1684-1766) qui a étudié la physiologie des réflexes, Albrecht Von Haller (1708-1777), Luigi Galvani (1737-1798), Marie François Xavier Bichat (1771-1802) le grand anatomiste, Jean-Baptiste Morgagni (1682-1771)... Les bases de l'homéopathie ont été posées en 1790 par Samuel Hahnemann (1755-1843) qui avait découvert « la loi de la similitude ».

La médecine au XVIIIe siècle présentait de nombreuses lacunes. Il était difficile de faire un diagnostic sans les méthodes courantes employées aujourd'hui. Le thermomètre[73], par exemple, n'a été utilisé couramment qu'au milieu du XIXe siècle. À côté des plantes et des produits chimiques qui avaient une réelle valeur curative, la médecine empirique tenait une grande place. Cependant, les grandes découvertes de la médecine n'étaient pas loin. Les idées nouvelles étaient dans l'air, prêtes à surgir. Les essais

[73] Le premier thermomètre à alcool, a été inventé à Florence en 1654 par le grand-duc de Toscane. En 1717, Gabriel Fahrenheit (1686-1736) remplace l'alcool par du mercure. Anders Celsius (1701-1744) construisit un thermomètre à mercure qui marquait 100° au point de congélation et 0° au point d'ébullition de l'eau. Carl Von Linné (1707-1778) inversa l'échelle de Celsius. Jean-Pierre Christin (1683-1755) présenta à l'académie des Beaux-Arts de Lyon un thermomètre à mercure à l'échelle centésimale ascendante.

d'uniformisation, l'internationalisation ont montré l'intérêt que portait la population tout entière à la médecine.

II. La chirurgie au XVIIIe siècle

En 1792, Kurt Sprengel (1766-1833) dans son *Essai d'histoire pragmatique de la médecine* écrit : « *La chirurgie représente la plus ancienne des thérapeutiques* ». Le chirurgien acquiert sa renommée ; il est enfin séparé des barbiers et des dentistes. Le destin du chirurgien a en effet longtemps été lié à celui des barbiers. L'édit de 1656 les réunissait dans une même corporation. Au début du XVIIIe siècle, les chirurgiens durent promettre « de porter honneur et révérence aux Docteurs de la même faculté comme les écoliers sont tenus de le faire ». Depuis 1699, la chirurgie appartenait au groupe des arts libéraux. Les membres de cette profession s'organisaient et revendiquaient leur autonomie. En 1723, François Gigot de Lapeyronie (1678-1747), le Premier chirurgien de Louis XV, créa une Faculté de chirurgie. En 1724, un édit royal réorganisa le collège de Saint-Côme[74]. Dans chaque ville, le lieutenant du Premier chirurgien du roi était chargé d'appliquer les règlements professionnels. En 1731, fut fondée l'Académie de chirurgie. 1743 fut une grande date. Les chirurgiens furent enfin séparés de la corporation des barbiers. Ils étaient nommés « maîtres des arts » après avoir passé une thèse. En 1756, un arrêt du Conseil accorda aux maîtres de chirurgie les « honneurs, distinctions et privilèges des villes, interdisant de les comprendre dans les rôles des arts et métiers et d'assujettir leurs élèves à la milice ». Il fallut rappeler en 1760 aux barbiers-perruquiers l'interdiction d'entrer dans les écoles de chirurgie.

Les opérations que pratiquaient couramment les chirurgiens étaient les réductions de fractures, les amputations, les trépanations, les ablations d'anévrysmes, les cures de hernies. Parallèlement, les lithotomistes étaient spécialisés dans l'opération de la taille. On considère qu'au XVIIIe siècle, la meilleure chirurgie était française. L'éther était connu, mais l'usage des anesthésiques ne s'est répandu qu'au XIXe siècle. Les grands noms de la chirurgie ont été Pierre-Joseph Desault (1744-1795) spécialisé en anatomie chirurgicale, Antoine Louis (1728-1792), Jacques Ténon (1724-1816).

---

[74] Saint-Côme, fêté le 27 septembre est le patron des chirurgiens.

III. L'obstétrique au XVIIIe siècle

La méconnaissance de la physiologie de l'accouchement et le manque d'hygiène, la foison d'accoucheuses sans talent, les tabous religieux rendaient cette période fort périlleuse pour les femmes et les nouveau-nés. Le XVIIIe siècle fit quelques progrès dans la pratique et l'enseignement de l'obstétrique. Le premier forceps fut utilisé en 1720, amélioré plus tard par la courbure pelvienne. Pour pallier au manque de compétence des accoucheuses, des cours étaient organisés, cours publics le plus souvent. François Mauriceau (1637-1709) a créé la première maternité. Jean-Louis Baudelocque (1745-1810) a publié « L'art des accouchements » et donné des instructions succinctes aux sages-femmes de province[75]. Outre ces deux spécialistes, les meilleurs accoucheurs ont été Salayres de Renhac à Montpellier et Antoine Levret (1730-1784). Malgré les progrès techniques, la thérapeutique avait peu progressé. Pour traiter les accidents des accouchements, on utilisait encore l'angélique, la verveine, le cyclamen, la pivoine, le pied d'alouette, la fiente d'oie, l'abeille vivante dans un linge appliqué sur le ventre.

Au total, peu de progrès dans la technique et la thérapeutique médicale ont été faits. Cependant, par les idées, les hommes de l'art étaient en marche vers une médecine et une chirurgie modernes.

IV. Les traitements

1. Les remèdes d'Helvétius et la thériaque

1.1. Les boîtes d'Helvétius

Le médecin Jean-Claude-Adrien Helvétius (1685-1755) avait imaginé en 1700 d'envoyer dans toutes les campagnes des boîtes contenant les remèdes courants, par l'intermédiaire des intendants. Par les arrêts du Conseil d'État de 1721 et 1722, le roi confirma ces envois aux « sœurs grises, chirurgiens et autres personnes intelligentes, dans les villes, bourgs, villages et leurs départements ». Ces remèdes étaient rangés en petites quantités dans des boîtes facilement transportables. Ils devaient être tenus « en lieu sec et frais et bien enveloppés ».

---

[75] Baudelocque (Jean-Louis) 1746 – 1810, membre de l'Académie Royale de chirurgie crée la maternité de Port-Royal et son école de sages-femmes.

Chaque sorte de remède était étiquetée et accompagnée de plusieurs mémoires instructifs pour guider le distributeur et les malades. Les doses étaient marquées selon « âge, forces, tempérament ». Il était recommandé de se conformer aux prescriptions. Ces boîtes étaient accompagnées de balances et de poids de cuivre. Lorsqu'un poids était perdu, on se servait de gros grains de blé ou d'orge pour diviser les remèdes. Il y avait aussi des fioles et des petits pots vides pour les essences et les opiacés. Ces boîtes, au nombre de neuf, étaient distribuées aux sœurs grises et hôpitaux de province. À l'hôpital, les boîtes étaient divisées en paquets. Les remèdes étaient placés séparément dans un papier qui portait une étiquette accompagnée du mode d'emploi. Des feuilles d'instruction abrégées étaient données avec les remèdes. La quantité de drogues était variable suivant les saisons, les villes et les épidémies. Si l'on jugeait que les remèdes d'une dixième boîte pouvaient être utiles, on les envoyait. Les remèdes les plus consommés étaient remplacés plus rapidement. Le sieur Helvétius était aussi compétent pour soigner les maladies contagieuses et enrayer les épidémies. Le contenu de ces boîtes indique donc les remèdes utilisés dans les Hôtel-Dieu. On trouvait dans les neuf boîtes :

- Poudre vomitive pour le commencement des maladies où les vomitifs étaient indiqués.
- Pilules purgatives universelles pour les fièvres continues, malignes, ardentes, pourpreuses.
- Pilules hydragogues purgatives pour les hydropiques, les enflures, les bouffissures.
- Poudre spécifique d'ipécacuana pour les maux de ventre, les dysenteries, les flux de sang.
- Poudre de corail anodine pour les coliques bilieuses, les douleurs néphrétiques et dysenteries.
- Pâte sudorifique pour les pleurésies et les fausses pleurésies et partout où il s'agissait de provoquer la sueur.
- Or potable pour les apoplexies séreuses, léthargies, fièvres malignes et pestilentielles.
- Élixir thériacal pour la petite vérole et la rougeole.

- Quintessence d'absinthe, stomachique pour les vomissements, dégoûts, langueurs et faiblesses.
- Boule médicamenteuse contre les plaies, chutes et contusions.
- Pierre bleue pour l'inflammation des yeux.

Il fallait réclamer la dixième boîte pour obtenir les remèdes suivants :

- Alkermès ou poudre aurifique pour les pleurésies et fluxions de poitrine.
- Lilium de Paracelse, cordial contre l'épuisement excessif.
- Thériaque.
- Confection d'Iacinthe.
- Quinquina.
- Baume de Parerabrava, diurétique dans les maladies des reins et de la vessie.
- Poudre corrective universelle pour les pâles couleurs et les jaunisses.
- Poudre rouge fondante pour les rhumatismes, sciatiques et dartres.
- Herbes vulnéraires de Suisse contre les blessures et les chutes.
- Herbes amères contre les vomissements et les maladies de l'estomac.
- Baume vert de Metz contre les plaies, les abcès, les ulcères et les blessures de tête.
- Onguent de Nuremberg, contre les plaies, les panaris, les brûlures et les engelures.

Telle était toute la thérapeutique de l'époque, qui selon Helvétius, pouvait guérir toutes les maladies.

1.2. La thériaque[76]

Il nous faut dire quelques mots de la composition de cette thériaque, médicament universel et guérissant tout. Nous avons choisi celle de trois marchands apothicaires jurés de Toulouse qui, s'étant plaints de la

[76] La composition de la thériaque faite publiquement le 23 avril 1689 par J.-L. Rigaud, B. Barthe et J. Boutes.

décadence de la pharmacie et de l'abondance des charlatans, ont voulu donner publiquement, devant les gens du roi, les professeurs de médecine et les maîtres apothicaires de Toulouse réunis à l'Hôtel-Dieu, leur propre recette. La recette de l'antidote de Mithridate, utilisé par Galien, souverain contre les maladies les plus malignes, est écrite en vers. La saison la plus propice à son élaboration était l'automne et le printemps pour le choix des plantes et le temps de fermentation. Les ingrédients, au nombre de soixante-cinq, étaient liés par du miel et du vin et cuits. Le « tempérament » de la thériaque était donné par « l'accord des quatre premières qualités » provenant du mélange des éléments. Entraient dans cette préparation de la scille, des vipères grasses ramassées en automne et nourries par des graines de fenouil et des insectes engraissés par des raisins, de la marjolaine, de l'iris, de la cannelle, de l'agaric, de la myrrhe, du dictame de Crête, de la germandrée, du millepertuis, de la gomme arabique, de la terre de Lemmos, un minéral le Chalcitis, du galbanum, du castor, du bitume de Judée et encore d'autres plantes. Les vertus de cette thériaque étaient miraculeuses. Elle guérissait les maux d'estomac, les fièvres, les maladies du bétail. Elle protégeait de tous les poisons. Elle empêchait la survenue des vers, c'était le remède souverain de l'impuissance. Quel était son goût ? Nous ne le saurons pas. Ces glorieux apothicaires donnaient aussi d'autres recettes magiques, celle du Mithridate contenant, parmi cinquante-neuf drogues, du crocodile souverain contre les flèches empoisonnées, celle de la confection de Hyacinthe composée de trente drogues dont des pierres précieuses d'Orient, du corail, de la terre d'Arménie, du santal, des os du cœur et des cornes de cerf, de l'ivoire, des perles, de la soie, du camphre, du musc et de l'ambre gris, de l'or, de l'argent et tout simplement du sirop de « limons » pour étancher la soif. Tous les trésors de l'Orient étaient présents. On comprend le prix et les vertus magiques de ces préparations. Citons enfin deux autres compositions connues, l'alkermès contenant de la soie crue teinte au suc de graine d'écarlate, du bois d'aloès, du lapis-lazuli, pour chasser la tristesse et la mélancolie et l'opiate de Salomon plus simple. Cette conserve de roses liquide aromatisée à l'essence de citron, au girofle et au macis était souveraine contre les vers et rétablissait les forces.

Beaucoup de fantaisie, de magie et de rêve pour ces préparations qui cependant contenaient bien des plantes aux principes actifs aujourd'hui reconnus.

2. Le traitement des maladies vénériennes

Les maladies vénériennes, en particulier la syphilis[77], étaient un véritable fléau. Les hôpitaux, à raison, craignirent pendant tout le siècle la contagion. Aux XVIIe et XVIIIe siècles, le traitement universel était le mercure sous forme de sels. Des études savantes ont été commencées à cette époque. Jean Astruc (1684-1766), dans un traité, envisage le cycle de la syphilis. Au début du siècle, on pensait que la maladie était due à de petits vers circulant dans le sang. Jean-Baptiste Morgagni (1682-1771), en 1761, montra l'affinité de la maladie pour les vaisseaux. Ce n'est qu'à la fin du siècle que John Hunter (1728-1793) décrivit le chancre. Cette maladie terrible par son évolution fit des ravages. L'Hôtel-Dieu ne soignait en principe que les filles publiques ; mais beaucoup de personnes étaient infectées et les malades, les enfants trouvés transmettaient le mal à travers l'hôpital. En ville, la maladie était très répandue. Les Capitouls à plusieurs reprises, ont demandé en vain à la direction de l'Hôtel-Dieu de Toulouse de recevoir des personnes atteintes de maladies vénériennes autres que les prostituées. Certaines années, les malades étaient si nombreux qu'on ne pouvait passer entre les lits[78]. En 1768, les Capitouls furent priés de ne plus envoyer en traitement les condamnés et les femmes du quartier de force et de fournir un local pour l'afflux des malades. La Ville proposa de prêter la Caserne du Diable et offrit 1200 livres à l'Hôtel-Dieu.

Le traitement de ces malades était bien codifié. Les femmes vénériennes étaient nourries comme les autres malades de pain et de viande. On les autorisait à boire du vin. Leur consommation de « porrée », d'œufs et de lait était grande. Le lait faisait partie du traitement, comme pour les enfants. La première thérapeutique était la prise de bains tièdes dans des baignoires que l'on entretenait soigneusement. Le nombre de baignoires s'est quelquefois révélé insuffisant. Ainsi en 1781, on nous dit qu'il n'y a qu'une baignoire pour deux malades et que cela « peut compliquer les maladies ». La pratique des bains paraissait tout à fait indispensable. Viguerie s'éleva contre la suspension des bains les jours de fête et les dimanches qui « peut causer le retard de la guérison des malades »[79]. La deuxième thérapeutique, pratiquée aussi sur les enfants, était la friction avec l'onguent mercuriel. Le traitement par voie générale a causé quelques problèmes. De nombreux « savants » ont

---

[77] La syphilis était souvent mal différenciée de la blennorragie et du chancre mou.
[78] Registre des délibérations de l'Hôtel-Dieu de Toulouse. Tome III. 15 mai 1768.
[79] Registre des délibérations Tome III – 1790.

proposé des remèdes. En 1783, Monsieur de Grammont a envoyé un mémoire à l'Assemblée faisant l'éloge de la préparation d'un médecin parisien. Ce mémoire fut examiné par la commission des médecins et chirurgiens de l'Hôtel-Dieu. En 1768, il fut proposé en assemblée de ne faire usage que des pilules de Kaiser. Immédiatement, on déclara leurs bienfaits. Cependant, quelque temps plus tard la gouvernante du Quartier Neuf se plaignit de l'inefficacité du traitement et préféra s'en tenir aux frictions.

Il est difficile pour nous de juger de l'efficacité des traitements. La syphilis était-elle réellement reconnue ? Les médecins parlent des « premiers symptômes », sans les décrire. Certains malades sont dits guéris. Mais l'étaient-ils réellement ? La syphilis primaire et secondaire « guérissent » seules et peut-être la syphilis tertiaire était-elle mise sur le compte d'une autre maladie ?

3. Le traitement des teigneux

La teigne était classiquement soignée dans les hôpitaux. Les teigneux venaient se faire traiter entre Pâques et la Toussaint, car le succès du traitement ne pouvait être assuré que pendant cette période[80]. On considérait donc que le printemps était la seule saison favorable. La faculté changea d'avis en 1786 décrétant que l'on pouvait donner les soins en toutes saisons[81]. Les teigneux étaient souvent très nombreux. En 1752, à Toulouse le traitement fut suspendu car le personnel n'était pas suffisant. Ces malades étaient nourris normalement. On leur interdisait le vin comme néfaste à leur santé. Ils étaient soignés par des onguents que l'hôpital pouvait fournir à l'extérieur.

4. La crénothérapie

La vogue de la crénothérapie, affirmée sous Louis XIV, n'a fait que croître au XVIIIe siècle. L'Hôtel-Dieu de Toulouse envoyait de nombreux malades aux eaux. Les stations les plus réputées étaient Barèges et Bagnères-de-

---

[80] Comme le précise le règlement de l'Hôtel-Dieu de Toulouse datant du 27 décembre 1729.

[81] Registre des délibérations. Tome IIII, 1784. Les sœurs ne voulaient pas traiter les teigneux en décembre car elles avaient peur d'entraîner leur mort. Cependant, en 1786, la faculté décréta qu'on pouvait donner les soins en toutes saisons.

Bigorre[82]. Les malades étaient envoyés dans ces villes pour passer l'été en véritables convois, transportés dans des charrettes. Les buts de la crénothérapie étaient divers. Les blessés faisaient des cures pour hâter la guérison de leurs blessures. L'eau de Barèges était réputée pour aider à la consolidation des fractures. Une sœur y fut envoyée en 1750, accompagnée d'une autre souffrant de « douleurs et maux de tête considérables ». La direction envoya aussi une servante « qui a contracté auprès des pauvres un mal qui menace de dégénérer en cancer ». Les convalescences étaient prises en considération. La direction faisait transporter les convalescents à Bagnères. L'hôpital de Bagnères a même refusé certains pauvres car l'Hôtel-Dieu se déchargeait par la suite, des frais d'entretien.

« Les pauvres qu'on y envoie pour prendre les bains ne sont plus regardés comme malades de l'Hôtel-Dieu et n'y vont que par ordre des médecins et on leur paie la voiture par charité ». Les convalescents étaient quelquefois mis au repos plus près de Toulouse. Certains allaient à Tournefeuille. La surveillante du Quartier Neuf, ayant besoin de « prendre l'air » fut envoyée « hors de Saint-Cyprien ». L'Hôtel-Dieu a satisfait à la mode de l'époque. Il a été sensible au besoin de repos des malades en convalescence et du personnel fatigué. On peut cependant douter de l'efficacité des cures quant au traitement de certaines maladies.

5. L'hygiène

Les conditions d'hygiène à l'hôpital étaient défectueuses particulièrement pour les nourrissons. L'usage du biberon a entraîné de nombreux décès parmi les enfants. Cependant, les directeurs possédaient des notions d'hygiène qui le plus souvent n'ont pas été appliquées. Les règlements rappelaient sans cesse qu'il ne fallait pas faire coucher plus d'un malade par lit. La notion de contagion, tant pour les maladies vénériennes que pour les fièvres, était toujours présente. Les salles étaient désinfectées par des plantes aromatiques que l'on faisait brûler. L'hygiène alimentaire de l'hôpital ne semble pas avoir été mauvaise. Les menus paraissent équilibrés, composés de pain, de viande, de bouillons et de légumes. Au XVIIIe siècle, on savait qu'il fallait traiter le scorbut par les végétaux frais. Les médecins avaient parfaitement conscience du rôle de l'alimentation dans la genèse de la

[82] Aujourd'hui, on traite à Barèges, grâce aux eaux sulfurées sodiques, les consolidations de fractures et l'arthrose. Les eaux sulfatées calciques et sulfurées sodiques de Bagnères soignent les rhumatismes algiques et les affections O.R.L.

maladie. Dans le *Mémoire Abrégé* de 1790[83] il est écrit : « Les médecins sont convaincus que le traitement d'un pauvre manquant d'aliments chez lui doit être différent de celui d'un riche dont la plupart font des maladies par pléthore ». L'auteur du mémoire ajoutait qu'il fallait interdire le vin dans les maladies aiguës, en ajouter un peu au bouillon de ceux à la diète, en donner raisonnablement aux convalescents. Ceux qui commençaient à manger devaient être nourris avec une rôtie. La notion d'infection des eaux existait aussi. Les directeurs se préoccupaient en 1785 de faire analyser l'eau du puits par des chimistes. Ils s'inquiétaient des eaux croupies et pleines d'immondices de la Garonne, près du lavoir.

Au total, la direction de l'Hôtel-Dieu, à travers les règlements et les réflexions, a toujours fait preuve d'un souci d'hygiène qui malheureusement, faute de moyens techniques, n'a pas toujours pu être mis en application.

6. Traitements divers

6.1. Les médicaments les plus couramment utilisés

Grâce aux livres de compte, nous pouvons savoir quels étaient les produits que les trésoriers achetaient en gros ou en première main. On faisait venir le quinquina de Londres, par commande de 70 à 80 litres. L'eau de vie pour lutter contre la gangrène était commandée en très grosse quantité. Pour les préparations, on utilisait beaucoup de graisse de pourceau, de cire jaune et blanche, de cassonade blanche, de miel et de lait. Dans les commandes courantes, il y avait de la térébenthine, de la réglisse, des prunes sèches, de la manne, du sel d'Epsom, du sirop de Kermès, du séné et des amandes.

6.2. Les pansements

Les bandages étaient faits par les sœurs avec de vieux linges. Les chirurgiens se sont quelquefois plaints de l'état de cette « charpie ». Les suspensoirs, certains pansements étaient portés sur une brouette. À la Révolution, les bandes usées étaient vendues aux papetiers.

[83] Hôtel-Dieu de Toulouse.

6.3. Les galeux

Les galeux étaient soignés à l'aide d'onguents. Ils étaient couchés deux par lit : « ce qui ne facilite pas les guérisons »[84]. Certains venaient de l'extérieur se fournir en pommade à l'hôpital.

6.4. Les inventions

Beaucoup de gens, apothicaires, médecins, chercheurs ont inventé des appareils ou mis au point des traitements particuliers. Le sauvetage des noyés a particulièrement intéressé les esprits. On dit qu'une « machine propre pour l'usage et le secours des noyés » a fait merveille en plusieurs endroits. La direction projeta de l'acheter. Jusque-là, les noyés étaient frottés avec de l'eau-de-vie camphrée imbibant des flanelles. On les faisait vomir avec un émétique. Quelquefois, on les pendait par les pieds. Les asphyxiés étaient aspergés d'eau froide et de vinaigre ou saignés. En 1788, l'Hôtel-Dieu de Toulouse s'est servi pour ramener à la vie un dragon tombé à la Garonne d'une « boîte fumigatoire ». Mais : « *On n'a pas pu le rendre à la vie parce qu'il était réellement mort* »[85]. Les directeurs mentionnèrent qu'un étranger avait un secret pour faire mourir les punaises[86]. Mais ils mirent en garde les médecins contre un remède souverain pour les fièvres intermittentes.

6.5. La variolisation

Elle était connue en Extrême-Orient. C'est Lady Wortley Montagu qui, ayant fait vacciner son fils en Turquie, importa cette technique. Théodore Tronchin (1709-1781) en 1756 variolisa les enfants du duc d'Orléans. Louis XVI le fut en 1774. Edward Jenner (1749-1823), le 14 mai 1796, découvrit que la vaccine immunisait contre la variole. Il publia en 1798 : *Une enquête sur les causes et les effets de la variole vaccine, maladie découverte dans certains comtés occidentaux de l'Angleterre, notamment dans le Gloucestershire et connue sous le nom de cow-pox*. La vaccination de Jenner se pratiquait de bras à bras, ce qui permettait la transmission de certaines maladies comme la syphilis.

La variolisation connut ainsi beaucoup de succès à la fin du XVIIIe siècle. Pelet, médecin de Montpellier, résidant à Millau, vint en 1764

---

[84] Hôtel-Dieu de Toulouse. Registre des délibérations. Tome III. 1783.
[85] Hôtel-Dieu de Toulouse. Registre des délibérations. Tome III. 1788.
[86] Hôtel-Dieu de Toulouse. Registre des délibérations. Tome III. 1754.

inoculer, par voie de l'incision au bras, deux enfants de Monsieur Dubourg, conseiller au parlement, et un troisième en 1767[87]. Vers 1772, les directeurs de La Grave permirent d'inoculer six garçons et six filles.

En ce qui concerne les hôpitaux toulousains, le 27 avril 1772 en présence du Premier président du Parlement, des directeurs, des médecins et chirurgiens, les premières vaccinations furent pratiquées sur douze enfants. En 1786, Jauberthon inocula les enfants des deux hôpitaux.

On utilisait soit la piqûre, soit l'incision, quelquefois les vésicatoires. Huit des enfants n'ont jamais pu être contaminés. Des accidents ont été remarqués : température, adénopathies, difficultés de cicatrisation, ophtalmies, fluxions. Mazars a inoculé environ deux mille personnes par incision superficielle aux jambes. Aux inoculés, il prescrivait un régime et de l'exercice. Mazars se demanda dans un mémoire intitulé *: Est-il sage, est-il prudent d'inoculer la petite vérole dans l'objet de guérir d'autres maladies ?*, s'il pouvait pratiquer l'inoculation sur des enfants malades et si cette pratique pouvait interférer avec d'autres maladies en évolution[88]. Après régime et purgation, il inocula des enfants ayant de l'impétigo, des dartres, la teigne, des pustules, de l'anémie, du rachitisme, de l'herpès. Ces enfants avaient entre trente mois et douze ans. La conclusion du rapport de Mazars est favorable. Jenner, le 14 mai 1796 découvrit que la vaccine immunisait contre la variole. Il publia en 1798 : *Une enquête sur les causes et les effets de la variole vaccine, maladie découverte dans certains comtés occidentaux de l'Angleterre, notamment dans le Gloucestershire et connue sous le nom de cow-pox*. La vaccination de Jenner se pratiquait de bras à bras.

La médecine du XVIIIe siècle, si elle stagnait sur le plan des techniques, était en pleine évolution sur le plan des idées. Le désir de secourir était puissant. Déjà, certaines méthodes étaient en vogue.

Jusqu'au début du XIXe siècle, on soignait par une thérapeutique évacuante. La saignée, qui a causé de nombreux ravages, était systématiquement utilisée ; « révulsive » ou « dérivative » selon le côté où elle était faite, elle a été employée dans tous les cas cités plus haut. Le

[87] Histoire et Mémoires de l'Académie Royale des Sciences, Inscriptions et Belles Lettres de Toulouse (Hôtel d'Assézat) : « *Pratique de l'inoculation à Toulouse* ».
[88] Histoire et Mémoires de l'Académie Royale des Sciences, Inscriptions et Belles Lettres de Toulouse (Hôtel d'Assézat) : « Mémoire sur cette question : est-il sage, est-il prudent d'inoculer la petite vérole dans l'objet de guérir d'autres maladies ? ».

lavement, la purge, les émétiques faisaient partie de toutes les prescriptions. Par exemple, la fièvre était traitée par les vésicatoires, les sudorifiques et les purgatifs. Pour les oreillons, on préconisait la saignée, les émétiques, les tisanes et les topiques. Pour le scorbut, c'étaient les lavements, les décoctions de camomille, de pissenlit et de bourrache, le petit lait. Pour la rage, les traitements étaient variés : cautérisation de la plaie, omelette à l'écaille d'huîtres, saignées, bains, lavements et narcotiques. Les maladies vénériennes étaient soignées par les sels de mercure. L'emploi des opiacés était courant. De beaucoup de plantes utilisées à cette époque, nous extrayons toujours les principes actifs : scille, aconit, digitale, colchique, noix vomique, jusquiame, belladone (contre la rage, l'épilepsie). La liqueur de Fowler fut utilisée dès 1786 dans le traitement des fièvres. On prescrivait aussi du bismuth, du soufre, de la limaille de fer dans les « pâles couleurs ». En fait, la médecine utilisait empiriquement des herbes et des produits chimiques qui ont montré par la suite qu'ils avaient réellement une valeur thérapeutique. En dehors de ces médicaments, l'usage autorisait l'emploi de substances surprenantes : urine de vache, écrevisses…

À Toulouse, Mazars de Cazelles mit au point un mode de traitement par l'électricité. L'Académie de médecine de Paris lui demanda de faire une communication scientifique, tant le succès de l'électrisation était grand. Dans son mémoire sur *l'Électrisation par Bain, par Souffle et par Aigrettes*, le 26 juillet 1787, ce savant expliquait comment après des séances de dix à douze minutes, par « frictions et étincelles », il avait guéri des malades atteints de maladies oculaires (ophtalmies, fistules lacrymales...)[89]. Dans sa communication à l'Académie, il décrit son expérimentation sur cent neuf malades. Soixante-six furent soulagés, trente-neuf guéris et sept personnes n'ont senti aucun effet. Parmi ceux-ci, il y avait un « semi-paralytique agité de tremblements » et un homme « affaibli par l'onanisme et la débauche ». Parmi les malades guéris ou soulagés, on trouvait une majorité de paralytiques, mais aussi des scrofuleux, des sourds, des aveugles, des incontinents. Pour les hémiplégiques, Mazars prévoyait vingt séances d'un quart d'heure. Certains malades de La Grave ont été traités par l'électricité. Cette méthode eut beaucoup de succès. On peut dire qu'elle a été « à la mode » pendant un certain temps.

[89] Histoire et Mémoires de l'Académie Royale des Sciences, Inscriptions et Belles Lettres de Toulouse (Hôtel d'Assézat) : "Extrait d'un mémoire de M.Mazars sur l'électrisation par Bain, par Souffle et par aigrettes", lu le 26 juillet 1787, p.365 et « Electricité Médicale ».

La reconnaissance des maladies était confuse, la thérapeutique approximative et souvent empirique ; cependant le désir de secourir les hommes malades était puissant. Turgot a créé la Société royale de médecine car « *le soulagement des hommes qui souffrent est le devoir de tous* ».

V. L'enseignement de la médecine et de la chirurgie

La médecine donne les premiers signes de son réveil. La science du XVIIIe siècle était newtonienne. On déchiffrait les lois de la nature. La géographie, les mathématiques, l'astronomie se développaient. L'électricité et le magnétisme entrèrent dans le domaine scientifique. Cependant, les sciences de la vie, malgré la justesse des observations, ne connurent pas de progrès décisifs. La société cultivée était très éprise de curiosité scientifique et soutenait les efforts des savants. L'Encyclopédie de Denis Diderot (1713-1784) et Jean le Rond d'Alembert (1717-1783) parut à partir de 1751. La contribution des philosophes au développement de la médecine mentale fut considérable. John Locke (1632-1704) s'attacha à l'étude des sensations. Etienne Bonnot de Condillac (1714-1780) pensait que l'analyse était l'observation dans un ordre successif des qualités d'un objet ; Pierre Jean Georges Cabanis (1757-1808) voyait dans le cerveau l'organe à sécréter les pensées. Les grands systèmes médicaux du XVIIIe siècle participaient d'une volonté de dépasser les solutions mécanicistes et chimiques. François Boissier de Sauvages de Lacroix (1706-1767) introduisit à Montpellier l'animisme (la matière et le corps sont passifs ; le mouvement est un acte spirituel). Philippe Pinel fut influencé par le vitalisme montpelliérain, mais il s'élevait contre les raisonnements et les discussions sans fin. La seule division du corps médical était faite entre médecins et chirurgiens. Les maladies mentales n'étaient pas séparées des affections du corps.

Sous l'Ancien Régime, l'enseignement était médiocre, mais bien réparti dans dix-huit facultés de médecine. Les écoles de chirurgie préparaient les docteurs en chirurgie de façon encore latine et verbeuse. À la Révolution, les diplômes furent déclarés inutiles et la liberté totale d'exercer la médecine prônée. Après avoir fermé les Facultés, la Convention rouvrit trois Écoles de Santé à Paris, Montpellier et Strasbourg. Toulouse fut mise au rancart.

1. Historique de l'enseignement

Le 24 mai 1229, était inaugurée l'Université de Toulouse par le moine Hélinand qui prononça un terrible réquisitoire contre les hérétiques. L'enseignement était conforme à la trilogie habituelle au Moyen-Age : Arts et Lettres, Droit et Médecine. Le premier professeur de médecine connu est Lopez l'Espagnol. La Faculté de Médecine apparaît au XVIe siècle, comportant deux chaires consacrées aux commentaires des œuvres de Galien et Hippocrate. L'ordonnance de Blois de 1579 proclamait que « *nul ne pourra pratiquer en médecine qu'il ne soit docteur en ladite faculté* »[90]. La création d'une troisième chaire de Chirurgie et de Pharmacie fut confirmée par Lettres Patentes d'Henri IV en 1604. Jean de Queyrats fut le premier titulaire de la chaire de Chirurgie. La quatrième chaire fut fondée par Lettres Patentes de Louis XIV en 1705 : c'était la chaire d'Anatomie et Chirurgie. Chirurgie et médecine ne sont pas encore bien séparées. Jean-Joseph Courtial, titulaire de cette chaire recevait les candidats à la maîtrise de chirurgie et les sages-femmes. Après Courtial, les chaires d'Anatomie et Chirurgie furent successivement occupées par H. Toussan (1708 - 1710), J. Astruc (1712- 1716), J. J. Samedies (1716 - 1733), J. Gombarieu (1735 - 1763), A. Maynard (1763 - 1782), J. M. Sarabeyrouse (1783 - 1787), G. Perolle (1787 - 1793). En 1773, fut fondée la cinquième chaire de Médecine pratique dont le titulaire était G. Arrazat.

La corporation des chirurgiens-barbiers s'est progressivement organisée. À la fin du XVIe siècle, le Collège de Chirurgie était lieu d'enseignement. Au XVIIe siècle, deux offices de chirurgiens royaux furent créés. La communauté voulut obtenir son autonomie. En 1723, étaient rétablis la charge de premier chirurgien du Roi et le privilège de nommer dans les principales villes des maîtres-chirurgiens. Des règlements concernant les chirurgiens de province furent édictés en 1730. Le 29 août 1761, le roi établit l'École Royale de Chirurgie et nomma cinq professeurs royaux perpétuels à Toulouse : Cazaubon, Bécane, Brun, Sicre et Fronton qui étaient chargés respectivement de l'enseignement des « principes », des « maladies des os », de « l'anatomie », des opérations et des accouchements. Les accoucheurs-jurés de la ville existaient déjà et devaient secourir les sages-femmes peu expérimentées. Cependant, l'obstétrique restait entre les mains des sages-femmes. L'apprentissage était artisanal et empirique. Un cours annuel de

[90] Barbot J. (1905), *Les chroniques de la faculté de Médecine de Toulouse du XIIIe au XXe siècle*. Toulouse, Dirion.

quarante jours d'instruction gratuite d'accouchements pour les sages-femmes du diocèse de Toulouse et de la campagne fut créé grâce à l'Archevêque Loménie de Brienne, en 1784. Malgré cela et malgré le dévouement du docteur Icart qui fit un cours d'accouchement à Castres, continuateur et disciple de Madame Du Coudray, l'enseignement ne fit pas les progrès escomptés. En 1792, le Directoire du Département chargea le citoyen Viguerie de l'instruction des sages-femmes. Tout ceci fut sans effet réel jusqu'à janvier 1808 ; le Préfet rendit un arrêté relatif à l'établissement d'un cours d'accouchement.

La Convention, par décret du 15 septembre 1793, décida que « *les Collèges de plein exercice et les Facultés de Théologie, de Médecine, des Arts et du Droit étaient supprimés sur toute la surface de la République* ». La liberté d'exercice était totale. Dès septembre, un projet d'enseignement provisoire fut proposé. Larrey était chargé, en été, des cours d'accouchement, des maladies des femmes en couche et des nouveau-nés. Villars reprenait les cours d'accouchement pour les femmes de la campagne. Le 13 messidor an IX (3 juillet 1801), était établie par le Préfet une Société de Médecine chargée d'organiser des cours gratuits. Le 19 Ventôse An XI (10 mars 1803), la loi réglementant l'exercice de la médecine était votée, ainsi que le mode de réception des sages-femmes.

2. L'enseignement de la médecine

Les Facultés avaient le monopole de la délivrance des titres. La médecine se définissait comme un corporatisme. La chose enseignée devait être conforme à la « doctrine chrétienne ». On continuait à commenter Hippocrate et Galien. La plupart des étudiants étaient issus de la naissante bourgeoisie. La formation pratique était souvent nulle. Le cursus des études, cependant, était bien précis. Les étudiants s'inscrivaient à l'Université. Le registre d'inscriptions était tenu par des secrétaires (l'inscription coûtait cinq sols). En cas de concurrence, les premiers inscrits étaient reçus avant les autres. Le premier grade était celui de bachelier. Il fallait trois années d'études pour l'obtenir, après avoir présenté des certificats d'assiduité et une thèse. La licence et le doctorat se passaient à la fin de la quatrième année. Il fallait au moins six mois de délai entre bac et licence. La thèse portait sur les cinq parties de la médecine. Si les aspirants n'avaient pas la pluralité des suffrages, on délibérait selon leur temps d'études et s'ils étaient capables, ils étaient admis à passer l'examen « rigoureux » de la chancellerie sur les aphorismes d'Hippocrate. À l'inscription, l'étudiant acquittait un droit de dix livres : 2 livres 10 sols pour chaque professeur, 1 livre 5 sols pour chacun des deux bedeaux. Pour passer le bac, il fallait donner 38 livres 12 sols : 3 fois 9 livres pour les professeurs, 5 sols pour le chancelier, 1 livre 10 sols pour la bourse de l'Université, 4 livres 4 sols pour les deux bedeaux, 2 livres pour les provisions, 5 sols pour le garde-chef d'études, 8 sols pour le parchemin timbré et 3 livres pour le substitut. Enfin, 61 livres 13 sols et 3 deniers étaient partagés entre les professeurs, chancelier, bedeaux et substitut lors de la licence et du doctorat[91].

Voici le programme d'enseignement en 1707. De la Saint-Martin au 31 juillet, on enseignait les cinq parties de la médecine. Les inscriptions étaient prises en novembre, janvier, avril et juillet. Il était obligatoire d'avoir des attestations d'études de philosophie pendant deux ans. À la fin de chaque année, il y avait un examen de deux heures. La thèse était soutenue en juillet pendant trois heures, à la fin des études de bachelier. Trois mois après, était présenté l'examen sur la matière médicale. La licence, qui permettait d'obtenir le « bonnet de docteur », se concluait par une thèse de quatre heures qui devait retenir la pluralité des suffrages. En 1702, on comptait trente-quatre inscriptions. L'exercice illégal de la médecine était puni de cinq cents livres d'amende et de la prison, s'il y avait récidive. Les noms des étudiants et les thèses étaient toujours inscrits en latin. Voici quelques exemples de thèses présentées à Toulouse entre 1718 et 1792[92] :

Johannes Baptista LAFITTE	1787	*De peripneumonia*
Ludovicus Andreas MAUGE	1787	*De circulatione sanguinis*
Augustinus Gabriel GORDES	1791	De ictero
Johannes MATET	1791	*De hémoptisi*

3. L'enseignement de la chirurgie

Nous rappelons que le Collège de Chirurgie a été créé en 1761. Un effort de réorganisation rassembla dans les mêmes statuts les chirurgiens-jurés ou chirurgiens de robe longue et les barbiers-chirurgiens ou chirurgiens de robe courte. Les corporations furent dissoutes en 1791. La séparation de la chirurgie et de la « barberie » fut très longue à se réaliser pleinement, surtout

[91] Extrait des archives municipales de Toulouse, GG 888 Faculté de Médecine 1702 - 1720.

[92] Extrait des archives municipales de Toulouse, GG 844 Thèses de Médecine 1708 - 1792.

à la campagne (elle était officielle en 1743). Les règlements de 1730 obligeaient les communautés de chirurgiens à posséder deux registres, l'un pour les actes de réception, l'autre pour les actes relatifs à la vie intérieure de la communauté. Les dignitaires de la communauté étaient le lieutenant du Premier Chirurgien du roi, le doyen, le prévôt et le greffier[93]. Les Lettres Patentes du 14 septembre 1754 portaient confirmation des statuts pour les chirurgiens de la ville de Toulouse[94]. La chirurgie était considérée comme un « art libéral » qui appartenait aux « notables bourgeois ». Il était interdit aux ecclésiastiques de faire incisions, opérations et pansements. Pour exercer, il fallait avoir été reçu maître. Les assemblées étaient tenues dans une « Chambre Commune ». Tous les premiers jeudis du mois, les consultations étaient gratuites. Les chirurgiens étaient dispensés de guet, garde, tutelle et curatelle. Il était défendu d'entrer dans les locaux de la corporation aux barbiers-perruquiers, aux garçons portant épées, cannes et bâtons. Des démonstrations d'anatomie, d'ostéologie, d'opérations sur les cadavres ou des animaux pour « l'opération du bas-ventre et de la poitrine », sur la tête de veau pour le trépan, étaient faites. Les brevets d'apprentissage duraient deux ans. Chaque maître ou « conducteur » était responsable d'un apprenti. L'examen portait sur l'ostéologie, la tête, la poitrine, les extrémités le premier jour, les fractures, dislocations et bandages le deuxième jour. Il fallait pratiquer des opérations : « cure des thumeurs, des playes, l'amputation, la taille, le trépan, le cancer, l'empième, les hernies, les ponctions, la fistule, les ouvertures des abcès ». On examinait la façon de pratiquer les saignées, dans la manière d'ouvrir la veine, de faire la ligature, de bander. Il y avait la pose des ventouses et des sangsues. Enfin, on interrogeait sur les médicaments simples et composés, émollients, adoucissants, résolutifs, emplâtres, cataplasmes, huiles et baumes. Les droits à payer pour la réception des aspirants comprenaient les droits pour l'examen plus quatre livres au premier chirurgien, trois livres au greffier, une livre au doyen, prévôt et receveur. Lors de la réception, l'aspirant offrait une paire de gants neufs à chacun plus cent livres pour la bourse commune. Après avoir été reçu maître dans une communauté, il fallait passer une « agrégation » (examen de trois heures et droits à acquitter) si l'on voulait

---

[93] Chabbert, P. (1965), « Le registre de réception des maîtres-chirurgiens de Figeac (1761-1780) », *Extrait des Annales du Midi*, Tome 77, n° 72, pp. 242 - 250.

[94] Extrait des archives municipales de Toulouse, CG 1025. « Lettres Patentes portant confirmation des statuts pour les chirurgiens de la ville de Toulouse », 1754, Henri Guillemette, Maître en chirurgie.

exercer ailleurs. Ceux qui désiraient pratiquer la « chirurgie hernière » ou la « cure des dents », ou remettre les membres démis ou disloqués, subissaient un examen spécial. Les chirurgiens prêtaient serment :

- « *de ne point révéler les secrets qui leur seront confiés* »,
- « *de ne point donner ni enseigner aucun remède à fille ou femme enceinte pour la faire avorter* »,
- « *de servir les pauvres dans la nécessité, de même que les riches* »,
- « *d'exécuter les ordonnances du roi et règlements en fait de chirurgie* ».

La police était exercée par des prévôts qui visitaient les collèges. Le lieutenant se rendait chez tous les maîtres une fois par an pour voir l'état des instruments et recevoir les plaintes. L'ouverture des cadavres ne pouvait être faite que douze heures après la mort et du 1er avril au 1er octobre ; vingt-quatre heures après la mort du 1er octobre au 1er avril. Les « décès subits » ne pouvaient être ouverts qu'après vingt-quatre heures minimum. Il était interdit d'ouvrir deux boutiques. Les veuves pouvaient garder la boutique si elles occupaient les lieux en personne et possédaient un « garçon » agréé. Il était interdit d'exercer la chirurgie aux barbiers-perruquiers, baigneurs et étuvistes. Des privilèges étaient accordés par Lettres Patentes du 18 décembre 1765 aux fils des maîtres ou à ceux épousant la fille d'un maître. Les épreuves étaient moins compliquées pour ceux qui voulaient s'établir à la campagne : pour un village de cent feux, un seul examen de trois heures ; pour les bourgs, deux examens, pour les lieux plus considérables, trois examens. Voici l'exemple des études d'Alexis Larrey (1750 - 1827)[95]. Il a été élève chirurgien. Ce titre équivalait à une sorte d'infirmier panseur ou d'externe. Ensuite, il fut garçon chirurgien ce qui correspondait au statut d'interne. Il a suivi les cours de Bosc, de Bécane en ostéologie, de Frizac en anatomie, de Cazabon pour les accouchements, de Villars pour la chirurgie. Il a obtenu le premier prix d'émulation des Écoles royales de chirurgie de Toulouse. En 1776, pour la succession de Carles, un concours l'opposa à Viguerie qui obtint le poste de chirurgien. Il ne fut nommé chirurgien en chef de l'Hôtel-Dieu qu'en 1793. Il était alors docteur et maître en chirurgie.

---

[95] Nux, H., (1951), *Alexis Larrey 1750 - 1827, chef de famille et chef d'école*, Toulouse, imp. Moderne.

Cet exemple montre, d'une part combien les études étaient codifiées et d'autre part, qu'elles se faisaient surtout par la pratique.

Frizac avait été garçon chirurgien en 1762, deuxième aide-major en 1764. Il fut nommé intendant de chirurgie, quinze ans plus tard. Ce curriculum vitae montre combien les études étaient longues. Dans tous les cas, que la formation ait lieu en ville ou à l'Hôtel-Dieu, le certificat de « catholicité, bonne vie et bonnes mœurs » était indispensable. Les chirurgiens de la ville n'admettaient pas facilement que le compagnon chirurgien de l'Hôtel-Dieu pût obtenir la maîtrise après dix ans sans acquitter de droits.

Vers 1780, un « placet » fut présenté aux Capitouls par les étudiants en chirurgie[96] :

« *Il n'y a point de profession plus pénible, plus dégoûtante et en même temps plus utile pour les hommes, laquelle tend à conserver leur santé et à les ramener à la vie en luttant contre la mort. Cette étude consiste à bien connaître le corps humain, à pénétrer les secrets de la nature et à chercher dans leur art tous les moyens de guérir ou du moins de soulager ceux qui seront contraints d'implorer un jour leurs lumières et leurs talents. Ces lumières et ces talents, ne pouvant donc s'acquérir que par un travail profond et soutenu, méritent certainement des lauriers.* »

En 1761, lors de l'ouverture solennelle de l'École Royale de Chirurgie, un discours fut prononcé à l'Hôtel de l'Académie des Sciences :

« *N'était-il pas humiliant pour la chirurgie de cette ville que ses élèves fussent obligés d'aller s'instruire sur les différentes parties de leur art, dans les écoles de la capitale ; ou dans celles de Montpellier ; que les malades fussent contraints d'avoir recours dans les cas d'opérations capitales à des chirurgiens étrangers, d'appeler pour les accouchements des femmes inhabiles ; enfin de s'adresser pour réduire les fractures, les luxations, à des particuliers rustiques, ou à des hommes dont le seul nom révolte la nature et fait frémir l'humanité. Les chirurgiens de cette ville lassés d'avoir été pendant trop longtemps les contemplateurs oisifs de leurs confrères voisins, en sont enfin devenus les émules et les rivaux... Au plus grand avantage de ceux de la campagne qui manque toujours de bons chirurgiens : c'est là surtout que les dépositaires de ce que les hommes ont de plus précieux (la*

[96] Archives municipales de Toulouse : *Placet présenté à M. Les Capitouls par les étudiants en Chirurgie.*

vie et la santé) deviennent plus nécessaires et plus utiles, s'ils sont suffisamment instruits ; au contraire, déplacés et dangereux s'ils sont ignorants parce que c'est là que seuls et livrés à eux-mêmes ils ont à lutter contre tous les maux qui assiègent sans cesse l'espèce humaine et auxquels sont plus souvent en proie nos laboureurs, cette portion la plus utile, la plus chère et qui devrait être la plus chère à l'état. »

Des allocations furent attribuées au Collège de Toulouse grâce à M. Andouille, premier chirurgien du roi (600 livres pour les prix d'encouragement, 600 livres pour les professeurs).

4. Examen des candidats chirurgiens à Toulouse

Les examens subis par les candidats au poste de chirurgien se déroulaient à l'Hôtel-Dieu. Lorsqu'une place était déclarée vacante, des affiches étaient placées aux carrefours de la ville de Toulouse et des principales villes de province. Sur celles-ci étaient indiqués la date du concours et le lieu, c'est-à-dire le bureau de l'Hôtel-Dieu. Étaient admis à concourir les candidats munis d'un extrait de baptême, d'un contrat d'apprentissage et d'un « certificat de catholicité, bonne vie et bonnes mœurs ». Le certificat de catholicité était une « pièce des plus essentielles ». Il n'y avait pas d'âge limite. Il était donné quinze jours de délai pour présenter ces documents. Ceux-ci étaient examinés par des commissaires désignés, les intendants de semaine, le trésorier, les médecins, le chirurgien et l'intendant de chirurgie auxquels s'ajoutaient, le lieutenant du Premier Chirurgien du roi et les quatre maîtres en chirurgie nommés par la communauté des chirurgiens de Toulouse invités par billet des directeurs de l'Hôtel-Dieu. Après examen des candidatures, les aspirants étaient admis ou refusés à la pluralité des suffrages. Les aspirants retenus devaient passer les « épreuves ordinaires » devant les personnages cités. On en prenait trois parmi lesquels un était définitivement choisi en assemblée générale après la présentation par le trésorier. Les examens duraient quinze jours consécutifs. L'Hôtel-Dieu fournissait le linge nécessaire aux pansements. Il était fait un état général de toutes les questions d'anatomie à étudier. Au moment de l'épreuve, on pratiquait un tirage au sort qui indiquait la question à traiter. De même, par tirage au sort au moyen de trois billets, on désignait les parties des cadavres à disséquer par les aspirants : muscles du bras et opération du « bubonocelle », muscles de l'abdomen, opération du trépan, amputation de jambe selon la « méthode ordinaire ». Pendant la première huitaine, les candidats passaient l'épreuve des pansements, matin et soir. Pendant la deuxième huitaine, ils faisaient la dissection, la dissertation, la démonstration de chirurgie ; ils répondaient aux questions de l'examen général.

Ces modalités n'ont pas toujours satisfait, ni les aspirants, ni les chirurgiens de la ville. L'attribution de la place de second garçon chirurgien à Dominique Larrey accordée à l'unanimité et sans examen, sous les applaudissements, est un cas unique.

Bien souvent, les candidats se sont plaints des exposés proposés. En 1705, un aspirant nommé Lavyné a commencé à passer les épreuves devant le médecin Lambert. Au bout de deux jours, il a prétendu que Lambert était « suspect ». Il aurait vu un arrêt du Parlement en vertu duquel il devait passer devant Toussans un médecin et Marin un chirurgien royal de Toulouse et les autres candidats devaient aussi se présenter devant ces deux personnes. Le syndic fit opposition à cette requête. On permit à Lavyné, qui se désista, de continuer les treize jours d'épreuves devant les examinateurs des autres. En 1732, cinq aspirants, au bout d'une semaine d'examens, présentèrent une plainte contre le candidat Cazaubon, qui, disaient-ils, ayant été reçu maître à Montpellier, devait s'abstenir. Certains, après protestation des directeurs, refusèrent d'être examinés. D'autres firent des excuses et subirent un examen particulier. Sur les trois chirurgiens dont les capacités avaient été reconnues, l'assemblée choisit Cazaubon. À partir de 1772, la faculté eut le droit d'utiliser l'amphithéâtre de l'Hôtel-Dieu ; en échange, les élèves en chirurgie de l'hôpital purent participer aux cours publics et privés de la faculté. Rappelons que le Collège royal de chirurgie fut fondé par Lettres Patentes le 14 mars 1761. Les Capitouls lui accordèrent en 1775 une partie des biens des frères mineurs de Saint-François. Des prix étaient consentis aux étudiants. Un cours d'accouchement coûtait en 1783 mille deux cents livres par an. Cette ouverture vers l'enseignement public entraîna de la part des élèves de l'Hôtel-Dieu la demande d'un concours public avec des examens plus nombreux pour mettre en valeur les connaissances étendues et les capacités des candidats. En 1779, beaucoup de candidats refusèrent de se présenter en raison du faible salaire qu'on leur offrait. La nourriture n'était pas fournie aux garçons.

Au total, les élèves de l'Hôtel-Dieu se sont souvent montrés peu favorables au système de recrutement des garçons. L'enseignement était long, les salaires très faibles. Les étudiants menaient une vie misérable.

Les chirurgiens de la ville ont émis de nombreuses plaintes. En effet, depuis l'arrêt du Parlement du 27 janvier 1575, le compagnon chirurgien ayant servi dix ans les pauvres de l'Hôtel-Dieu, obtenait la maîtrise de chirurgie sans frais, après avoir été examiné par deux médecins et deux maîtres barbiers. Il pouvait, après ce laps de temps, tenir boutique ouverte dans une maison de Saint-Cyprien appartenant à l'hôpital. Il avait le droit, s'il le voulait, de travailler à la ville ou à la campagne. Il était agréé par la communauté des chirurgiens de Toulouse. Après sa mort, la veuve du chirurgien pouvait conserver la boutique.

Ce système parallèle portait préjudice à la corporation des chirurgiens qui perdait l'argent des apprentissages et les frais de maîtrise. À la suite de plaintes, en 1750, il fallut rappeler l'arrêt du Parlement. La nomination de Carles en tant que chirurgien entraîna des manifestations de la part des corporations. Les bayles des perruquiers allèrent prendre les fers à friser dans sa boutique. Les chirurgiens de la ville refusèrent de lui accorder la maîtrise de chirurgie. En 1790, le procès n'était pas encore terminé.

Les bayles des chirurgiens de la ville, par les délibérations du 16 août 1691, pouvaient assister et participer aux épreuves de chirurgie. En 1732, ils prétendirent avoir seuls le droit de nommer l'aspirant. Les directeurs se renseignèrent sur les usages à Bordeaux, Marseille, Lyon et Montpellier. En 1750, le lieutenant du Premier Chirurgien du roi Quinsac prétendit encore que c'était aux prévôts de la communauté des chirurgiens de nommer le chirurgien de l'Hôtel-Dieu. L'article XXIII des statuts de la communauté des chirurgiens stipulait que le chirurgien nommé ne pouvait acquérir la maîtrise qu'après six ans d'exercice et que pendant ce temps, il ne pouvait ni travailler en ville ni tenir boutique ouverte. En 1776, le corps des maîtres chirurgiens fut obligé de faire de violentes semonces à l'Hôtel-Dieu pour assister avec les médecins et chirurgiens de l'hôpital aux épreuves.

On peut penser que le personnel médical de l'Hôtel-Dieu, ayant joui d'une formation privée, a toujours essayé d'écarter la corporation des chirurgiens de la ville, qui selon la loi, avait droit de regard sur la nomination du chirurgien.

5. Un chirurgien au XVIIIe siècle

Après avoir fait l'étude de l'enseignement de la médecine et de la chirurgie, nous allons pénétrer de façon plus concrète dans la vie d'un praticien de l'époque. L'inventaire complet des biens de Bécane datant du 1er mars 1793, celui-ci étant suspect car il avait quitté Toulouse pendant quatre mois pour Perpignan, nous permet d'imaginer l'environnement d'un maître de chirurgie du XVIIIe siècle[97]. La maison comprenait une salle à manger, un « bouge » avec un petit lit et une paillasse, une chambre avec une cheminée, un lit et deux fauteuils, une chambre faisant office de bureau avec deux tables à écrire aux tiroirs « vides », des tablettes et des livres et enfin une petite chambre où couchait son fils. Trente-neuf ouvrages médicaux étaient recensés dont :

Morgagni decedibus morborum
Dictionnaire de l'Académie
Analyse du fer
Statique des végétaux
Les avantages de l'inoculation
Traité de Pulmonie
Chimie de Baumé
Traité des maladies des gens de mer
Essais sur les aliments
Cours de chirurgie par Villars
Journal de médecine
Système de la femme
Histoire de Salluste
Dictionnaire anatomique
Maladies des yeux
Traité de l'asthme

La diversité des ouvrages montre que les publications étaient nombreuses et bien diffusées. Les livres constituaient l'essentiel des biens de Bécane.

6. Relations entre les médecins et les malades au XVIIIe siècle

Les attestations données à Lavigne[98] vont nous permettre de savoir ce que la population pensait des médecins. En voici quelques-unes, datant de 1765 :

[97] Archives municipales de Toulouse *: Bécane, médecin émigré : inventaire de ses biens en 1793.*
[98] Archives municipales de Toulouse, GG 945 : *Nigoul nommé lithotomiste le 13.1.1723,*
Extraits de quelques attestations données à Clément Lavigne en 1765,
Thèses sur la grossesse 1661.

- Labat, maître-tailleur certifie que Clément Lavigne a « *guéri radicalement ma femme par son secret du mal qu'elle avait à son téton souffrant extrêmement depuis longtemps sans trouver aucun remède pour la soulager* ».
- Fournier, maître cordonnier raconte qu'il s'adressait « *au nommé Lavigne qui ayant vu la jambe extrêmement enflée et toute percée à plusieurs endroits et fluente me fournit son secret au moyen duquel ma dite épouse fut entièrement guérie en peu de temps* ».
- Baril, maître-cordonnier « *certifie qu'il a soigné et guéri radicalement mon fils d'une playe au pied qu'il portait depuis longues années* ».

Beaucoup d'autres certificats suivent. Les chirurgiens qui ont soigné sans succès ces malades avant Lavigne sont nommés. Les principales affections guéries étaient les cancers de la joue, « ulcère fistuleux » de la jambe évoluant depuis vingt ans, plaie de la cheville incisée puis fistulisée, grosseur au sein, cancer de la joue connu depuis dix ans, fistule au genou, cancer du nez… En résumé, Lavigne soignait surtout les ulcères de jambe et les tumeurs de la peau ainsi que toutes les plaies. C'était une sorte de dermatologue qui utilisait des onguents dont la fabrication était tenue secrète et du soufre vif. D'après la doctrine des Anciens, il existe quatre éléments, le feu, l'air, la terre, l'eau qui correspondent à quatre humeurs, sang, bile, atrabile, flegme, et à quatre tempéraments, chaud, froid, sec, humide. Le soufre est, par exemple, actif et mâle, en connexion avec le feu et la terre, générateur de sec et de chaud. Les malades si reconnaissants étaient tous des artisans. La réputation de Lavigne était grande.

VI. Les charlatans

À côté de la médecine traditionnelle, les charlatans ne manquaient pas de clientèle. Amusons-nous à relater deux histoires de charlatans venus à Toulouse au XVIIIe siècle et bien reçus par les Toulousains fort impressionnés.

En décembre 1737, arriva à Toulouse une troupe de comédiens ayant pour chef un nommé Blaches. Il fit monter un théâtre place du Salin ; cet homme donna à l'Hôtel de Ville la composition de son remède qui fut approuvé bon. Alors, Blaches fit avaler, sur la scène du théâtre, à son domestique, un Suisse, cinquante-sept grains d'arsenic assaisonnés d'une quinzaine d'araignées. La dose d'orviétan que celui-ci ingurgita ensuite lui fit rendre le poison publiquement, sans être incommodé. Le succès fut tel qu'on fit construire un parquet et élever un toit pour abriter les spectateurs qui payaient six sols pour assister au spectacle.

Une autre histoire de charlatanisme se déroule à Toulouse en 1754. Entra en ville, le 24 juin, un opérateur italien, nommé Jean Creci. Il parut, précédé d'une trompette à cheval et d'un Maure timbalier avec ses livrées ainsi que d'une douzaine de domestiques à cheval. Le héros était vêtu à la hussarde, couvert d'or, d'argent et de pierreries. Il fit dresser un théâtre place du Salin. Cet homme guérissait par le seul aspect des urines.

Ces histoires sont tirées des récits de Pierre Barthès, un Toulousain du XVIIIe siècle, qui raconte dans les « Heures Perdues » la vie quotidienne, la vie de la rue[99]. Il commente ainsi le succès du sieur Jean Creci : « *Une grande partie des malades de la ville n'a fait aucune difficulté de se confier à ses soins* ».
Barthès se moque de la crédulité des gens, même de condition, qui assiégeaient la baraque du charlatan.

Et pourtant, Toulouse est une ville fort médicalisée au XVIIIe siècle. Deux hôpitaux reçoivent les malades. L'exercice de la médecine est règlementé. La faculté de médecine de Toulouse, très ancienne (elle fut inaugurée le 24 mai 1229) comprenait cinq chaires. Le 29 août 1761, fut établie l'Ecole Royale de Chirurgie. En ce siècle des Lumières, les notions fondamentales concernant le destin de l'homme et l'organisation de la société sont révisées et critiquées. Bien sûr, l'enseignement était approximatif. Philippe Pinel décrit ainsi les études de médecine qu'il commença en 1770 : « *C'étaient quelques notions générales de pathologie ou de matière médicale ; certaines opinions gratuites, crues sur paroles, et ce qu'on pouvait appeler jargon des écoles, débité sur le ton de la suffisance la plus somptueuse* ».

N'empêche que l'enseignement existait, que les praticiens avaient réellement le souci de soigner comme en témoignent les attestations données à certains. Au XVIIIe siècle, médecine et comédie furent quelquefois liées. Nous pouvons nous rassurer en pensant que, dans ces temps reculés, l'esprit importait plus que le corps. Jacques Casanova, qui a éprouvé l'attrait de la

[99] Lamouzèle, E., (1981), *Toulouse au XVIIIe siècle d'après les « Heures Perdues » de Pierre Barthès*, Lafitte Reprints, Marseille.

pratique médicale, a conçu des théories et a lui-même été charlatan, n'écrit-il pas dans ses *Mémoires* : « *Je vois bien que pour étonner le vulgaire, il faut mêler la charlatanerie au savoir* » ?

VII. Les sages-femmes

Les sages-femmes, dont la profession était mal réglementée exerçaient leur art de façon tout à fait empirique. À la fin du XVIIIe siècle, des efforts furent faits pour codifier cette profession. Les aspirantes devaient faire deux années d'apprentissage avec une maîtresse sage-femme ou servir deux ans à l'hôpital. Elles devaient avoir au moins vingt ans, présenter un certificat de baptême, de bonnes mœurs, de religion catholique, apostolique et romaine. Elles passaient un examen de trois heures, payaient quarante livres de droits et prêtaient serment. Elles devaient jurer de ne point exposer ou faire exposer un enfant, d'appeler ou faire appeler le secours d'un chirurgien accoucheur dans les « accouchements contre nature où il y aura du danger pour la vie de la mère et de l'enfant ». En 1785, on proposa de donner un prix de quarante-huit livres et un de vingt-quatre livres aux deux femmes les plus capables. Vingt livres étaient accordées aux femmes du gardiage qui auraient le mieux suivi les cours faits par le professeur Vacquier. Le 14 avril 1785, pour favoriser l'émulation des sages-femmes des villages du diocèse qui assistaient aux cours d'accouchements, on proposa de leur donner vingt-quatre livres et un « certificat d'exactitude ».

VIII. Quelques personnalités toulousaines

Les personnalités n'ont pas manqué au XVIIIe siècle. Nous ferons un bref portrait de quelques-unes d'entre elles ; en particulier de celles dont les portraits sont dans les médaillons de la Faculté.de Médecine des Allées Jules Guesde de Toulouse.

François Bayle (1622 - 1709) a écrit plusieurs ouvrages dont *Opera omnia* en 1701. Il fut docteur en médecine de la Faculté de Cahors. Elu médecin de l'Hôtel-Dieu en 1673, il démissionna en 1680.

Jean Astruc (1684 - 1766), originaire du Gard, fut reçu docteur en médecine à Montpellier en 1703. Il enseigna la médecine et l'anatomie à Toulouse de 1710 à 1716. Il devint médecin du roi de Pologne et de Louis XV. Il fut inspecteur des eaux minérales du Languedoc en 1720, professeur au Collège de France en 1731, puis régent de la Faculté de

Médecine de Paris. Il a écrit de nombreux traités dont *De veneris morbis* sur la syphilis.

Alexis Larrey (1750 - 1827), né dans les Hautes-Pyrénées, fit ses études à l'École de chirurgie de Toulouse. Il fut chargé des cours d'accouchements en 1772 puis de l'anatomie, avec un laxisme dont il se justifie dans une correspondance pittoresque reproduite par J. Barbot dans ses chroniques[100]. En 1806, il fut nommé professeur d'anatomie et de physiologie à l'École Impériale de Santé de Toulouse.

Jean Mathieu Delpech (1777 - 1837), protégé par Larrey et Loménie de Brienne[101], fit partie en 1801 du premier cartel fondateur de la Société de Médecine, Chirurgie et Pharmacie. Il fut recalé au concours de chirurgien-chef de l'Hôtel-Dieu. Il se spécialisa à Montpellier dans le traitement des malformations et déformations articulaires.

Jean Etienne Dominique Esquirol (1772 - 1840) fit ses études élémentaires à Toulouse. Il débuta comme officier de santé à l'armée des Pyrénées-Orientales. Il termina son doctorat à Montpellier et à Paris où il devint l'interne de Philippe Pinel. Sa thèse portait *sur Des passions considérées comme causes, symptômes et moyens curatifs de l'aliénation mentale*. Sa classification des maladies mentales fit longtemps autorité. Il sera l'un des directeurs de Charenton. Son recueil *Des maladies mentales considérées sous les rapports médical, hygiénique et médicolégal* reste un document historique.

[100] Barbot, J. (1905), *Les chroniques de la faculté de Toulouse du XIIe au XXe siècle*, Dirin, Toulouse.

[101] Etienne Charles de Loménie de Brienne (1727 - 1794), né à Paris, docteur en 1752, évêque de Condom en 1760, Archevêque de Toulouse en 1763, fut nommé contrôleur général des Finances en 1787.

Chapitre 4 : LA MALADIE

Nous allons étudier comment était vécue la maladie à travers quelques observations de l'époque. Les médecins recueillaient des symptômes. Les théories mécanistes qui comparaient l'être humain à un cosmos, les théories vitalistes, le dualisme cartésien, les systèmes chimiques s'affrontaient. Les monstruosités excitaient particulièrement la curiosité. De nombreux exemples en témoignent.

I. Quelques observations

Voici l'histoire d'un enfant mâle qui a vécu vingt-cinq ans dans le ventre de sa mère Marguerite de Mathieu[102]. On raconte que cette femme est morte à l'âge de soixante-deux ans après huit jours de fièvre. Son corps a été ouvert.

« *Sa matrice était entière et vide avec un petit ulcère en sa partie supérieure couvert du crus d'une coquille de la grandeur d'une demi-orange ordinaire de substance ossale, l'enfant mort de grandeur ordinaire trouvé hors de la matrice, enveloppé de grosses membranes, le corps recourbé sur cette coquille. On trouva le cerveau fres et humide, les yeux aussi, la langue vermeilles et toutes les parties nobles, mais pourtant un peu livides, ayant quelque moiteur. L'épine du dos parut comme il est démontré en la troisième figure. Il fut mis dans l'esprit du vin. Tous les 9 mois, l'enfant remuait et provoquait des douleurs.* »

En France, des cas identiques sont relatés. À Dole, une grossesse a duré quinze ans. L'autopsie a donné le même résultat. La conclusion des savants de l'époque est que « *le fœtus n'a pas vécu plus de 9 mois dans le ventre de sa mère mais a été préservé de la corruption de la mort* ».

L'observation de l'hydrocéphale de Bègle date de 1756. Il s'agissait d'une fille de dix-neuf mois dont le front était monstrueusement grand, la tête allongée et aplatie ; par transparence, on voyait les vaisseaux. Après la mort, le crâne fut ouvert et un jet d'eau claire jaillit[103].

Mazars de Cazelles relate la lactation survenue à une femme de Saint-Affrique âgée de soixante-quinze ans, lactation qui ne « *pouvait sustenter un*

[102] Archives municipales de Toulouse : GG 945, *Thèses sur la grossesse 1661*.
[103] Sources manuscrites conservées à l'Hôtel d'Assézat, bibliothèque de l'Académie des Sciences Inscriptions et Belles Lettres, *Observation sur l'hydrocéphale de Bègle*, 1756.

enfant de 6 mois »[104]. Il décrit aussi une fille devenue pubère à l'âge de 3 ans[105]. Bacquié raconte le « rappel à la vie » d'un enfant noyé, grâce à l'efficacité de l'insufflation par le nez à l'aide d'un soufflet et de frictions à l'ammoniaque et l'eau de vie camphrée[106]. Une suppression totale d'aliments pendant dix-huit jours qui n'entraîna pas la mort parut tout à fait surnaturelle.

Dans toutes ces descriptions, nous trouvons la fantaisie, l'imagination, le goût du monstrueux dont on ne se privait pas à l'époque. Encore que l'on puisse reconnaître au passage fibrome calcifié, grossesse extra-utérine, hydrocéphalie, essais de réanimation respiratoire, jeûne prolongé. D'autres fois, les signes cliniques sont bien décrits et les interprétations restent fantaisistes. Des cas de paralysie de jeunes gens sont rapportés et attribués à « *une violente affection de l'âme* » ou à un « *excès d'études* »[107]. Un cas d'hypertension intracrânienne est parfaitement décrit chez un enfant de treize ans : vomissements, céphalées et diplopie. On tint pour responsable de la mort intervenue rapidement, l'excès d'études.

De très nombreux rapports sur la rage sont conservés dans les archives de l'Académie Royale des Sciences, Inscriptions et Belles Lettres. Cette maladie était très bien connue. Appelée aussi « hydrophobie », Mazars la décrit parfaitement[108]. L'observation de Lacroix sur le scorbut concerne une maladie « *facilement guérissable* » chez un malade ayant « *des gencives*

---

[104] Histoire et Mémoires de l'Académie Royale des Sciences, Inscriptions et Belles Lettres de Toulouse (Hôtel d'Assézat) Tome II, Imp. de D. Desclassan M. DCC.XC, *Lactation survenue à une femme âgée de 75 ans*, par M. Mazars.

[105] Histoire et Mémoires de l'Académie Royale des Sciences, Inscriptions et Belles Lettres de Toulouse (Hôtel d'Assézat) Tome IV, Imp de D. Desclassan M. DDC.X.C, *Observation sur une fille de 6 ans, pubère depuis l'âge de 3 ans*, par M. Mazars.

[106] Histoire et Mémoires de l'Académie Royale des Sciences, Inscriptions et Belles Lettres de Toulouse (Hôtel d'Assézat) Tome IV, Imp. de D. Desclassan M. DCC.XC, *Sur un enfant noyé et rappelé à la vie*, par M. Bacquié.

[107] Histoire et Mémoires de l'Académie Royale des Sciences, Inscriptions et Belles Lettres de Toulouse (Hôtel d'Assézat),Tome II, Imp. de D. Desclassan, *Sur une maladie singulière, occasionnée par un excès d'études*, p.52.

[108] Sources manuscrites conservées à l'Hôtel d'Assézat, bibliothèque de l'Académie des Sciences Inscriptions et Belles Lettres, *Réflexion sur la rage*, par Mazars de Cazelles.

ulcérées, une salive sanguinolente, une peau couverte de taches livides, des membres douloureux »[109].

La médecine mentale n'existait pas, cependant quelques médecins s'essayèrent à décrire quelques affections mentales. Voici l'observation du docteur Sabatier, sur un cas de « catalepsie » en 1757. Il s'agit d'une « *maladie très rare et peu connue* ». Jeanne Alba, de Villefranche-de-Lauragais, « *ayant éprouvé une grande frayeur à l'âge où la Nature commence à se développer par des évacuations périodiques, tomba en mélancolie, avec un dérangement des règles, ce qui n'empêchait pas qu'elle conservait un air de santé* ». À 28 ans, le 10 décembre 1752 au soir, alors qu'elle servait comme domestique, elle devint moins attentive aux ordres et « oublia de se retirer ». Elle demeurait immobile, yeux ouverts, ne répondant pas aux questions. Sabatier prit les bras de la malade et leur donna plusieurs attitudes qui furent « gardées un moment ». Plusieurs accidents de ce type eurent lieu, avec maintien des attitudes (à genoux, bras étendus). Le médecin fit une saignée, le sang était « sec et épais ». Plus tard, la malade eut des convulsions.

Les maladies infectieuses ont fait l'objet de beaucoup d'interprétations. Maynard et Pouderous décrivirent une fièvre maligne épidémique qui régna en 1752[110]. Il s'agissait d'une fièvre pétéchique avec délire, maux de gorge, lombalgies. Elle pouvait évoluer de différentes manières : « frénésie », hémorragies, gonflement des parotides. Elle était attribuée à « l'intempérie ». Nous décrirons plus loin l'épidémie de suette de 1782 et la façon dont elle a été vécue dans la population. Pour finir, une observation remarquable sur une « *maladie épidémique des glandes du col* »[111]. Elle débuta à Cazères en 1741. On décrit des céphalées et un gonflement des parotides. La maladie frappait les gens de tous âges. Les enfants la supportaient bien. La seule complication était une douleur au niveau des bourses chez les jeunes adultes.

---

[109] Sources manuscrites conservées à l'Hôtel d'Assézat, bibliothèque de l'Académie des Sciences Inscriptions et Belles Lettres, *Observation sur un scorbut, accompagné d'un saignement de nez considérable*, par Lacroix.

[110] Histoire et Mémoires de l'Académie Royale des Sciences, Inscriptions et Belles Lettres de Toulouse (Hôtel d'Assézat), Tome IV, Imp. D. Desclassan M. DCC. XC, *Observation sur la maladie qui régna à Toulouse en 1752*, par Maynard et Pouderous. Pouderous était docteur en médecine. Né à Villemur en 1713, il fut nommé par l'Académie professeur d'anatomie en 1753.

[111] Histoire et Mémoires de l'Académie Royale des Sciences, Inscriptions et Belles Lettres de Toulouse (Hôtel d'Assézat), *Observation sur une maladie épidémique des glandes du col.*

À la même époque, on ajoute que la même affection touchait les soldats de Belle-Isle. On préconisait d'envelopper les testicules dans de la laine, de pratiquer la saignée et de donner les émétiques et topiques habituels.

II. Les épidémies

Depuis le XVIIe siècle, le Premier médecin du roi contrôlait les provinces où il était représenté par ses lieutenants. Même si sur le terrain, il n'y eut pas d'épidémies comme par le passé, dans les esprits, la peur ancestrale du fléau persistait. Le spectre de la peste continua à rôder durant tout le XVIIIe siècle. À Toulouse, les seules épidémies furent causées par des « fièvres » peu meurtrières, telle celle de 1752. L'épidémie de suette miliaire de 1782 causa une belle frayeur à la population. Nous allons l'étudier en détail. Elle nous permettra de montrer le sens de l'observation des médecins, leur bonne volonté, leur esprit d'innovation, mais aussi l'héritage très lourd du passé, la peur de la maladie qui régnait dans le peuple, le rôle des notables dans l'organisation des secours.

1. L'épidémie de suette miliaire de 1782

Considérée autrefois, à cause du caractère terrifiant de ses manifestations, comme aussi redoutable que le choléra, cette maladie se fait presque oublier aujourd'hui. La suette est connue depuis l'Antiquité. C'était probablement la *morbus cardiacus* de Celse et Galien. Au XVIe siècle, apparurent en Angleterre des épidémies meurtrières. La maladie franchit la Manche au XVIIIe siècle. Elle envahit le nord de la France en 1712. C'était la suette picarde[112]. Au cours des XIX et XXes siècles, il y eut de nombreuses épidémies en France, en particulier en Charente et Poitou. Actuellement, cette maladie a disparu de la plupart des traités de maladies infectieuses. Les derniers articles qui lui sont consacrés sont antérieurs aux années 60[113].

Plusieurs problèmes se posent. Reconnaître la maladie : elle a été décrite de façon précise dans les observations de l'époque. La traiter : de nombreux traitements curatifs et préventifs ont été mis en œuvre. Faire une discussion sur l'individualité et l'identité de la suette : nous essayerons d'envisager les diagnostics différentiels et de donner les étiologies possibles. Nous partons

[112] D'après Chardac P. (1941), *Histoire de la suette miliaire en Poitou 1845 -1940*, Thèse, méd., Paris, n° 294.
[113] D'après Melnotte P., *Suette miliaire*, EMC, MI, 8045A 50.

donc des textes d'époque et nous conclurons grâce aux thèses de spécialistes de maladies infectieuses.

2. La description de l'épidémie de suette miliaire de 1782

Deux types de documents existent, les observations des médecins et les mémoires de l'Académie des Sciences, Inscriptions et Belles Lettres. La maladie débuta à Castelnaudary fin 1781 et dura sept mois. Il y eut beaucoup de malades et peu de décès. Les médecins furent appelés de toute la région et de Montpellier. L'épidémie progressa ainsi : de Saint-Papoul, elle atteignit Mirepoix, Carcassonne, Rieux puis Toulouse. Elle créa une véritable panique. On interdit toute communication avec les villes contaminées. Dès le 27 mars 1782, les Capitouls avaient demandé aux consuls et au maire de Castelnaudary des renseignements sur la « maladie surnaturelle ». Sa cause était attribuée à *« un agent général qui réside dans l'air »*[114].

« *Nota qu'à commencer du 17 mai 1782 environ cent pauvres furent atteints d'une maladie qu'on appelle suette jusqu'au 27 dudit mois que la plupart furent administrés mais que moyennant le soin qu'on en prit en les soignant ou en leur appliquant les vésicatoires, tous furent conservés tandis que cette maladie pendant lesusdit espace de temps enleva une grande quantité de monde dans la ville* »[115] , voici ce qu'écrivit un notable. Nous verrons que son appréciation de la gravité de la maladie n'était pas juste.

La clinique de la suette est ainsi décrite. La période d'invasion se caractérisait par une « pesanteur de la tête », un « battement des carotides », un sommeil pénible avec des rêves ou une insomnie, des « bruissements dans les oreilles », une « tension au cou », une sensation de froid.

« *La suette n'attaque pas avec la même vivacité tous ceux qu'elle afflige* ». Les sueurs étaient abondantes, sueurs profuses avec « chaleur des plus ardentes », visage enflammé, langue blanche, « pouls dur, tendu, fort, plein et lourd ». Pendant les quatre premiers jours, la température s'élevait, signe avant-coureur de l'éruption qui apparaissait alors. Il s'agissait d'une éruption miliaire siégeant sur tout le corps, mais surtout la poitrine, le ventre, les extrémités supérieures qui devenaient « graveleuses comme du chagrin ». L'éruption pouvait ressembler à des piqûres de puce ou être faite de

---

[114] D'après Dumas M. (1911), *Une épidémie de fièvre miliaire à Toulouse en 1782*, Mémoires de l'Académie des Sciences, Inscriptions et Belles Lettres, pp.227 - 240.
[115] Archives municipales. Registres de décès GG 749, 1 janvier 1770 - 31 décembre 1790.

phlyctènes transparentes « *comme autant de petites vessies pleines d'une liqueur blanche* ». Certains étaient couverts de taches « rouge plus ou moins foncé »[116]. Le docteur Boyer, médecin du roi, termina sa description, en disant que « *la maladie menace d'inflammation toutes les parties du corps* ». Meyserey, médecin ordinaire du roi, fait à peu près la même observation[117]. Il parle de « grains de millet » ou de taches pourprées et de peau graveleuse, et même de pustules. L'éruption s'accompagnait de myalgies, de prurit, d'épistaxis, les joues et les yeux étaient tout enflammés. L'éruption siégeait sur le corps, mais aussi sur les lèvres et entre les doigts. Deux formes cliniques existaient. Les formes bénignes étaient caractérisées par une température peu élevée, la présence de sueurs et de lombalgies, d'une agitation, suivies d'une éruption de quelques éléments peu saillants sur la poitrine, le visage, le cou et les bras. La température chutait vite et la guérison était de règle. Quelquefois, en particulier chez les enfants, il y avait des formes très légères, sans éruption. Au contraire, dans les formes malignes, l'évolution était rapide et les signes sévères : température élevée, sueurs variables, yeux « étincelants », éruption peu abondante et sérieuse, étourdissements, visage bouffi, palpitations, « pouls grand et très fréquent » ou « petit, ferré, inégal, lent ». Ces signes s'accompagnaient de vomissements, diarrhées, convulsions et surtout d'urines rares « rouges et briquetées ».

Des autopsies ont été pratiquées qui montraient que « *ces accidents inopinés partent du cerveau car on n'a point trouvé d'autres parties affectées* »[118].

En général, l'évolution se faisait en quatorze jours vers la guérison. Pour Boyer, « *les sueurs, quelques copieuses qu'elles puissent être, les éruptions ne doivent jamais être regardées que comme symptomatiques* ». Des rechutes étaient possibles : « maladies de langueur », affections scorbutiques, hydropisie.

Les traitements prônés par ces auteurs étaient variés. Dans les formes bénignes, on prescrivait des infusions de fleur de sureau, de pavot ou de

---

116 Boyer (1750), *Méthode pour le traitement de la maladie appelée la suette*, In 8° 9 p., Bibliothèque Municipale de Toulouse Br. Fac 202.

117 Meyserey (1782), *Méthode aisée et peu coûteuse de traiter avec succès plusieurs maladies épidémiques comme la suette,* In 8° 30 p. suivi de *Traitement de la fièvre miliaire à Toulouse*, Bibliothèque municipale de Toulouse Pr FaC 138.

118 Boyer, op. cit.

bourrache, des poudres émétiques et évacuatrices, des poudres « tempérantes » à base de pattes d'écrevisses ou de corne de cerf calcinée, des vésicatoires sur les jambes. L'alimentation devait être légère, bouillons, crèmes de riz. Michelon, médecin du roi prônait de boire une eau saturée d'air fixe. Meyserey prescrivait une diète à base de petit lait, de bouillon de veau sans sel, de crème de riz. Il recommandait d'éteindre le feu, d'aérer, de réduire le nombre de couvertures, de changer les vêtements et les draps. Il saignait ses malades : le sang était « d'*un beau rouge au fort vermeil, souvent écumeux, se fendoit et déchiroit très facilement et étoit assez fourni de férocité ou d'une eau roussâtre ou rougeâtre* ». En cas de grossesse, les saignées et les émétiques devaient être limités. Enfin, des précautions générales étaient prises contre cette maladie contagieuse, ne pas manger ni boire chez le malade. « *Nous tâchons même de ne pas avaler notre salive. Nous essuyons nos mains après avoir tâté le pouls des malades. Nous changeons souvent de linge* »[119]. Boyer prescrivait une saignée du bras et du pied le même jour. Il donnait à boire de la tisane de fraisier, de chiendent ou de réglisse, de l'eau de poulet, du petit lait bien clarifié. Il purgeait avec trois grains de tartre, du sel végétal ou du séné, si le malade était robuste. Pour une femme enceinte, il donnait de la casse, du tamarin ou de la manne comme purge. L'alimentation solide était reprise le neuvième jour. Les mêmes règles d'hygiène étaient conseillées : aérer, changer le linge, couvrir modérément, faire brûler sur une pelle rougie au feu du vinaigre ou du sucre pour désodoriser. Dans les formes malignes, il saignait toutes les trois heures. Il purgeait, faisait boire abondamment, surtout si les urines étaient « rouges », du sirop de limon ou de groseilles écrasées[120]. Tous les médecins devaient être avertis immédiatement de la survenue de la maladie.

Tels sont les signes, les formes cliniques et les traitements de la suette miliaire vus par les médecins du XVIIIe siècle. Pour eux, le seul diagnostic différentiel était la petite vérole mais « les éruptions doivent suppurer »[121]. Boyer, docteur régent de la Faculté de Paris, professeur en pharmacie, censeur royal, membre de la Société Royale de Londres, considérait la suette comme bénigne, les cas mortels étant exceptionnels. Elle lui semblait moins virulente au fur et à mesure que l'épidémie descendait vers le sud.

---

[119] D'après Meyserey, op. cit.
[120] D'après Boyer, op. cit.
[121] Archives municipales de Toulouse GG 1012. *Relevé paroisse par paroisse des décès dus à la suette.*

Il faut considérer maintenant l'impression que cette maladie laissa à la population. Meyserey savait que « *l'expérience n'a que trop fait voir combien la terreur a augmenté le danger des maladies, surtout épidémiques* ». Il fallait prévenir « *les frayeurs car elles sont capables de faire périr des personnes susceptibles d'ailleurs d'une guérison facile* ».

Les notables de la ville remarquèrent le trouble que l'épidémie causa aux habitants de Toulouse. « *La terreur s'empara si fort des esprits que les citoyens regardant cette époque comme le terme de leur existence tombèrent dans un abattement et dans un découragement absolus ; les travaux de tous les genres cessèrent pour ainsi dire. Les artisans de la ville, les paysans de la banlieue tombèrent dans cette apathie ; on ne s'occupait pendant la crise de ce fléau, que des exercices spirituels. Ce bouleversement général causa un grand préjudice aux propriétaires ; et ajoutant à la dureté des temps, la misère en est devenue plus sensible cet hiver ; en effet, on n'avait jamais vu autant de pauvres répandus dans les rues de la ville et dans les chemins de la banlieue* ».

« *Le corps de ville sensible au cri de l'extrême indigence a délibéré d'ouvrir un atelier de Charité pour y occuper ces pauvres, il a destiné à ce secours une somme de 10 000 livres. Monsieur l'intendant a autorisé cette dépense.* »

« *Pendant la crise de la maladie épidémique, la ville fut obligée de venir au secours d'une partie de ses habitants qui se trouvaient dans le plus pressant besoin.* »

« *D'un côté, les impositions portées à un taux excessif par la Contribution de la ville aux charges de la province, le préjudice causé par l'épidémie et par l'émigration des étrangers qui se retirèrent précipitamment vers le 20 de mai et y ont fait un vide considérable pendant plus de 8 mois, de sorte que les propriétaires des maisons qui n'avaient d'autre ressource que le prix des loyers qu'ils en retiraient, (que les gens d'affaires, les commerçants, les artisans ont considérablement souffert de cet évènement), que la vente d'une petite partie des denrées, provenues d'une très mauvaise récolte ; desquelles le prix diminua par une consommation infiniment moindre, se trouvent accablés sous le poids des charges publiques et manquent, pour la plupart, du nécessaire ; et l'on peut dire que les professions leur sont maintenant plus onéreuses que profitables. Enfin, il n'est que trop vrai que les habitants de cette ville seront longtemps à se relever des funestes effets de cette épidémie et de l'infertilité de leurs possessions.* »

Cette frayeur était-elle motivée ? La ville a été isolée. L'économie semble avoir souffert : diminutions des ressources des commerçants et des propriétaires. Nous sentons bien l'exagération des responsables dont la catastrophe a excité la verve. Des relevés des décès paroisse par paroisse ont été faits entre le 17 et le 31 mai[122].

Les professions des victimes de l'épidémie ont été notées. La plupart étaient des artisans ou des marchands. Il y avait de nombreux domestiques ou garçons, quelques prêtres et quelques notables : cinq procureurs, deux greffiers, un conseiller au Parlement.

L'intendant de Ginisty se permit d'écrire :

« *Il n'est mort que quelques domestiques ou porteurs et leur perte est généralement attribuée à leur indocilité naturelle, à leur imprudence.... Il n'est mort personne d'un certain rang* ».[123]

Et pourtant, François, Philippe, Antoine de Garipuy (1711-1782), qui créa sur le toit de sa maison l'Observatoire en 1751, qui fut ingénieur et membre de l'Académie des Sciences et bienfaiteur de l'astronomie, trouva la mort au cours de cette épidémie.

Tous les médecins de la région ont été réquisitionnés. Participèrent aux mesures d'urgence les médecins suivants : Rigaud de Castelnaudary, Reboulh de Carcassonne, Gaubert, Delpech, Dubor, Ducasse, Arrazat, Benet, Dubernard, Fouquet venu de l'hôpital militaire de Montpellier et qui fut payé six cents livres quand il quitta Toulouse le 1er juin, Dastarac et Sol.

Chaque praticien devait faire un rapport. Bégué, maître en chirurgie, présenta l'état de ses clients le 23 mai 1782 : trois hommes atteints, sept femmes, deux décès. Le docteur Couche exerçait dans la paroisse Saint-Michel. Voici son bilan et ses conclusions (Tableau 4).

---

122 Archives municipales de Toulouse GG 1012. *Relevé paroisse par paroisse des décès dus à la suette.*

123 Dumas M. (1911), *Une épidémie de fièvre miliaire à Toulouse en 1782,* Mémoires de l'Académie des Sciences, Inscriptions et Belles Lettres, pp.227 - 240.

Tableau 4 : Rapport du docteur Couche

<table>
<tr><th>Date : mois de mai</th><th>Nombre de malades</th><th>Nombre de décès</th></tr>
<tr><td>11</td><td>4</td><td rowspan="3">1</td></tr>
<tr><td>12</td><td>10</td></tr>
<tr><td>13</td><td>18</td></tr>
<tr><td>14</td><td>29</td><td rowspan="4">3</td></tr>
<tr><td>15</td><td>32</td></tr>
<tr><td>16</td><td>62</td></tr>
<tr><td>17</td><td>70</td></tr>
<tr><td>18</td><td>79</td><td rowspan="8">4</td></tr>
<tr><td>19</td><td>84</td></tr>
<tr><td>20</td><td>89</td></tr>
<tr><td>21</td><td>104</td></tr>
<tr><td>22</td><td>136</td></tr>
<tr><td>23</td><td>148</td></tr>
<tr><td>24</td><td>192</td></tr>
<tr><td>25</td><td>288</td></tr>
<tr><td>26</td><td>302</td><td rowspan="6">1</td></tr>
<tr><td>27</td><td>249</td></tr>
<tr><td>28</td><td>124</td></tr>
<tr><td>29</td><td>92</td></tr>
<tr><td>30</td><td>61</td></tr>
<tr><td>31</td><td>24</td></tr>
</table>

Sur un total de 2 197 malades, il y eut 9 décès, ce qui fait un taux de mortalité de 4 pour mille. Couche commente son action :

« *Je ne comprends point dans cette liste 68 malades que j'ai vus en même temps dans la paroisse de Saint-Etienne et la Dalbade, desquels 68, il en est mort 2. Tel est l'ordre de cette liste : le 11 mai, j'ai été chargé de 4 malades. Le 12, j'en ai vu six de plus, ce qui fait dix malades... Le fort de l'épidémie est très bien marqué du 21 mai jusqu'au 26. Les convalescences ont été plus ou moins longues. Le déclin plus sensible que l'augmentation, depuis le 26 jusqu'au présent 31 mai. À Toulouse le 31 mai 1782. Couche Docteur en Médecine* ».[124]

[124] Archives municipales de Toulouse GG 1011. *Suette, Observations sur l'épidémie dont les effets se manifestèrent à Toulouse vers le 15 mai 1782.*

Le Docteur Dabadie déclara le 20 mai qu'il soignait quatorze personnes « *attaquées par la maladie épidémique courante* ».

Bosc constata la même évolution de la maladie, avec la décroissance à la fin du mois de mai. De façon plus générale, il annonça qu'il y eut plus de huit mille malades et environ quatre-vingts décès (ce qui fait un taux de mortalité de 102). La ville dépensa 1 344 livres et 14 sols. Vingt mille personnes, dit-on, se refugièrent à la campagne créant un véritable exode[125].

De nombreux conseils provenaient de la France entière. Voici la lettre adressée par un prêtre de Vienne aux Capitouls.

Messieurs,

Pardonnez à mon zèle, j'apprends par courrier d'hier qu'une violente épidémie règne à Toulouse. La cause générale ne peut être que dans l'air chargé de vapeurs pestilentielles ; souffrez que... engage à suivre promptement l'exemple du célèbre Hippocrate, en faisant allumer une vingtaine de grands feux dans les fours, places publiques, tout autour de la ville, du costé du vent afin que le vent porte la fumée sur la ville ; chaque buchée doit être composée d'une vingtaine de « charetaie » de bois aromatique comme pin, sapin, genièvre et on peut mettre dans chaque brasier une cinquantaine de livres de sucre, tout ce qui peut occasionner l'Ebranlement, la décomposition de l'air, si je puis parler ainsi, le purifier et l'épidémie cessera.

Messieurs les Médecins de votre ville ne désapprouveront pas un expédient si simple qui a réussi bien des fois, très peu coûteuse eu égard à l'étendue et la richesse de la Ville de Toulouse.

J'ai l'honneur d'être avec beaucoup de respect et l'attachement d'un Bon François, Messieurs

Votre très humble et obéissant serviteur

De Lapommeraye

Prestre de l'Oratoire
Directeur du Séminaire

Vienne en Dauphiné
Le 1er Juin 1782

[125] D'après Dumas M., op. cit.

Il reste, maintenant que nous avons vu comment l'épidémie a été vécue au jour le jour, à étudier la maladie. Qu'en est-il exactement de la suette ? Cette maladie ne sévit plus depuis longtemps. Nous nous référons au texte de P. Melnotte, de l'EMC[126]. Un syndrome sudoral accompagné d'un exanthème et d'une éruption miliaire est-il suffisant pour individualiser une maladie sous le nom de suette miliaire ? L'intrication fréquente suette et rougeole autorise ce doute. Beaucoup de maladies infectieuses comportent des sueurs profuses et des sudamina. Les miliaires sudorales étaient connues sous le nom d'échauboulure ou de bourbouille[127]. La suette présente :

- une phase d'invasion : fièvre, toux, sueurs intenses,
- une phase d'état : phase pré-éruptive sudorale et fébrile avec une splénomégalie et des crises algiques cardio-respiratoires souvent très angoissantes et impressionnantes, une anurie, des myalgies,
- une phase éruptive, débutant au soixante et unième jour, avec prurit, éléments d'aspect variable, sur lesquels apparaissent des petites papules acuminées, grosses comme un grain de mil, donnant au palper un aspect granité. Bientôt, la papule se transforme en vésicule. La desquamation survient au quatre-vingt et unième jour.

Le taux de létalité varie de 2 à 26 %. Les complications classiques sont cardiaques, nerveuses et hémorragiques. Il existe des formes foudroyantes et d'autres inapparentes.

Tout ceci est conforme à la description du XVIIIe siècle qui était souvent imagée : « peau graveleuse comme du chagrin », par exemple.

Le diagnostic différentiel n'est pas toujours facile à faire. Un cas isolé peut être confondu avec une rougeole, une scarlatine, une rubéole ou une varicelle. La variole était toujours évoquée ; mais comme le savaient parfaitement les médecins de l'époque, il n'y a pas de suppuration dans la suette. On peut penser aux rickettsioses vésiculeuses, mais il n'existe qu'une seule poussée, alors que dans la suette, plusieurs poussées se succèdent avec des éléments d'âges différents.

Dans la suette miliaire, l'hémogramme n'est pas d'un grand secours : il y a une polynucléose légère. L'hémoculture est négative. Il y aurait intérêt à

[126] D'après Melnotte, P., *Suette miliaire*, EMC, MI, 8045 A 50.
[127] D'après Renbourn, E.T. (1958), « Histoire de la suette et de l'échauboulure au cours des XIXe et XXe siècles », *J. Invest. Derm.*, 30, n° 5, pp. 249 - 259.

explorer la sérologie virale et rickettsienne. P. Melnotte et J.M. Foliguet ont étudié cette sérologie et le sérodiagnostic était positif + + au 1/20 pour Rickettsia Burnetii. L'interprétation doit toujours être prudente. L'exploration du domaine sérologique pourrait probablement nous apprendre quel est l'agent responsable de la suette, si une épidémie éclatait maintenant. C'est une maladie essentiellement rurale et saisonnière (printemps et été avec incidence maximale en mai et juin). Elle atteint surtout les adultes jeunes. Ses caractères épidémiologiques ressemblent à ceux de certaines leptospiroses et fièvres. Les rongeurs ont-ils un rôle dans la transmission ainsi que les ectoparasites ? Les données épidémiologiques de 1947 montrent que la contagion est possible d'homme à homme. Melnotte préconise un traitement symptomatique : hydrothérapie tiède, belladone, gardénal. La prophylaxie est fondamentale. La désinfection porte sur le linge et la literie. La dératisation et la désinsectisation sont obligatoires. Melnotte conclut en remarquant le déclin (sinon la disparition) de la suette. Malheureusement, contrairement à la peste, des précisions « scientifiques » n'ont pu être obtenues, qui permettraient une lutte plus rapide contre une épidémie de suette qui éclaterait aujourd'hui.

Petit à petit, grâce aux déclarations des médecins, aux observations, aux récits, nous avons pu dresser un tableau de la vie médicale, sous ses différents aspects. La psychologie des praticiens et celle du malade face à la maladie nous intéressaient particulièrement. Les études médicales étaient très longues et variables selon que l'on exerçait à la ville ou à la campagne. Les malades étaient reconnaissants envers les médecins capables de les guérir et leur décernaient des attestations. En temps d'épidémie, la population était vite effrayée. Les statistiques montrent que la suette a touché de la même façon tous les milieux sociaux ; cependant les commentaires de l'époque sont pleins de préjugés. L'idée de contagiosité était très présente dans les esprits. Des précautions pour éviter la contagion étaient prises. Les notions d'hygiène peuvent paraître modernes. Considérée jadis, par le caractère terrifiant de ses manifestations, comme aussi redoutable que la peste ou le choléra, la suette miliaire est aujourd'hui totalement oubliée. Et pourtant, cette maladie infectieuse qui sévit dans le Sud-Ouest, due à un « agent général qui réside dans l'air », était considérée comme « une maladie surnaturelle ».

Chapitre 5 : LE MONDE DE L'ENFERMEMENT

I. L'Hôpital Général

Dans son fonctionnement, l'Hôpital Général ne s'apparentait à aucune idée médicale. Il était l'instance de l'ordre monarchique et bourgeois qui s'organisait en France[128]. Un édit royal du 16 juin 1676 prescrivait l'établissement d'un « Hôpital Général dans chaque ville du royaume ».

De gestion surtout bourgeoise, ces hôpitaux jouaient à la fois un rôle d'assistance et de répression, destinés à secourir les pauvres et munis de cellules de détention et de quartiers de force. On y recevait aussi des « pensionnaires », adultes ou enfants, pour lesquels la famille payait une pension. Ces maisons exprimaient à la fois le désir de secourir et de châtier. Au XVIIe siècle, la réorganisation fut générale : obligation d'installer des métiers et des manufactures. L'internement, phénomène massif dont on trouve les signes à travers toute l'Europe, devenait chose de « police ». Il fut rendu nécessaire par impératif de travail et non par souci de guérison. La mendicité et l'oisiveté étaient considérées comme sources de tous les désordres. Les fous, eux aussi, ont été pris dans la grande proscription de l'oisiveté. Ils avaient leur place, à côté des pauvres et des oisifs. Dans les ateliers, ils se distinguèrent par leur incapacité à travailler et à suivre le rythme d'organisation de la journée. L'expérience que l'on avait de la folie à cette époque fut intégrée dans l'obligation générale du travail, alors que jusqu'à la Renaissance, la sensibilité à la folie fut liée à la présence de « transcendances imaginaires ». Le fou franchit les barrières de l'ordre bourgeois. Pour le bourgeois, l'origine de la pauvreté (physique ou morale) était « l'affaiblissement de la discipline et le relâchement des mœurs ». Ceci entraîna l'instauration d'établissements de moralité avec synthèse entre obligation morale et loi civile. Le monde correctionnaire a fonctionné comme un mécanisme social. Il a éliminé les « asociaux », ceux qui sont distribués entre prisons, maisons de correction, hôpitaux psychiatriques. Se mêlaient ceux enfermés sur lettre de cachet, les enfants envoyés par leurs parents pour punitions, les prostituées, les femmes du monde voulant faire pénitence, les « bons pauvres », les paralytiques, les aliénés, des criminels et des libertins. Entre eux, le seul point commun était le déshonneur. L'internement a rapproché des personnages entre lesquels d'autres cultures

[128] Foucault, M. (1972), *Histoire de la folie à l'âge classique*, TEL, Gallimard.

n'avaient perçu aucune ressemblance. Ces expériences touchent souvent à la sexualité, à la profanation du sacré, au libertinage. Compteront au nombre des signes majeurs de la folie, certaines formes de pensées libertines, comme celle de Sade, de même que la magie, l'alchimie, certaines formes de sexualité.

Bayle, médecin de l'Hôtel-Dieu de Toulouse eut à s'occuper de quatre filles « possédées », vomissant des épingles, entrées en transe[129]. Il eut le mérite de ramener ce cas à la maladie et non à la possession diabolique. Les vénériens, contrairement à ce qui existait dans la plupart des Hôpitaux Généraux du royaume, continuèrent à être soignés à l'Hôtel-Dieu. Le lieutenant de police avait le droit absolu de faire arrêter sans procédure toute personne se livrant à la débauche ; la possibilité d'appel restait très théorique. Les maisons d'internement furent pleines pendant le XVIIIe siècle de « blasphémateurs » (le blasphème étant l'extravagance de la parole). Entre folie et impiété, la différence était imperceptible. À La Grave, à Toulouse, furent internés des gens qui avaient refusé de pratiquer l'acte d'abjuration de l'hérésie. Le suicide fut aussi, longtemps considéré de l'ordre du sacrilège. Le suicide manqué était puni de mort. Les pratiques de sorcellerie étaient condamnées. Au XVIIIe siècle, cependant, ces pratiques furent moins considérées comme actions sacrilèges que comme illusions ou tromperies, c'est-à-dire déraison.

Toute une population se trouva donc recluse dans les asiles qui vont devenir, après un ou deux siècles, les champs clos de la folie. Ce n'était pas tout à fait l'espace social de la misère ni celui de la maladie.

1. Historique de l'Hôpital Général

Malgré de nombreuses mesures, les mendiants affluaient dans les villes. Ils vivaient sans loi, sans religion, sans police, dans « l'impiété, la sensualité, le libertinage ». Ils étaient les auteurs des assassinats, larcins et violences, des blasphèmes et des « discours insolents ». Les aumônes suffisaient à satisfaire leurs besoins. Les magasins charitables furent créés en 1651. L'Hôpital Général de Paris fut ouvert le 7 mai 1657. La déclaration de 1681 ordonna la fondation d'Hôpitaux Généraux dans toutes les villes du royaume.

« *Par nos lettres patentes de déclaration du mois de janvier l662, nous aurions ordonné qu'il serait établi des hôpitaux dans toutes les villes de*

---

[129] Thèse de 3° cycle de M. Taillefer conservée à l'Hôtel d'Assézat.

notre royaume, pour y enfermer les pauvres mendiants, les faire instruire à la piété et les divertir du libertinage, en les appliquant à des métiers qui servent à les faire soutenir sans être beaucoup à charge du public... »

« *Dès l'année 1647, les Capitouls et bourgeois de ladite ville de Toulouse, portés d'un même esprit de charité à secourir les pauvres mendiants, avaient délibéré d'en faire le renfermement et de se servir à cet effet de l'Hôpital Saint-Sébastien de La Grave...* »

Article I : « *Que tous les pauvres mendiants, valides et invalides de l'un et l'autre sexe soient enfermés dans ledit Hôpital Saint Joseph-de-La-Grave, pour y être nourris, instruits et occupés en la manière qui sera jugée plus avantageuse par les directeurs du dit hôpital, duquel nous nous déclarons par ces présentes le protecteur et conservateur...* »

Article XVI : « *Faisons très expresse défense à toutes personnes de tout sexe, valides et invalides, de mendier dans la ville et diocèse, sous quelque prétexte que ce soit, à peine de punition corporelle.* »

Article XVII : « *Faisons aussi défense de donner manuellement l'aumône aux pauvres dans les églises, dans les rues ou autres endroits de la ville ou diocèse, à peine de cent sols applicables à l'hôpital ; et aux habitants propriétaires ou locataires de les retenir ou loger dans leurs maisons sous peine pareille.* »

La Grave n'étant pas un hôpital de soin, les malades devaient être envoyés à l'Hôtel-Dieu pour se faire soigner, comme le montre l'article suivant :

Article XVIII : « *Seront les malades du dit hôpital de maladie formée sujette à cure de médecin envoyés à l'hôpital Saint-Jacques, pour y être traités, et après leur convalescence ramenés au dit hôpital, et sera fait mention sur le registre de la maison de leur sortie et entrée.* »

La distinction entre Hôpital Général, lieu de renfermement, et Hôtel-Dieu, lieu de soins, était donc bien nette.

2. L'hôpital La Grave : un Hôpital Général à Toulouse

Ce très ancien établissement tire son nom du lieu où il a été bâti. La Grave, gravier, grève, est la rive basse de la Garonne[130]. Son nom est mentionné pour la première fois dans une charte de Raymond VI en 1197. À partir de 1508, l'hôpital Saint-Sébastien fut construit pour les malades pestiférés[131]. Il était tenu par la Ville et surveillé par le Capitaine de la Santé (charge créée en 1515 ayant pour objet de renfermer les malheureux atteints de contagion). En 1556, l'épidémie de peste fut meurtrière. Au XVIe siècle, le faubourg Saint-Cyprien était défendu par un simple mur qui longeait la Garonne de l'Hôtel-Dieu à La Grave[132]. Le nom d'hôpital de La Grave persiste au XVIe siècle et il semble former un ensemble avec l'hôpital Saint-Sébastien.

Au XVIIe siècle, les émules toulousains de Saint Vincent de Paul organisèrent l'assistance aux pauvres. L'hôpital des Pestiférés fut transformé en Hôpital Général. À la demande de l'Archevêque, les mendiants furent rassemblés à La Grave. Le 26 mars 1647, les Capitouls acceptèrent la proposition du prêtre Arnaud Baric et les deux hôpitaux furent affectés aux mendiants. À partir de juillet 1647, l'hôpital devint « Glorieux Saint-Joseph ». Le conseil d'administration fut formé. On devait aussi y recevoir les infirmes, les enfants trouvés, les femmes enceintes, les syphilitiques, les filles du quartier de force. L'établissement fut confirmé par une bulle du pape Innocent X en 1652 et par Lettres Patentes de Louis XIV en 1658. De 1661 à 1684, furent élevés de nouveaux bâtiments, en partie détruits par l'incendie de décembre 1687[133]. Les travaux au XVIIIe siècle concernèrent surtout l'église dont la première pierre fut posée en 1758. En 1797, La Grave s'agrandit des bâtiments voisins du couvent des Clarisses. Les locaux furent occupés par les filles orphelines et on y traitait aussi les individus atteints de démence. Ceux-ci étaient enfermés dans des cellules que l'on a plus tard appelées cabanons d'Esquirol. Sous la Révolution, l'hôpital prit le nom

---

[130] D'après Goldschild, J. (1974), *Un hôpital général sous l'Ancien Régime. L'hôpital Saint-Joseph de La Grave à Toulouse*, Thèse Med. Paris, Broussais, 1974, n° 69.

[131] D'après Lahondes, J. (1920), *Les monuments de Toulouse. Histoire, archéologie, beaux-arts*, Toulouse, Privat, 1920.

[132] Mesple, P. (1961), « Une salle voûtée de 70 mètres est identifiée à l'hospice de La Grave », *Rev. d'histoire de la pharmacie*, n° 168, pp. 29 - 32.

[133] Archives départementales de Toulouse. Registres de délibérations de l'Hôtel-Dieu et La Grave séries A et B tome I.

d'hôpital de la Bienfaisance. Au XIXe siècle, les bâtiments seront agrandis ou restaurés.

Monseigneur Henri de Nesmond, bienfaiteur de l'hôpital, légua ses biens après sa mort en 1727 dans le but de la construction d'une chapelle. Celle-ci, commencée en 1758, fut achevée en 1844.

2.1. Les locaux

Les bâtiments qui constituent l'Hôpital de La Grave avant la Révolution sont groupés, en damier, autour de trois grandes cours et de trois petites, en arrière. Au XVIIIe siècle, il est souvent fait mention de plaintes concernant le manque de place. En 1709, le registre des délibérations signale « qu'on n'a jamais pu découvrir le nombre exact de personnes qui sont dans le quartier des femmes »[134]. Outre l'insalubrité permanente, les bâtiments étaient menacés par les inondations, telle celle de 1770, ainsi décrite[135]:

« *L'an 1770, le 5 avril, les eaux de la Garonne se sont accrues par les pluyes et la fonte des neiges de la Montagne, à un point que cette rivière a inondé tout le quartier de Saint-Cyprien. L'eau est entrée dans l'hôpital, non seulement par la grande porte, mais encore tous les côtés.*

La Garonne était très grosse à trois heures après midy du 5 avril, et les eaux s'accrurent toujours insensiblement jusqu'à 3 heures après minuit du six. Cette inondation a fait beaucoup de ravages depuis la source de la Garonne jusqu'à Bordeaux. Notre hôpital en a beaucoup souffert. On a élevé le sol de l'église, des tribunes des filles et des femmes, La réserve a été portée dans la chapelle puis au salon du quartier des femmes. Certifié véritable : Barthe prêtre chapelain ».

Pour que les eaux s'écoulent facilement en cas de nouvelle inondation, on a réalisé en 1771 un petit aqueduc au milieu de l'amphithéâtre bâti au fond de l'église, et qui passant sous les marches, sous le seuil du portail, va joindre le grand aqueduc qui est dehors à quatre ou cinq pas de l'entrée et se décharge dans la rivière.

---

[134] Registres de délibérations conservés aux Archives départementales de Toulouse, séries E, F, G, H Tome IV et « Hôpitaux divers ».

[135] Archives municipales de Toulouse. Série GG 749 1er janvier 1770 - 31 décembre 1790.

2.2. L'administration de La Grave

Le bureau de direction se composait de l'Archevêque de Toulouse, du Premier Président du Parlement, du Doyen des Conseillers Laïcs, du Doyen des Conseillers clercs, du Procureur Général, des Avocats Généraux et de l'administrateur, dont la liste se trouve dans l'article 4 du règlement du 6 avril 1681, parmi lesquels des avocats et des marchands. Les vingt-quatre directeurs se réunissaient une fois par semaine. La composition du bureau varia peu. Les membres n'étaient remplacés, par nomination à la pluralité des suffrages, qu'en cas de mort, de démission volontaire ou de l'absence aux assemblées pendant trois mois. Il y avait quatre assemblées générales par an. Le bureau devait recevoir les pauvres demandant à être admis à l'hôpital, prendre leurs noms afin qu'une enquête fût faite pour décider de leur admission. Le bureau décidait aussi des peines infligées aux vagabonds. L'autorité des administrateurs sur les pauvres et les mendiants était sans limites et pouvait aussi s'exercer à l'extérieur de La Grave. La police de la ville concernant les mendiants incombait au bureau, en accord avec les autorités municipales et les représentants du roi. Il pouvait procéder aux arrestations, par l'intermédiaire des archers aidés par toute la population de la ville. Des peines étaient prévues contre ceux qui encourageaient la mendicité.

Article 19 du Règlement de 1681 : « *Pourront les directeurs employer telles personnes qu'ils voudront et entretenir des gardes, tant pour arrêter les mendiants, les conduire à l'hôpital, que pour conduire dans les prisons ceux qui, lors de la capture, s'opposeront avec violence, leur faisant défense d'y donner empêchement sous quelque prétexte que ce soit, à peine de punition.* »

Article 20 du Règlement de 1681 : « *Pourront les dits directeurs, dans leurs assemblées, faire les règlements qui seront nécessaires tant pour la reddition des comptes du Trésorier, que pour la conduite, police et gouvernement du dit hôpital, non contraire aux présentes ; créer des syndics, nommer et choisir des trésoriers parmi les bourgeois et habitants de la ville, capables des dites charges, et tous officiers nécessaires au service du dit hôpital, corriger et châtier les pauvres qui y sont enfermés, et, à cet effet, avoir des lieux de sûreté pour les y retenir en cas de besoin.* »

C'était aussi le bureau de direction qui faisait les règlements concernant la vie à l'intérieur de l'hôpital : travail, obligations religieuses. Il surveillait et pouvait réprimander le personnel médical. Enfin, il assurait la gestion matérielle. Les charges étaient réparties entre les différents administrateurs. Tous les procès étaient jugés en la Grand'Chambre du Parlement de Toulouse.

Les structures mises en place depuis longtemps ont peu bougé au cours du XVIIIe siècle. Il y avait dix-huit directeurs en 1647[136] : deux ecclésiastiques et seize laïques, « *des principaux et plus qualifiés habitants de la ville, deux de chaque capitoulat* ». À partir de 1681, il y en eut vingt-quatre. On comptait aussi un économe et un contrôleur. Ces directeurs avaient des pouvoirs extrêmement étendus. Outre les charges quotidiennes, ces directeurs perpétuels participaient activement à la police de la ville, pouvant entretenir des gardes et envoyer en prison les mendiants récalcitrants. Les corrections et châtiments, les mises en « lieux de sûreté » se décidaient en assemblée. À la Révolution, les directeurs (vingt-quatre citoyens) prêtèrent serment (le 20 - XII. 1792)[137] : « *d'être fidèles à la République, de maintenir la liberté et l'égalité ou de mourir en les défendant, de protéger la sûreté des personnes et des propriétés et de remplir avec zèle et courage les fonctions de la place qui leur est Confiée* ».

2.3. Les ressources et dépenses de La Grave

Les biens meubles et immeubles constituaient une grande partie des revenus. Ceci est explicite dans l'article IX de la déclaration royale de 1681 :

« *Tous les dons et legs qui seront faits à l'avenir par contrats, testaments, et autres dispositions et adjudications d'aumônes qui seront ordonnées dans tout le diocèse en termes généraux aux pauvres, sans autre désignation, seront et appartiendront au dit hôpital général et à l'hôpital Saint-Jacques, chacun par moitié, à l'exception des lieux où il y a hôpitaux ou maison de charité.* »

L'article X précisait que les notaires ayant des actes ou testaments en faveur des pauvres devraient en avertir le syndic dans le mois. La Grave recevait une pension, soit de la ville, soit du diocèse de Toulouse (article VII). L'hôpital bénéficiait aussi de privilèges (pas de droits d'amortissement, de rachat, de relief) (article XIV). De plus, s'ajoutaient les

---

[136] Archives municipales de Toulouse. Série GG 958. Règlement concernant La Grave 27 juillet 1647.

[137] Archives municipales de Toulouse. Série 3 Q4. Administration de La Grave 1792.

aumônes de fondation (en argent, grain ou nature) des communautés religieuses ou des particuliers, les quêtes, les produits des amendes qui lui étaient réservés. Le roi accordait le droit d'acquérir ou de vendre les biens. Il permettait l'établissement de manufactures pour occuper les pauvres à des ouvrages utiles à leur subsistance (article XV de la déclaration royale de 1681). Les Compagnons des Arts et Métiers devaient instruire les mendiants afin de leur faire acquérir la maîtrise après six années de service et de pouvoir tenir boutique ouverte dans la ville.

La Grave a vu ses ressources et ses biens s'accroître au XVIIe siècle. La pension de la Ville fut réduite dès 1716. Les biens immeubles, situés pour la plupart dans les environs mêmes de Toulouse et affermés, étaient très inférieurs à ceux de l'Hôtel-Dieu. L'hôpital jouissait des mêmes exemptions que les classes les plus privilégiées (droits de lods et ventes, droits d'octroi). Grâce à la bienveillance de la ville, La Grave était affranchie de la taille. Une délibération du 11 mars 1770 lui a octroyé la gratuité de la procédure dans toutes les causes où les tribunaux municipaux étaient intéressés. Cet hôpital avait aussi le privilège de fournir les pauvres qui devaient assister aux enterrements des personnages de haut rang (article XI de la déclaration royale de 1681). En outre, lui étaient attribuées les amendes dues par les personnes qui, en temps de Carême, mangeaient du beurre et du lait, ainsi que les amendes pour les infractions aux lois de la police des mœurs. Le travail des pauvres constituait aussi un revenu. Tout mendiant valide, toute personne renfermée dans le quartier de force devaient s'occuper dans les manufactures. En 1702, il existait une filature pour dévider la soie et filer, des manufactures de couvertures, de draps « façon Hollande » et de camelots « façon de Bruxelles ». En 1721, les livres de compte nous apprennent que les filles du quartier de force filaient à la « hollandaise »[138]. Les deux tiers des fileuses étaient des enfants de dix, onze, douze ans. Il y avait en tout cinquante-trois femmes. Il existait une boutique de garçons eux aussi filant la laine. Dans la boutique du bonnetier, vingt-sept garçons tricotaient. La difficulté de trouver des contremaîtres était grande. Ceux-ci gardaient le produit de leur travail et donnaient une redevance à l'hôpital. Le produit du travail des pauvres augmenta sensiblement à la fin du siècle en raison de l'augmentation du nombre de mendiants. Seules, les femmes du quartier de force recevaient une légère indemnité.

[138] Archives municipales de Toulouse. Série GG 956. Projet de règlement pour le quartier des femmes débauchées proposé à l'Assemblée Générale.

De manière générale, la situation financière fut mauvaise. Le déficit était constant. En 1717, il était évalué à vingt mille livres, il atteignait trente-deux mille livres en 1735. Les plus mauvaises périodes furent les mêmes que celles de l'Hôtel-Dieu. En 1712, par exemple, l'inondation coûta à La Grave plus de soixante mille livres. À partir de 1760, la situation empira. Le 20 juin, la faillite était annoncée au public et aux créanciers par affiches et circulaires. Il y avait environ sept cents créanciers. L'arrêt du Conseil du 20 novembre 1765 ordonnait la vente et l'adjudication définitive des biens. Les emprunts se multipliaient, ainsi que les demandes de secours à la Ville. En août 1779, les administrateurs proposèrent un nouveau projet pour le rétablissement d'un dépôt de mendiants. Pour cela le roi devait fournir sept sols par jour pour chaque mendiant, ainsi que mille livres par an pour le loyer du dépôt et deux cents livres pour les besoins spirituels et les gages d'un concierge et d'un guichetier. Ces trois services furent placés sous l'autorité de la direction. Dans le courant de l'année 1782, fut organisé le nouveau dépôt pour les mendiants à La Grave.

Les dépenses se composaient essentiellement de la nourriture du personnel et des gardes. L'entretien des pauvres était évalué à cinq sols par jour. Le bois à brûler, les drogues, les droits sur les farines, les réparations constituaient le reste des dépenses. La situation financière n'était pas bonne. En 1721, une requête fut présentée au Duc d'Orléans par le Syndic de La Grave :

« *Les Directeurs de l'Hôpital Général de Toulouse représentent très humblement à Votre Altesse Royale qu'ils trahiroient leurs devoirs les plus essentiels s'ils attendaient plus longtemps à l'informer de l'affreuse situation où cet Hôpital se trouve.* »

« *L'aisance n'est pas l'état actuel des hôpitaux.* »

« *Il ne sort de l'Hôpital que des corps faibles et minces, à cause de la méchante nourriture, de la vermine, gale et maladies qu'ils se communiquent les uns aux autres ; ils se gâtent entre-eux, même pour les mœurs.* »

Les finances furent un souci constant pour les directeurs. L'équilibre entre revenus et dépenses resta précaire. Les crises furent nombreuses. Au cours du siècle, le patrimoine hospitalier diminua.

2.4. Le personnel médical et religieux

Le personnel dépendait du bureau d'administration et en particulier du directeur semainier (administrateur délégué pendant une semaine pour veiller à la bonne marche de l'établissement). L'Hôpital Général ayant été créé dans le but d'enfermer les pauvres pour leur apprendre la doctrine chrétienne, la présence des prêtres était indispensable. Le règlement de 1647[139] fait mention de quatre prêtres « *pour la direction des âmes et l'instruction des jeunes enfants* ». Les chapelains devaient remplir leur ministère vis-à-vis des pauvres renfermés et du personnel de l'hôpital. Ils devaient acquitter les messes des fondations. Certains s'engageaient à La Grave, en attendant leur nomination dans une paroisse, d'autres étaient envoyés par l'Archevêque. Ils étaient logés, nourris et recevaient un faible salaire (cent livres par an jusqu'en 1720 puis vingt livres par an). Ils délivraient les extraits des actes de décès aux personnes qui les demandaient. Ils restèrent en place jusqu'à la Révolution.

Le personnel médical était peu important. Le corps des chirurgiens de la Ville devait donner un de leurs compagnons pour servir l'hôpital, sinon celui-ci pouvait choisir un chirurgien qui, après six ans d'exercice, obtenait la maîtrise. En 1770, un concours fut créé pour ceux qui désiraient exercer dans les hôpitaux. Le salaire du chirurgien était de cent quatre-vingt-dix livres par an. En 1765, à cause des difficultés pour faire soigner les malades à l'Hôtel-Dieu, un crédit de cent livres fut voté pour engager un médecin. Bien entendu, le personnel médical devait être catholique, un candidat chirurgien protestant fut refusé en 1776. Alexis Larrey fut chirurgien de La Grave en 1782. En 1785, Dominique Larrey (1766-1842) fut premier au concours pour le poste d'aide-major. En 1781, un médecin nommé Mazars traita les paralytiques par l'électricité. La Société de Médecine de Paris demanda la publication de cette méthode. Mazars fit de nombreuses observations intéressantes, que l'on peut trouver dans *Histoire et Mémoires de l'Académie Royale des Sciences, Inscriptions et Belles Lettres de Toulouse*.

Douze sœurs, Filles de La Charité, étaient chargées de la surveillance et de l'entretien courant. La Supérieure régentait les sœurs grises. Celles-ci étaient nourries, logées et recevaient un modique salaire. Comme à l'Hôtel-Dieu, les sœurs faisaient office de surveillantes et d'infirmières.

---

[139] Archives municipales de Toulouse. Série GG 959. Règlements de 1647.

Le bureau de direction déléguait ses pouvoirs à un économe et à un contrôleur chargés de surveiller l'exécution des ordres. Ils visitaient les services, vérifiaient le travail des chapelains. Ils recevaient les dons, faisaient les achats, surveillaient la conduite des pauvres et pouvaient les châtier. L'organisation de la journée était bien réglementée et le contrôleur veillait à ce qu'elle se déroulât comme prévu. Un secrétaire ou greffier assistait aux réunions et inscrivait les délibérations sur un registre. Il délivrait les ordonnances de paiement. Il s'occupait des archives.

La fonction de l'Hôpital Général étant de renfermer les mendiants, des appariteurs et des archers étaient employés à rechercher les mendiants et à les arrêter. À chaque porte de la ville, se tenait un appariteur surveillé par deux bourgeois pour empêcher l'entrée des pauvres. Les archers portaient un uniforme, « une casaque avec croix » et une épée et hallebarde pour se défendre. Ils étaient choisis par le bureau. À leur tête, il y avait un capitaine. Ils étaient impopulaires et peu à peu disparurent.

Les domestiques étaient assez nombreux. Enfin, on comptait un portier, un bourrelier, un cuisinier, quatre gardes et une lingère.

Les directeurs engagèrent des gens ayant un métier pour qu'ils l'exerçassent à l'intérieur de l'hôpital : par exemple, un bourrelier, un boulanger...

Le personnel était nourri et logé et très peu payé. Les prêtres et les sœurs grises étaient responsables de l'application quotidienne de la religion. Le personnel médical présent à l'Hôtel-Dieu a été insuffisant à La Grave qui n'était pas un hôpital de soins.

Tout un système punitif et répressif, avec les archers, était mis en place pour lutter contre la mendicité.

2.5. Les malades

L'étude des registres de délibérations et de décès permet de connaître la population hospitalisée à La Grave.

4760 actes ont été dépouillés. Le recensement de la population totale de La Grave était fait en février, juin, septembre et décembre[140]. La population totale a augmenté, de façon globale, du début à la fin du siècle. Il y avait

[140] Archives départementales de Toulouse. Registres de délibérations de La Grave 1647 - 1798 Tome IV.

grossièrement six fois plus de personnes à la Révolution qu'en 1713. Dès 1791, ce nombre a chuté car avec « l'esprit nouveau », les portes se sont ouvertes et beaucoup de gens se sont trouvés à la rue. Les mendiants constituaient à peu près 10 % de la population. Après la Révolution, il semble qu'ils soient restés à La Grave. Les prostituées, les enfants, les fous ont été mis dehors.

Le nombre de décès par année a été étudié à partir des registres de décès[141]. Les décès, comme pour l'Hôtel-Dieu, augmentent lors des crises (les plus graves étant en 1752 et à la Révolution). Si l'on compare les décès à la population totale, on constate que le taux de mortalité n'augmente pas avec l'élévation du nombre de personnes renfermées, mais s'élève à chaque période de crise (exemple : 1773 avec les inondations et les émeutes, 1782 avec la hausse du prix du blé et l'épidémie de suette, 1790 avec les inondations et la Révolution). Au total, à La Grave, la mortalité dépend plus des facteurs extérieurs que de l'état du pauvre renfermé qui, en général, n'était pas malade.

2.5.1. Le lieu d'origine des malades de La Grave

Les résultats donnés par le dépouillement des registres de décès sont à peu près conformes aux règlements : 44,4 % des pauvres provenaient des paroisses toulousaines ; 29,2 % étaient originaires du diocèse de Toulouse. Cependant 9,9 % étaient nés dans un diocèse français ou à l'étranger. La répartition par paroisse se fait ainsi (Tableau 5) :

Tableau 5 : Paroisses d'origine des malades de La Grave

Paroisse	Pourcentage
Saint-Etienne	14 %
Saint-Nicolas	7,5 %
Saint-Michel	6,3 %
Dalbade	6 %

[141] Archives municipales où sont conservés les registres de décès 1700-1792 :
GG 746 - 21 août 1694 - 3 mars 1710
GG 747 - 18 janvier 1716 - 4 avril 1745
GG 748 - 8 avril 1745 - 21 décembre 1769
GG 749 - 1er janvier 1770 - 31 décembre 1790
GG 750 - 6 janvier 1791 - 19 janvier 1792
GG 751 – 1er janvier 1792 - 8 janvier 1793.

Saint-Sernin	5,1 %
Daurade	3,3 %
Saint-Pierre	1,1 %
Taur	0,7 %

Ajoutons que 0,9 % des pauvres était né à La Grave et 2,3 % à l'Hôtel-Dieu. Montauban, Lombez, Comminges, Auch, Pamiers, Rieux, Lavaur, Aigues-Vives, Albi, fournissaient beaucoup de pauvres venus se réfugier dans les hôpitaux.

2.5.2. *Les décès par sexe*

53,36 % des actes concernent des femmes, contrairement à l'Hôtel-Dieu où la mortalité masculine était supérieure. On sait que le quartier de force était occupé par des femmes, ce qui peut expliquer ce chiffre.

2.5.3. *L'âge au décès*

Tableau 6 : Âge des malades décédés à La Grave

Tranche d'âge	Pourcentage
0 – 4 ans	29,2 %
5 – 19 ans	11,5 %
20 – 39 ans	10,2 %
40 – 64 ans	17,6 %
+ de 65 ans	24,2 %
Inconnus	7 %

Nous constatons que la mortalité des enfants était élevée. Le nombre de 29,2 % concerne essentiellement des enfants de 2 à 4 ans, puisque La Grave ne recevait que des enfants âgés de plus de deux ans. La forte mortalité est expliquée par la fragilité de ces enfants abandonnés, le manque d'hygiène et de soins. Le deuxième groupe est constitué par les adultes de plus de 40 ans, ceci correspond à la durée moyenne de vie de l'époque.

2.5.4. *La répartition des décès dans l'année*

Le mois le plus meurtrier était le mois d'août. Les décès étaient dus à la chaleur, aux maladies gastro-intestinales. L'hiver était aussi une période redoutable. Beaucoup de pauvres succombaient au froid et aux maladies broncho-pulmonaires.

2.5.5. Le temps passé à La Grave

Ces statistiques sont difficiles à interpréter car trop d'actes de décès sont incomplets (Tableau 7). Si nous comparons avec celles de l'Hôtel-Dieu, où 94,4 % des malades étaient morts avant 3 mois et avec celles des incurables dont 29 % mouraient dans l'année, on peut dire que la plupart des pauvres restaient plusieurs années à La Grave, mais a priori moins longtemps que les incurables.

Tableau 7 : Temps passé par les malades à La Grave

Durée	Pourcentage
De 0 à 1 an	32,2 %
De 1 à 10 ans	15,3 %
De 10 à 40 ans et plus	2,3 %
Inconnu	49 %

2.5.6. Les enfants à La Grave

Ils entraient, soit à deux ans, soit à sept ans. Les registres mentionnent un très grand nombre d'enfants de père et mère inconnus. On trouve aussi beaucoup d'enfants de père inconnu et un groupe important constitué d'enfants de familles trop pauvres pour les élever.

2.5.7. Les mentions diverses

Les femmes renfermées à La Grave, outre les prostituées, étaient surtout des veuves, des domestiques ou des bohémiennes. Les hommes étaient des laboureurs, des brassiers ou exerçaient des métiers d'artisanat : menuisier, facturier en bas, cordonnier, cardeur... Bien entendu, beaucoup d'actes concernent des mendiants. Sont cités aussi 55 déments, 50 « imbéciles », 70 infirmes (sourds, muets, aveugles), 25 paralytiques, 20 personnes atteintes du « mal caduq », 5 « vilaines », 5 cas de folie et enfin 10 femmes condamnées à vie et 5 personnes enfermées sur lettre de cachet.

Tel est le tableau que nous pouvons faire, après l'étude des registres de l'époque : grande variété des hébergés à La Grave, temps passé à l'hôpital relativement long, majorité des décès en été et en hiver, augmentation significative des décès en période de crise. Nous allons maintenant nous attarder sur les différentes catégories de gens renfermés.

2.5.8. *Les mendiants*

La déclaration royale de 1681 interdisait d'une façon absolue la mendicité et l'aumône. Dès la fin du XVIIe siècle, l'État proclamait la légitimité de l'assistance par le travail. Dès ce moment, La Grave avait été affecté à tous les mendiants, valides et infirmes, qui devaient y être nourris et entretenus. C'était un lieu de refuge. À partir de 1770, la pratique de l'internement commença à reculer. Turgot fit fermer plusieurs dépôts de mendicité. D'autres prirent l'allure d'hospices pour vieillards et malades. À ce moment, l'internement découvrit brusquement ses limites. Il ne pouvait plus figurer de façon efficace dans les structures économiques. On entretenait par charité une population pauvre. La distinction entre « pauvre valide » et « pauvre malade » n'était pas totalement faite dans la notion d'hospitalité. La Révolution abandonna, à ses débuts, les projets de réorganisation centrale de l'assistance et de construction de grands hôpitaux. Ainsi, furent reprises quelques idées de Turgot et de Brienne. Celui-ci, après avoir fait une enquête sur l'assistance dans la région toulousaine, avait recommandé les secours à domicile et la création d'hospices pour certaines catégories comme les fous.

Les mendiants constituaient à peu près 10 % de la population totale de La Grave[142]. Leur nombre tournait autour de cinquante en 1718 et de deux cents à la fin du siècle. Ramassés dans la rue, ils étaient conduits à l'Hôpital Général pour être « nourris et instruits à la grâce de Dieu », par les quatre gardes revêtus des livrées de la Ville et portant l'image de Saint-Joseph. Les gardes de la police et de la santé assistés des soldats participaient aux arrestations[143]. Trois pièces essentielles étaient requises pour l'admission à l'hôpital : un certificat de pauvreté et un certificat de baptême établi par un curé ainsi qu'un certificat de résidence depuis au moins cinq ans dans une commune du diocèse. Tout mendiant étranger devait être chassé du diocèse. Or, dans nos statistiques, nous avons trouvé environ 10 % de gens venant des départements voisins. Il est probable que ces gens payaient une pension. Deux catégories de mendiants s'opposaient : ceux qui avaient été arrêtés et qui étaient renfermés et ceux qui s'étaient présentés volontairement. À cause des difficultés financières dans lesquelles le bureau de direction se débattait, et surtout dans les moments de crise, La Grave ne pouvait accepter tous les

[142] Archives départementales de Toulouse. Registre des délibérations. 1647 - 1798 Tome IV.
[143] Archives municipales de Toulouse - GG 958. Règlement concernant La Grave 27 juillet 1647.

malheureux qui se pressaient à ses portes. Ce n'est qu'en 1764, par ordonnance royale, que fut organisé un véritable dépôt de mendicité. Le renfermement des mendiants fut repris à différents moments de crise (1738, 1748, 1755). Il commençait en mars ou avril, au moment de la « soudure ». Dès lors, le renfermement des mendiants fut toujours opéré de façon intermittente, sans plan d'ensemble et confié à une police trop peu nombreuse. Le dépôt de mendicité créé en 1764 fut supprimé en 1776 et replacé en 1782 sous la surveillance des directeurs de La Grave.

À l'entrée à La Grave, les mendiants étaient questionnés. Sur un billet, étaient inscrits leur « nom et surnom », lieu de naissance, âge, sexe, condition, qualité, posture et habits. Ils étaient séparés suivant l'âge, le sexe, la condition, la maladie « incurable ou communicable ». En cas de fièvre ou de maladie curable, ils étaient envoyés à l'Hôtel-Dieu. Les deux conditions principales pour être admis étaient d'être du diocèse, nous l'avons vu, et d'être dans l'incapacité de gagner un salaire. À l'hôpital, ils pouvaient être occupés dans les manufactures. Ils étaient instruits par les chapelains et assistaient au catéchisme et à la messe. La discipline était stricte. En 1716, dans le registre de délibérations, on raconte qu'un pauvre, surpris à voler dans une boîte en fer blanc de la quête, fut fessé tous les jours pendant une semaine. Un autre, « ayant fait friponnerie à la boulangerie » fut fouetté et mis en prison quelques jours. En 1729, on précise que ne pouvaient être reçus comme mendiants que les filles d'âge supérieur à douze ans et les garçons de plus de quatorze ans ainsi que les adultes de plus de soixante ans. Les pauvres étaient tenus de se confesser dans les trois semaines suivant l'admission puis tous les deux mois pour les hommes, tous les mois pour les femmes ! Ils portaient l'uniforme bleu de l'hôpital. Lorsqu'ils allaient assister aux enterrements des hauts personnages du royaume, on les habillait de vêtements noirs (achats faits par exemple pour la messe de Requiem de Louis XV en 1774). En été 1778, on leur fit faire des culottes longues, car ils allaient sans bas et étaient piqués par les mouches. La panoplie vestimentaire du pauvre comprenait : bonnet, habit, culotte, bas d'hiver, sabots, habits de toile d'été, draps, paillasses, couvertures. Le règlement de 1729 précisait la quantité de nourriture attribuée par personne. Le pain (deux petits pains et demi par jour) était distribué et ne devait pas être vendu, s'il en restait. Tout le monde était fouillé à la sortie de l'hôpital, y compris les archers. Le mercredi, vendredi, samedi étaient jours maigres. On servait du riz, des légumes, de la soupe aux herbes, du fromage et des fruits. Les jours gras, on donnait la viande de la soupe, mais aussi de la morue, des œufs et des sardines. On comptait une livre grosse de bœuf et une livre petite de salé pour vingt malades. Pour les infirmes, la quantité était plus grande, une livre de bœuf et une livre de mouton pour douze malades. Il y avait une livre de riz pour dix, six noix ou deux pommes par personne, un œuf coque par personne ou dix-huit œufs en sauce pour vingt. Une petite balance servait à peser les mets. Le vin était coupé d'eau. En conclusion, bien que les projets pour bannir la mendicité fussent nombreux (tel celui de 1715 : mendiants de la ville renvoyés dans leurs maisons, étrangers gardés deux jours, portes de la ville fermées), les mendiants ont été accueillis pendant tout le XVIIIe siècle à la Grave. La discipline était stricte et la religion toujours intégrée à la vie quotidienne. En 1730, un pauvre ayant fait faire un testament en sa faveur par un autre fut mis pendant deux mois au cachot au pain et à l'eau. Il était conduit à l'heure du repas au réfectoire, et à la messe, fers aux pieds et devait assister au repas et à l'office à genoux. Pour servir d'exemple, on le montrait au milieu de la cour, fers aux pieds. La nourriture était juste suffisante. Les lits étaient infestés de punaises (nettoyage et crépissage des murs en 1715). Le chauffage au feu de bois était inefficace. Il parut urgent en 1720 de mettre des vitres ou des châssis de toile aux fenêtres contre le froid. De l'huile de lin était utilisée pour l'éclairage. Les manufactures ne pouvaient occuper tous les pauvres. Une pension était payée par la Ville (six sols par jour pour les invalides et quatre sols pour les valides, en 1738). Étaient considérés comme invalides, les aveugles, estropiés, infirmes, âgés de plus de soixante ans, les femmes enceintes, les nourrices et les enfants jusqu'à huit ans. En outre, le « droit de passade », constitué par deux repas et un coucher, n'était pas accordé aux pèlerins, mais aux soldats et autres passants. En 1785, les directeurs décidèrent d'offrir une récompense pour « l'assiduité au travail, la piété, la docilité et la soumission aux ordres, la charité ». Toute la population renfermée pouvait participer. Les sœurs et l'économe votaient par bulletin cacheté. La récompense était une médaille d'argent attachée à un ruban couleur de feu que les hommes devaient porter à la troisième boutonnière et les femmes à la bavette de leur robe. Le ruban était béni à la messe et un sermon « à la portée du pauvre » était lu.

Enfin, de nombreuses plaintes furent faites contre les gardes qui rançonnaient les pauvres pour les laisser mendier et contre les membres du Parlement accusés de loger des mendiants chez eux.

2.5.9. *Les déments*

Dans l'introduction du *Traité médicophilosophique sur l'aliénation mentale*, Philippe Pinel définit ce que son art doit au XVIIIe siècle : « *un certain essor dans les idées, une liberté sage et surtout l'esprit d'ordre et de recherche qui règne dans toutes les parties de l'histoire naturelle doivent le distinguer* ».

Les hommes dont l'action a contribué à la distinction des sciences médicales dans le champ des maladies mentales sont nés au XVIIIe siècle[144]. Leurs maîtres à penser s'appelaient Condillac, Rousseau, Diderot, et Voltaire. Cependant, l'apprentissage de la liberté ne se fait pas d'un trait. Au sein du monde de l'immobilité, celui que nous trouvons à La Grave, se crée un mouvement dans lequel s'agitent les penseurs avec leur « idée du bonheur ». En pratique, la seule division du corps médical se faisait entre médecins et chirurgiens. La nosographie fut un grand problème, car la médecine, comme la botanique et la zoologie, voulait une classification. François Boissier de Sauvages (1706-1767), de Montpellier, établit sa *Nosologie méthodique* dans laquelle, il distingue les égarements, les délires, les délires passagers et la démence ou imbécillité. Il citait quatorze formes de mélancolie, selon les thèmes délirants. Cependant, la compréhension de la maladie mentale restait très incertaine. Les préoccupations humanitaires n'étaient pas totalement absentes. Les traitements n'étaient pas du tout à la hauteur des progrès cliniques. La « découverte du magnétisme animal » en 1779 par Franz Anton Mesmer (1734-1815) affirmait l'existence d'un fluide universel qui favorisait les influences réciproques des corps célestes, de la terre et des êtres vivants. Il apparaît que le magnétiseur était avant tout un psychothérapeute utilisant suggestion et hypnose. Mesmer fut désavoué par une commission médicale en 1784. À cette époque, se développèrent aussi la cranioscopie, la physiognomonie. Le crâne et le visage étaient mesurés et scrutés pour démasquer génie ou folie. Signalons aussi le traitement par l'électricité des paralytiques mis au point par Mazars de Cazelles à Toulouse, qui fit une communication à la Société de Médecine de Paris.

Au total, dans ce foisonnement, nous trouvons le pire et l'inattendu. Le pire, ce furent les traitements infligés aux malades. L'inattendu, ce furent, dans les observations de l'époque, les descriptions précises d'un « délire maniaque », d'une « cécité hystérique », ou l'emploi, à propos de la rage, de

[144] Pelicier, Y. (1971), *Histoire de la psychiatrie*, PUF.

l'expression « incubation des virus ». L'intuition, à défaut de savoir, était grande.

Qui était le dément ?

Longtemps, l'insensé avait porté les marques de l'inhumain. Dans le paysage de la Renaissance, la Nef des fous, étrange bateau ivre, filait le long des fleuves de la Rhénanie. Les fous, embarqués pour un grand voyage symbolique, avaient une existence errante. Cette circulation de fous, le geste de les chasser, avaient une signification proche du rite. La situation du dément était liminaire. Enfermé dans un navire (ou enfermé aux portes de la ville), il devenait prisonnier au milieu de la plus libre des routes.

Au XVIIIe siècle, la déraison, devenue trop proche de l'homme, était l'abandon de l'homme à lui-même. Elle tendait à devenir la vérité de l'homme, vue du côté de ses affects, de ses désirs, dans leur forme la plus fruste. Elle était inscrite dans des régions obscures. Paradoxalement, la possibilité de cerner la déraison fut le fait d'une certaine liberté de pensée et fut à l'origine de la première expérience d'aliénation de l'esprit. La folie a été longuement investie dans le monde social. Depuis la création de l'Hôpital Général, l'âge classique enferma. À la population de fous, « insensés », « en démence » se trouvaient mélangés « les débauchés », les « blasphémateurs », les « libertins ». Entre les uns et les autres, peu de différence. Un même geste les écartait. Pour avoir méconnu la folie, on lui a appliqué des formes plus générales. La définition des juristes depuis le XIIIe siècle est claire[145].

« *Folie ou extravagance est une aliénation d'esprit, un dérèglement de la raison qui nous empêche de distinguer le vrai d'avec le faux, et qui, par une agitation continuelle de l'esprit met celui qui en est atteint hors d'état de pouvoir donner aucun consentement.* »

Dans le monde de l'internement, peu importait de savoir si la raison était effectivement atteinte. Il s'agissait plutôt d'un rapport obscur entre la folie et le mal, passant par la volonté de l'homme. C'était l'homme en rapport avec son animalité. Cette animalité déchaînée, on ne pouvait la maîtriser que par le dressage. La définition de l'Encyclopédie était celle-ci :

« *S'écarter de la raison sans le savoir parce qu'on est privé d'idées, c'est être imbécile ; s'écarter de la raison, le sachant, parce qu'on est esclave*

---

[145] Foucault, M. (1972), *Histoire de la folie à l'âge classique*, Gallimard.

d'une passion violente, c'est être faible ; mais s'en écarter avec confiance, et avec la ferme persuasion qu'on la suit, voilà, me semble-t-il ce qu'on appelle être fou. »

Le XVIIIe siècle percevait, dans le fou, la présence de la raison et de la non-raison. Le mal était défini de façon négative. L'internement était parvenu à esquiver cette peur de la folie, rattachée aux vieilles hantises. Il est difficile d'établir si le nombre de fous s'est accru au cours du XVIIIe siècle. L'accroissement fut très rapide pendant la mise en place de l'internement de 1680 à 1720. Ensuite, d'autres influences ont joué, misère, répression. Un phénomène nouveau vit le jour au XVIIIe siècle ; c'était l'internement dans des maisons strictement réservées aux fous. À Toulouse, on a continué à les enfermer dans cette grande maison d'internement qu'était La Grave. La folie n'a pas encore pris ses distances.

Il est difficile de faire une classification des maladies mentales. Les registres ne sont guère précis : il est question « d'imbéciles », « faibles d'esprit », « fols », « entrés en démence ». Du côté de la fureur, il y a toutes les violences exercées sur les autres. Jacques Ténon (1724-1816) écrivait à la fin du siècle : *« les fous se distinguent en imbéciles et en furieux ; les uns et les autres demandent une surveillance continuelle* ». De telles notions sont précaires, comparées à nos classifications. Selon François Doublet (1751-1795), il existait quatre classes de maladies de l'esprit (*in* Journal de médecine 1785) :

- La frénésie, délire furieux et continu, accompagné de fièvre.

- La manie, délire constant sans fièvre. « *Les maniaques ont pour symptômes une force de corps surprenante, la possibilité de supporter la faim, la veille et le froid...* »

- La mélancolie, délire continuel. « *Le délire mélancolique est borné à un seul objet qu'on appelle point mélancolique. Il est vrai que plusieurs mélancoliques deviennent maniaques...* »

- L'imbécilité, le degré le moins effrayant de la folie et le plus difficile à guérir. *« Ils montrent un visage stupidement gai...* »

Dans le même journal de médecine, un plan idéal pour une maison de force est décrit. Il devait régner un air pur et une eau salubre car la plupart des insensés « ne se nourrissent que d'air et d'eau ». Une cour pour les promenades, des loges comportant une paillasse et munies d'anneaux de fer,

« en cas de besoin », des bancs, des baignoires avec eau chaude et froide composaient l'essentiel des bâtiments, ceux-ci étant répartis en département pour les imbéciles, les fous violents et les convalescents.

Les traitements sont envisagés dans ce journal. On préconisait le rasage des crânes puis l'application d'un bandage appelé « bonnet d'Hippocrate », toujours maintenu mouillé. Les saignées, les purgatifs, les bains et les douches étaient recommandés. « *L'imbécilité produite par la masturbation ne pourra être attaquée que par les analeptiques, les toniques, les eaux thermales, les frictions sèches.* »

À la Révolution, on pensa qu'il fallait réserver aux fous un internement spécial. « *De tous les malheurs qui affligent l'humanité, l'état de folie est cependant un de ceux qui appelle à plus de titre la pitié et le respect* ». La Déclaration des Droits de l'Homme soustrayait les fous des personnes relâchées des Hôpitaux Généraux. Pendant trois mois, les déments devaient être examinés et interrogés afin de savoir si certains pouvaient sortir. Après de nombreuses discussions, le ministre de la Police de Toulouse refusa la libération des fous que le ministre de l'Intérieur avait accordée à cause de la misère de l'hôpital. Les parents des insensés devaient veiller sur eux. Finalement, le désordre fut indescriptible. Les mesures prises laissaient la folie sans point d'insertion précis.

Voici un billet envoyé à La Grave par un prêtre de la ville[146] :

« *Nous soussigné prêtre et curé de l'église paroissiale de Saint-Pierre de la présente ville certifions à Messieurs les Capitouls que le nommé Jean Cavaré, actuellement domestique chez M. est tombé par une suite d'une longue maladie qu'il vient d'avoir dans l'état actuel et réelle démence qui expose le Dit Cavaré à des excès que ne peuvent que préjudicier à la Sûreté publique et à faire luy même une fin malheureuse ce qui exige le plus prochain renfermement... le 11 mai 1753. Certifions en outre que le dit Cavaré est très pauvre et hors d'état de fournir à ce qui pourrait luy être nécessaire* ».

Dans les registres de décès, de nombreuses mentions sont faites, mais restent imprécises : « imbécile », « en démence qui n'a pas su dire le lieu de sa naissance », « en démence et pauvreté ». Les registres de délibérations permettent de se faire une idée de la vie quotidienne des déments renfermés.

[146] Archives municipales de Toulouse GG 968. Certificats pour malades, fous...

Tout d'abord, les locaux dans lesquels ils vivaient étaient insuffisants. En 1718, on délibéra « *qu'il ne serait entrepris aucune bâtisse pour loger les fous ou les imbéciles. On tentera d'approprier quelque endroit pour les mettre quoiqu'il en coûte* ». Le plus souvent, ils étaient tout simplement mis au cachot. On a noté : « un fou sera mis au cachot avec les fers », « sous tache de lui faire revenir le bon sens »[147]. Les cachots étaient garnis de bois jusqu'à une certaine hauteur. Aucune visite n'était permise. En 1735, il y eut « un grand désordre causé par un fol enfermé dans les cachots, arrachant les anneaux de fer plantés en terre, auxquels il était attaché ». Les fous prenaient tous les jours des bains. Une femme est morte après un bain à l'eau du robinet. Il fut stipulé que dorénavant, le chirurgien devrait assister « au baignement des pauvres attaqués de folie ». Les cachots étaient chauffés par les cendres chaudes du four. Les déments n'étaient cependant pas tous dans les cachots, puisqu'il est dit que certains vaquaient dans les cours. Un fou, « trop furieux », « trop dangereux pour la vie du cachotier », fut renvoyé chez lui. Il n'y avait pas que des pauvres. Une « bonne » famille paya vingt livres par mois pour l'admission d'un fils entré en démence. Il fut délibéré en 1783 « *comme il est arrivé plusieurs fois de recevoir des fous dont l'état n'était pas constaté, ce qui pouvait occasionner les plus grands inconvénients, de ne recevoir aucun homme ou femme que sur la demande de leurs parents et après examen sommaire de la police* ». Pour éviter tout accident, il était recommandé de fouiller les déments avant de les mettre au cachot ; « *ils seront privés de leurs rasoirs ; il leur sera défendu de se raser entre eux* ». Sur le plan vestimentaire, les malades portaient des chemises et des robes qui furent jugées indécentes : « *Il leur sera donné des culottes si le mal persiste* ».

Les épileptiques ou malades atteints de « mal caduq » étaient logés dans une salle spéciale. Des précautions étaient prises pour éviter les violences. En février 1702, un épileptique s'est jeté par la fenêtre. Un autre a frappé le directeur pendant le repas au réfectoire ; il fut mis au cachot. Les épileptiques n'assistaient pas à la messe, « *à cause des accidents qui troubleraient les offices* ». Il leur était interdit d'aller en ville se faire magnétiser. Leurs lits étaient entourés de planches. Il existait deux types de ceintures de contention. Enfin, on leur donnait une ration supplémentaire de nourriture.

---

[147] Archives départementales de Toulouse. Registres de délibérations 1647 - 1798 Tome IV.

Cette description est bien triste. Le traitement des « fous » n'avait rien de médical. La répression répondait aux « dérèglements ». La thérapeutique était empirique : bains quotidiens, saignées, purgatifs, narcotiques, antispasmodiques. Constans, un apothicaire toulousain, proposa un remède pour guérir la folie survenue par accident. Et pourtant, les observations cliniques de l'époque n'étaient pas si mauvaises. Nous donnerons quelques exemples. Dans l'observation sur un délire maniaque, le médecin fait preuve d'un sens clinique certain, allié à une fantaisie non moins certaine[148]. Il s'agit d'un garçon de vingt-huit ans, qui, « *après une forte passion pour une de ses parentes déjà mariée, tombe dans la misanthropie* ». Il se renferme. Six mois après, il « *saute, danse, chante à un point qui consterne tout le monde* ». « *On fut obligé de le renfermer clandestinement* ». Le médecin le fit saigner des bras et du pied, prescrivit quelques lavements. Le mal augmenta, le malade déchirait ses habits et refusait tout aliment « avec fureur ». Ceci, malgré les saignées à la jugulaire, s'accompagnait de convulsions, « *d'un priapisme continuel avec flux involontaire de semence* » et insomnie constante. Le médecin pensait : *« Il est probable que toutes les aliénations maniaques procèdent des spasmes irréguliers et des contractions spasmodiques de quelque partie du système nerveux* ». En l'occurrence, il prescrivit des calmants et des antispasmodiques. Il lui fit raser la tête et verser de l'eau « d'aussi haut, que possible », avec de la glace. De la glace était aussi posée sur les testicules ! Petit à petit, le malade guérit. La glace était tenue pour responsable de la guérison. *« Le cours des esprits animaux qui se portaient irrégulièrement d'un côté et d'autre se rétablit dans son état naturel tous efforts que l'eau à la glace souvent réitérée ne manquera jamais de se produire.* »

La deuxième observation concerne une « cécité hystérique » décrite en 1764 à « Milhau »[149]. Une fille de vingt ans, « très peu réglée », fut attaquée de « vapeurs hystériques ». Le début de la maladie se caractérisait par des céphalées, des gastralgies et l'incapacité d'avaler tout liquide. Deux jours après, la malade fut privée de parole et de vue. Cependant, elle parlait à certains moments. Elle fut traitée par des saignées. Quelqu'un de son

---

[148] Sources manuscrites conservées à l'Hôtel d'Assézat, bibliothèque de l'Académie des Sciences Inscriptions et Belles Lettres. « *Observation sur un délire maniaque* » (Auteur inconnu).

[149] Sources manuscrites conservées à l'Hôtel d'Assézat, bibliothèque de l'Académie des Sciences Inscriptions et Belles Lettres. *Observation sur une cécité hystérique*, février 1764 Milhau.

entourage l'ayant plainte d'être aveugle pour le restant de ses jours, elle versa des torrents de larmes et recouvrit la vue. Le mot hystérique est justement employé ; la cause de cette maladie était attribuée à une « convulsion du nerf optique ».

Les réflexions sur la rage furent nombreuses. Mazars de Cazelles, François de Sauvages, Leroux, Maynard ont écrit sur « l'hydrophobie »[150]. Les symptômes de la maladie sont parfaitement décrits, par exemple la fureur, le délire, les convulsions. On parlait aussi de « l'incubation du virus » et du rôle de la salive dans la contamination. Les traitements très fantaisistes étaient déjà critiqués : cautérisation par la « clé de Saint-Hubert », omelette à l'écaille d'huître, aux yeux d'écrevisses.

La crise d'épilepsie était correctement décrite[151] :

« *Mouvement involontaire des bras pendant lesquels se déclara un flux d'urine involontaire, les yeux étant ouverts et égarés.* »

Dubernard rapporta le cas d'un homme de trente ans devenu d'abord mélancolique, « *puis fol à la suite d'une passion et qui sentait des frissons et des mouvements convulsifs ; il fut guéri par la jusquiame* »[152].

Cette série d'exemples montre que malgré les mauvais traitements infligés aux malades mentaux, des médecins s'attachaient à faire des observations le plus consciencieusement possible.

Nous terminons ce chapitre, en consacrant quelques lignes à Philippe Pinel. Avant lui, la volonté d'améliorer les conditions hospitalières s'était exprimée. Philippe Pinel a médité sur l'œuvre de John Locke et d'Etienne Bonnot de Condillac. Né en pays albigeois en 1745, il fit ses études à

---

[150] Sources manuscrites conservées à l'Hôtel d'Assézat. Bibliothèque de l'Académie des Sciences Inscriptions et Belles Lettres de Toulouse :
Réflexion sur la rage, par Mazars de Cazelles.
Dissertation sur la rage, par François de Sauvages. Montpellier 1748
Mémoire sur l'hydrophobie, par Maynard. 14 mars 1780.
Mémoire sur l'utilité de la méthode de Leroux pour la cure prophylactique de la rage.

[151] Sources manuscrites conservées à l'Hôtel d'Assézat. Bibliothèque de l'Académie des Sciences Inscriptions et Belles Lettres de Toulouse. Ouvrage de médecine lu à l'Académie pendant l'année 1764, *Description d'une crise d'épilepsie*.

[152] Sources manuscrites conservées à l'Hôtel d'Assézat. Bibliothèque de l'Académie des Sciences Inscriptions et Belles Lettres de Toulouse. Rapports des ouvrages en médecine publiés en 1763 par Dubernard, *A propos de thérapeutique*.

Toulouse et Montpellier. L'intérêt qu'il portait aux maladies mentales lui permit d'être classé premier au prix de la Société Royale de Médecine, en 1791, dont le sujet était : « *indiquer les moyens les plus efficaces de traiter les malades dont l'esprit est devenu aliéné avant l'âge de la vieillesse* »[153]. À quarante-huit ans, en 1793, il fut nommé chef de service des aliénés de Bicêtre, dépôt où les plus agités portaient des chaînes. Il s'efforça de supprimer le régime carcéral. Nommé à la Salpêtrière en 1795, il fit de même. L'observation minutieuse du malade lui permit d'établir sa nosographie. Sur le plan thérapeutique, il accorda beaucoup d'importance à l'hygiène, l'alimentation, le climat de confiance.

2.5.10. Les femmes du quartier de force

L'état général des filles qui sont enfermées dans ce quartier en 1729 nous apprend qu'il y avait[154] :

- 6 femmes volontaires : 2 ne voulant pas sortir, 1 désirant sortir, parmi celles-ci, il y avait une comtesse
- 4 bohémiennes
- 1 femme enfermée depuis 2 ans, dont c'était le deuxième renfermement
- 2 personnes condamnées à vie
- 1 femme condamnée par le Parlement, depuis 9 ans
- 1 femme depuis 8 ans
- 1 femme depuis 6 ans, qui devait sortir bientôt
- 1 femme depuis 5 ans
- 1 femme depuis 4 ans, qui devait sortir en février.
- 9 femmes depuis 3 ans, dont une passée deux fois dans le « grand remède »
- 8 femmes enfermées depuis le début de l'année
- 3 femmes ayant encore 3 ans à faire

---

[153] Chabbert, P. (1964), « Philippe Pinel à Paris (jusqu'à sa nomination à Bícêtre) », C.R. *XIXe Congrès int. Histoire de la Médecine*, Basel, pp.589 - 595.

[154] Archives municipales de Toulouse : Série FF 614. Procès-verbaux des filles enfermées à La Grave. (1729).

- 9 femmes ayant 2 ans à faire
- 7 femmes pour 1 an

En 1730, l'avocat Capitoul fit une tournée dans ces quartiers et décrivit ainsi sa visite :

« *Dans la grande salle, estoient un grand nombre de filles enfermées travaillant à divers ouvrages. Ces filles n'osoient pas nous parler avec liberté estan intimidées par la présence de la Supérieure ce qui les obligeait de nous faire des signes qui nous fait comprendre qu'elles nous disoient le contraire de ce qu'elles pensoient. Une avait été au cachot, le terme de beaucoup était expiré* ».

Quelle était la vie quotidienne de ces femmes ? La gouvernante, la première levée à cinq heures, faisait ouvrir les portes. Pendant qu'elle disait à haute voix quelques prières, les femmes faisaient leurs lits et balayaient. Elles assistaient « *dévotement à la prière et à la messe de communauté, selon l'esprit des fondateurs* ». Ensuite, elles se rassemblaient dans l'ouvroir pour les prières et les chants. Elles travaillaient ensuite jusqu'au déjeuner à neuf heures. Celles qui n'avaient pas bien travaillé étaient privées de déjeuner. Ensuite, on disait dix dizaines de rosaires. Pendant le travail, on écoutait des lectures pieuses et des cantiques spirituels. Pendant le dîner, une femme faisait des lectures. Les restes étaient soigneusement ramassés. À trois heures, on disait cinq dizaines de rosaires. Puis, c'était l'heure du catéchisme. Le souper au réfectoire était accompagné de lectures. La prière du soir était récitée à l'église. Le travail reprenait jusqu'à huit heures. Enfin, la dernière prière : « *Les gouvernantes les accompagneront pour leur faire donner leur cœur à Dieu, leur présenter quelque bonne pensée et leur faire garder la modestie* ». La lampe restait allumée toute la nuit dans le dortoir. On plaçait pour la nuit des baquets de commodités. Le lendemain matin, le même emploi du temps se répétait. Tous les ouvrages étaient munis d'une étiquette. Les femmes étaient payées au poids. Les corrections étaient données « avec prudence et douceur ». Tous les samedis, on lavait les coiffes et les chemises. Les draps étaient changés tous les mois. Les lessives étaient faites au fur et à mesure à l'aide de cendres, dans la rivière. Le linge était compté, égoutté pendant deux jours puis porté à l'étendoir. Les femmes portaient l'habit bleu. Si on les condamnait à passer quelque temps dans le quartier des veuves pour les humilier ou les corriger, elles devaient porter un habit blanc. Les lits étaient séparés par des ruelles et infestés de punaises. Un grand nettoyage était entrepris en août. Les femmes « volontaires » pouvaient garder leurs vêtements et sortir quand elles le désiraient. Les vêtements des mortes étaient gardés pour les filles de la maison susceptibles de passer dans le quartier des volontaires.

Tel était le règlement du quartier des femmes, séparé en quartier de force, salle des volontaires, quartier des vieilles femmes. La population était variée, nous y reviendrons. Malgré ou à cause de la rigueur du mode de vie, l'indiscipline était fréquente. Beaucoup de femmes se révoltaient. Trois femmes tentèrent de mettre le feu avec des allumettes, du charbon et un paillasson. Elles furent emprisonnées à l'Hôtel de Ville. En 1705, trente-trois femmes s'évadèrent par le toit à l'aide d'une échelle. Des jeunes gens venus à leur secours se battirent avec les soldats. Finalement, les femmes descendirent du toit avec des draps et furent reprises. En 1715, une femme particulièrement rebelle fut séquestrée dans un cachot. Elle était revêtue de l'habit de pénitence. Cette femme s'évada peu après. C'était la maîtresse de M. de Castelnau, prisonnier à la Conciergerie. Les punitions n'étaient pas toujours méritées. Un directeur fit relâcher une femme mise au cachot depuis quatre jours et rossée de nerfs de bœuf et qui « n'avait rien fait ». En 1773, il y eut une grande révolte. Toutes les rebelles furent mises au cachot pendant quinze jours. Les « mainotes » furent placées au fond de l'ouvroir pour intimider les femmes.

Quelle était la population du quartier de femmes ?

2.5.11. Les prostituées

La prostitution était rigoureusement interdite et cependant prospère. La déclaration royale de 1713 rappelait que tout fait de prostitution devait être consigné dans une audition d'office.

Après la procédure, les femmes étaient enfermées dans une maison de force où elles subissaient une pénitence. Malgré les règles de vie imposées dans ces maisons, l'Hôtel-Dieu reprochait à La Grave de ne pas infliger la pénitence. Des femmes riches de mauvaise vie se faisaient passer pour des prostituées, se plaignait le bureau de direction. Le projet de règlement pour le quartier des femmes débauchées énonçait que[155] :

- y étaient enfermées toutes les femmes accusées de prostitution ou débauche.

[155] Archives municipales de Toulouse. Divers GG 946.

- article I : elles étaient enfermées sur ordre des Capitouls après plainte du curé.
- article II : les femmes ayant séduit ou débauché d'autres filles, les maquerelles et « appareilleuses » étaient condamnées à perpétuité.
- autres articles : les femmes conduites pour la première fois devaient rester deux ans. À la récidive, elles purgeaient quatre ans d'enfermement. La troisième fois, elles étaient condamnées à six ans. À la quatrième fois, elles étaient considérées comme incorrigibles ou appareilleuses car trop vieilles pour exercer elles-mêmes le métier ; c'était l'enfermement à perpétuité.

Voici comment étaient faits les constats de prostitution[156]. En 1742, des prêtres ayant entendu les voisins se plaindre, avertirent le procureur du Parlement que la demoiselle de la Rothe menait une vie déréglée. Elle fut mise au couvent, « *enfermée au refuge, évadée, créant le désordre public, recevant à toute heure nombre personnages de touts états, gens mal famés* ». Elle fut condamnée à deux ans de réclusion à La Grave. Après enquête, trois filles furent condamnées à dix ans : « c'est une gueuse qui mérite l'hôpital », « elle débauche des enfants de famille », « elle donne rendez-vous à des personnes de sexe différent », elle mène une « *vie désordonnée, faisant tapage jour et nuit, baisant sans retenue et au scandale de tout le quartier les porteurs et laquais au milieu de la rue, elle dit publiquement qu'elle couche avec les hommes* ».

L'arrêt du fils du sieur Dufaur et de sa donzelle accuse : « *cette coquine a causé beaucoup de scandale* ». Le prêtre écrivit : « *je me flatte monsieur que nous soyons délivrés de ce mauvais meuble en la faisant mettre dans un endroit de sûreté* ». Était-ce un cas de prostitution ? La correction suprême était la mouillure dans les eaux de la Garonne. Elle était infligée aux maquerelles. Voir l'état des frais occasionnés par la mouillure de la Marie Richard (Tableau 8).

Tableau 8 : Frais occasionnés par la mouillure de la Marie Richard

Frais	
Pivot pour la bascule de la cage	27 livres 15 sols
Chevilles, clous	33 livres

[156] Archives municipales de Toulouse. Série FF 613. Dossiers sur la prostitution 1739 – 1750.

Bateaux pour conduire la femme à la cage	12 livres
Portage de la cage	6 livres
Corde tirée par 5 hommes	12 livres

Nous ne ferons pas de commentaires !

À La Grave, donc, les femmes enfermées pour prostitution étaient gardées jusqu'à « marque de conversion et de bonnes intentions ». Comme pour les malades ordinaires de l'Hôtel-Dieu ou les mendiants, des bienfaiteurs ont donné de l'argent pour l'entretien de ces pauvres femmes débauchées (exemple, la fondation Souterrene pour l'entretien à perpétuité d'une femme, contre mille cinq cents livres).

Outre les prostituées, étaient reçues des femmes volontaires, venues pour faire pénitence. En réalité, il s'agissait « d'intrigantes » enfermées sur ordre de familles ou ordres royaux. Il fut précisé de ne pas mettre forcément ces femmes-là au cachot.

Le quartier de force fut créé en 1647, pour les femmes de mauvaise vie condamnées par le Parlement. Un arrêté du Conseil d'État du 14 août 1724 en légitima la création. Le quartier de force ne servait pas seulement de prison pour les femmes débauchées ; on y enfermait aussi, sur la plainte des parents, les maîtresses indésirables des jeunes nobles. Il semble qu'à la fin du XVIIIe siècle, ces pratiques soient devenues plus rares. La présence des filles du quartier de force fut pour La Grave une cause de troubles continuels et de scandales.

2.5.12. Les enfants

En accord avec l'Hôtel-Dieu, La Grave recevait des enfants abandonnés de plus de sept ans. Dans certains cas, par exemple pour les enfants des filles du quartier de force, des enfants plus jeunes y étaient gardés ou mis en nourrice. Ils étaient logés dans le quartier de « la crèche ». Ils étaient enregistrés suivant la couleur des yeux, des cheveux, la forme du visage, les éventuelles marques. Ils étaient appelés par leur nom de famille, ou s'ils étaient de père et mère inconnus, par le nom du parrain ou de la marraine. Au cou, ils portaient un cordon avec un petit plomb sur lequel était inscrit leur numéro. Ils étaient vêtus de tabliers de toile grise car cette étoffe coûtait peu cher et avaient aux pieds des sabots. Leurs chevelures étaient abondamment garnies de poux. Les enfants de plus de seize ans recevaient un uniforme composé d'une veste, une culotte, un bonnet, un chapeau, une paire de souliers, trois chemises et des sabots. Ceux qui s'étaient bien comportés avaient droit à un « habit de congé » en poils de chèvre. Les plus favorisés étaient envoyés à la campagne pour y travailler. Les autres étaient plus ou moins occupés dans les manufactures[157]. Lors du mariage des filles, quarante livres leur étaient données comme dot. Les punitions étaient fréquentes, car ces enfants étaient souvent rebelles. Ils disaient « beaucoup de chansons malhonnêtes » qu'ils traduisaient en latin !

On n'osa plus les envoyer quêter à l'extérieur car ils devenaient « libertins ». Huit jours de cachot furent ordonnés à deux garçons qui avaient volé des légumes. Mis au pain et à l'eau, ces enfants étaient mis à genoux au réfectoire pendant les repas pour servir d'exemples aux autres. Deux enfants ayant volé de l'argent furent mis au carcan dans la cour de récréation pendant deux heures. Il faut ajouter qu'il n'y avait pas à La Grave que des enfants abandonnés, certains parents payaient une pension pour que leurs rejetons fussent convenablement punis. En 1730, un enfant fut admis « sur la prière de ses parents qui veulent qu'il soit corrigé » contre une pension de sept livres et dix sols par mois. Le fils d'un « homme de caractère » fut gardé jusqu'à l'âge de dix ans. Un règlement pour les pensions fut institué en 1730. Les gens pouvaient mettre leur progéniture « en correction », moyennant la fourniture d'un extrait de baptême et d'une pension de dix livres par mois payée d'avance. En contrepartie de ces pratiques, la santé des jeunes était préservée. Les enfants de La Grave furent parmi les premiers inoculés (dès 1771).

2.5.13. Le reste de la population de La Grave

Des adultes étaient aussi envoyés pour correction. En 1718, Madame de Riquet y fit conduire un de ses laquais pour le châtier de « friponnerie », en ayant eu soin de demander qu'on le renvoyât le plus tôt possible.

Dans les registres de décès, nous avons trouvé plusieurs personnes renfermées sur lettre de cachet. À partir de 1692, c'était la procédure la plus employée pour se débarrasser de membres de la famille qui dérangeaient par leur conduite. D'ordinaire, la famille, le voisinage, le curé donnaient leur témoignage. En 1784, Breteuil limita l'usage des lettres de cachet afin de diminuer l'arbitraire de la famille et du roi. Dans quelques cas très rares, certains criminels furent enfermés à La Grave.

---

[157] Les garçons placés à la campagne y restaient jusqu'à l'âge de douze ans, les filles jusqu'à dix ans. Tous étaient apprentis à l'âge de quatorze ans.

Plus fréquents étaient les gens envoyés pour « abjuration de l'hérésie ». Les frais de l'entretien des convertis étaient payés par l'État. Voici quelques actes :

« *Nous soussignés déclarons d'absoudre du cas de l'hérésie et de l'excommunication les nommés Marie Anne Molar de la ville de Montauban ont fait l'abjuration de leur religion protestante entre nos mains le 27 novembre 1746 après avoir esté instruites pendant quelques temps des mistères, et des vérités de la religion catholique, apostolique et romaine...* »[158]

« *Nous soussignés déclarons qu'avons reçu le pouvoir de Monseigneur Jean Louis de Grillon Archevêque de Toulouse d'absoudre du cas de l'hérésie la nommée Jeanne Landro de Genève âgée de vingt-trois ans six mois, elle a fait l'abjuration de la religion protestante en renonçant ã ses erreurs de tout son cœur, de sa franche volonté et sans aucune contrainte après avoir été instruite plus de 3 mois des mistères de la foi et des vérités de la religion catholique et de plus a fait la profession de foi le 15 avril 1734 dans la chapelle de l'hôpital Saint-Joseph de La Grave en confessant de cœur et de bouche la même foi que la sainte Église catholique apostolique et romaine tient proche et enseigne, qu'elle a juré et promis de tenir Dieu aidant toute sa vie en présence des témoins qui sont Alexis Hébrard, Joseph Rives, Jean Ballissent, tous trois clercs tonsurés et M. Bonzon qui ont signé avec nous, Jeanne Landro n'a su signer. Azam Chapelain* »[159]

« *L'an 1787 et le 8 du mois d'août, en présence des témoins soussignés, Marie Saumade, épouse de défunt Jacques Mainard, de la paroisse de St Marcet, diocèse d'Alais, âgée d'environ 48 ans ; ayant reconnu que, hors de l'église, il n'y a point de salut ; de sa bonne volonté et sans aucune contrainte, a fait sa profession de foi catholique, apostolique et romaine ; et abjuré l'hérésie des protestants entre mes mains ; de laquelle je lui ai donné publiquement l'absolution en vertu du pouvoir que Monseigneur l'Archevêque de Toulouse m'a donné pour cet effet en foi de quoi je, Pierre Fontan, prêtre, chapelain de l'hôpital Saint-Joseph de La Grave, ai signé le présent certificat, avec Paul Fronton économe du dit hôpital de La Grave de Toulouse et Jean Philippe Deselaux, commis au bureau du même hôpital. La*

[158] Archives municipales de Toulouse. Registre de décès de la Grave. Série GG 748. 8 avril 1745. 21 décembre 1769.

[159] Archives municipales de Toulouse. Registre de décès de La Grave. Série GG 747. 18 janvier 1716 - 4 avril 1745.

dite nouvelle convertie n'a su signer de ce requise fait en l'infirmerie du quartier de force dudit hôpital où la susdite nouvelle convertie se trouvait malade les jours et an que dessus »[160]

« *L'an 1787 et le 9 octobre en présence des témoins sousignés Gabriel Labatut travailleur de terre de la paroisse de Mas Garnier diocèse et sénéchaussée de Toulouse, âgé d'environ 15 ans, ayant reconnu que, hors de la vraie église il n'y a point de salut, de sa bonne volonté et sans aucune contrainte, a fait sa profession de la foi catholique apostolique et romaine et abjuré l'hérésie des protestants entre mes mains, de laquelle je lui ai donné publiquement l'absolution.... Le dit nouveau converti n'a pas su signer de ce requis* »[161]

La fonction de l'Hôpital Général est complexe. La misère était un état social. La ville était encombrée de miséreux et de mendiants. Les lettres patentes de 1681 reconnaissaient l'œuvre sociale fondée dès 1647 par les Capitouls. La Grave constituait un petit monde au sein de la ville, dans lequel se réfugiait ou était renfermée une population variée. Par rapport à l'Hôtel-Dieu, établissement de soin, l'Hôpital Général se caractérisait par le mélange des personnes qui l'habitaient : mendiants, prostituées, domestiques mis en correction, enfants abandonnés. Il est facile, à travers les documents, de mettre en évidence l'arbitraire du régime. La religion restait le moteur de beaucoup de renfermements, certificats de baptême obligatoires, abjurations de l'hérésie, organisation de la journée autour des messes et des prières, comme si la religion était le ferment de ce mode d'assistance. Le rôle de l'Hôpital Général était encore beaucoup plus large. Il permettait aux pauvres d'accéder à la nourriture spirituelle. Les filles à marier étaient dotées ; les chapelains prononçaient les cérémonies de mariage[162] :

« *Nous soussigné prêtre chapelain de l'hôpital général St-Joseph de La Grave en Toulouse certifions avoir reçu pour commission de Monsieur le grand Vicaire de l'archevêché de Toulouse et de Monsieur le curé de St-Etienne le consentement de mariage d'entre le sieur Jacques Trezières dit Laslonde chirurgien fils de feu Jean Trézières marchand d'Auzillon diocèse*

---

[160] Archives municipales de Toulouse. Registre de décès de La Grave. Série GG 747. 18 janvier 1716 - 4 avril 1745.
[161] Archives municipales de Toulouse. Registre de décès de La Grave. Série GG 749. 1 janvier 1770 - 31 décembre 1790.
[162] Archives municipales de Toulouse. Registre des décès de La Grave. Série GG 746. 21 août 1694 - 3 mars 1710.

de Lavaur et de Jeane Borvie d'une part ; et Jeane Lafont fille de feu Pierre Lafont du diocèse de Montauban d'autre part, tous deux demeurant depuis 5 à 6 ans dans la paroisse St-Etienne, le 12 septembre 1708. »

L'Hôpital Général était aussi un lieu de correction et de pénitence. Les cachots étaient occupés par les insensés, « pour les rendre à la raison », par les femmes rebelles du quartier de force, par des gens mis en correction par leur famille ou sur lettres de cachet ; mais aussi par le personnel de La Grave lorsqu'il ne faisait pas correctement son travail : mise au cachot du « cachotier » pour avoir laissé évader un fou, mise au cachot d'un veilleur du quartier des épileptiques qui a cassé le bras d'un de ses malades, mise au cachot d'un veilleur qui a laissé un mendiant s'échapper.

II. Le suicide au XVIIIe siècle

Il est très difficile de connaître l'attitude pratiquée par les médecins face aux suicides. Deux histoires relatées par Pierre Barthès dans les *Heures Perdues*[163] peuvent donner un éclairage sur les comportements. Pierre Barthès, qui s'est plu à raconter la vie de la rue toulousaine au jour le jour, était friand des exécutions et des histoires violentes ou douloureuses. Il décrit deux suicides.

Le 4 février 1742, Mathieu, originaire du Puy-en-Velay, était enfermé à la Maison de Ville après avoir été condamné aux galères perpétuelles. Cet homme fit un nœud coulant avec la corde qui tenait le fer de ses pieds et de désespoir, s'étrangla au milieu de deux autres prisonniers. On le trouva mort. Le bourreau l'éventra le lendemain, l'emplit de chaux vive pour le conserver jusqu'au procès. Le concierge de la prison fut mis au cachot pour n'avoir pas voulu lui envoyer un confesseur. En effet, dans la journée, Mathieu l'en avait prié. Par arrêt du Parlement, on traîna le cadavre de cet homme qui s'était étranglé en prison, sur une claie. On le pendit ensuite par les pieds à une potence dressée pour cette occasion place Saint-Georges. Puis, on le jeta à la voirie hors de la porte Arnaud-Bernard, où il fut mangé par les chiens.

Un autre suicide eut lieu le 4 septembre 1775. Tisseyre, un fileur de coton d'Arnaud-Bernard, fut trouvé pendu chez lui. Le cadavre fut porté à l'Hôtel de Ville pour lui faire procès, après avoir été éventré et empli de chaux. Cette fois-ci, comme il fut prouvé que cet homme était fou, on lui fit grâce

[163] Lamouzèle, E. (1981), *Toulouse au XVIIIe siècle d'après les « Heures Perdues » de Pierre Barthès*, Lafitte Reprints, Marseille.

de la claie ; il ne fut pas traîné mais enseveli. Dans ce cas, la folie atténuait la responsabilité du suicide.

Au XVIIIe siècle, la folie est investie dans le monde social ; on peut, plus ou moins, la reconnaître et la dénoncer. Alors, on la place dans un monde clos, ce monde où l'on trouve tout ce qui est désordre, de cœur, de mœurs ou d'esprit. Le contrôle médical ne se faisait qu'à distance. Les insensés étaient le plus souvent renfermés. À l'entrée, les malades mentaux étaient fouillés et privés de leur rasoir. On leur ôtait leurs vêtements et leur donnait des robes uniformes. Les fous étaient mis dans des cachots garnis de bois. Ils étaient attachés à des anneaux de fer plantés en terre. Certains Hôpitaux Généraux refusaient les malades trop agités.

Les diagnostics restaient très imprécis, la compréhension de la maladie mentale très incertaine. Certains déments allaient en prison. Le 16 avril 1741, un jeune homme atteint de folie est rencontré sur les remparts toulousains, un ciboire à la main. On le mena au Sénéchal où il fut mis en prison.

Les directeurs des Hôpitaux Généraux avaient fonction de police. À Toulouse, les archers de la ville, équipés d'un habit de drap couleur gris de fer, avec l'épée aux côtés et la bandoulière brodée aux armes de la ville et du roi, mandés par les Capitouls, étaient chargés de saisir les mendiants et les fous, tous ceux qui dérangeaient l'ordre public, de gré ou de force.

Chapitre 6 : LE MONDE DE l'ENFANCE

I. Les enfants

Cette étude concerne les enfants de moins d'un an. C'est parmi ce groupe d'âge que les abandons étaient les plus fréquents. Le nombre des enfants abandonnés s'est considérablement accru à la fin du XVIIIe siècle. À cette époque, les prêtres pratiquaient de nouveau la lecture en chaire de l'édit d'Henri II de 1556 qui punissait de mort les avorteuses. Malgré les menaces, les abandons et les expositions furent en augmentation continue dans la deuxième moitié du siècle. J. Rives écrit que les abandons constituaient jusqu'à 17,09 % des naissances et que ce pourcentage augmentait particulièrement pendant les crises[164]. Devant ce phénomène, deux questions se posent :

Qui étaient les enfants abandonnés ?

Nous pouvons définir plusieurs catégories d'enfants[165] :

- *Les enfants exposés ou trouvés.* Les enfants, légitimes ou non, avaient été exposés, par la mère ou par une tierce personne dans un lieu public, rues, faubourgs, porte d'église, hôpital ; la personne qui les a trouvés les a apportés à l'Hôtel-Dieu. L'hôpital possédait au XVIIIe siècle un « tour » destiné à recevoir les nourrissons, comme la plupart des hôpitaux du royaume. Quelquefois, le bébé portait sur ses langes une marque permettant aux parents de le reconnaître plus tard ou laissant espérer à la mère que l'enfant serait mieux soigné. Le sort de ces enfants, s'ils n'étaient pas recueillis, était la mort.
- *Les enfants abandonnés.* Ceux-ci étaient laissés par leurs parents, père ou mère, à une tierce personne. Lorsque la mère remettait son nourrisson à une personne ou à un hôpital, on parle d'abandon au premier degré. Il y avait abandon au deuxième degré quand la personne chargée de l'enfant le laissait finalement à l'hôpital, soit

---

[164] D'après Rives, J., (1968), « L'évolution démographique de Toulouse au XVIIIe siècle », *Bulletin d'histoire économique et sociale de la Révolution française*, pp.85 - 146.

[165] D'après Armengaud, A. (1975), *La famille et l'enfant en France et en Angleterre du XVIe au XVIIIe siècle, aspects démographiques*, Paris, société d'édition d'enseignement supérieur.

parce qu'elle ne pouvait assurer son entretien, soit parce qu'elle avait été payée pour le remettre à l'Hôtel-Dieu.

- *Les enfants légitimes.* Ils appartenaient à des familles pauvres ne pouvant entretenir un enfant ou bien à des mères pauvres n'ayant pas de lait et renonçant à les élever.

Les enfants de moins d'un an décédés à l'Hôtel-Dieu appartenaient à ces différentes catégories. Nous avons relevé les mentions illégitimes, légitimes, père inconnu, père et mère inconnus, exposés. Les plus nombreux étaient nés de père et mère inconnus. C'étaient des enfants exposés ou trouvés. Se pose le problème de savoir s'ils étaient légitimes ou non. C'étaient des enfants nés dans la ville. L'étude démographique donne à penser qu'ils étaient le plus souvent légitimes.

Quel était le sort de ces enfants ?

Quelques-uns étaient reconnus au bout d'un certain temps, grâce à des - marques. Très rares étaient les enfants adoptés.

Beaucoup mouraient précocement. En effet, la mortalité avant l'âge d'un an était très élevée, d'autant plus que l'abandon avait eu lieu précocement. Elle était due au mauvais état physique de l'enfant, aux déplorables conditions d'hygiène de l'hôpital, surtout avec le développement de l'usage des biberons, aux épidémies infantiles, au manque de propreté des nourrices, à l'abus des manœuvres abortives, aux mauvaises conditions des accouchements et des transports.

Ceux qui survivaient étaient nourris à l'hôpital par les nourrices de l'Hôtel-Dieu venues de la campagne. On ne recrutait pas de nourrices en ville de peur que les mères se présentassent. Certains enfants étaient mis en nourrice par l'hôpital à la campagne. Les enfants abandonnés restaient à l'Hôtel-Dieu jusqu'à l'âge de sept ans. Plus tard, ils étaient placés en apprentissage. Ils recevaient une éducation intellectuelle sommaire ; ils apprenaient à lire, à écrire et à compter. Par contre, l'éducation religieuse était fort poussée. Les enfants légitimes étaient nourris par l'hôpital jusqu'à l'âge de deux ans.

II. Lois générales concernant les enfants trouvés

D'après le droit féodal, la charge des enfants trouvés incombait aux seigneurs hauts-justiciers. L'exposition était criminelle. La déclaration de grossesse rendue obligatoire en 1556 par Henri II était particulièrement répressive. L'absence de déclaration était punie de mort. La recherche de paternité était autorisée. L'exposition était punie par le fouet ou le bannissement. Cette loi était rappelée au prône tous les mois. Elle était encore appliquée au XVIIIe siècle. Le juriste de Freminville écrivait en 1758 dans son *Dictionnaire ou traité de la police générale des villes* :

« *C'est un crime d'exposer un enfant parce qu'il peut être dévoré par des cochons, ou autres animaux, mourir dans des convulsions et autres accidents* ».

La recherche en paternité n'était pas obligatoire, mais la fille-mère avait le droit de désigner un père pour son enfant. Celui-ci devait payer les frais de « gésine »[166], puis l'entretien de l'enfant. Quelquefois, il devait des dommages et intérêts. On pensait au bien de l'enfant. Dans le doute, on préférait même lui trouver plusieurs pères. À Toulouse, au XVIIIe siècle, les Capitouls ont souvent fait des recherches de paternité.

Voici une dénonce de grossesse enregistrée le 29 décembre 1791[167] :

« *L'an 1791 et le 29e jour du mois de décembre sur la dénonce à nous faite par ladite Fournier, sage-femme logée rue des Moulins de nous transporter chez elle à l'effet d'y ouïr une fille enceinte... laquelle moyennant serment de dire vérité sa main mise sur les saints Évangiles nous a dit s'appeler Jacquette Lourmade âgée de 20 ans fille de service native du lieu de Nailloux.... nous a déclaré être au 9e mois de la grossesse des œuvres du M. Jean Paul Rivière pareillement domestique chez ledit Sieur Moulet par les facilités qu'il avait chaque jour de voir la comparante et sous les promesses réitérées du mariage parvint à la connaître charnellement à la déflorer et à la rendre enceinte, que lui ayant fait part de son état vers le 6e mois de sa grossesse, ledit Rivière quitta bientôt après sa condition et s'en fut sans qu'elle sache ce qu'il est devenu.* »

En 1670, « l'Hôpital des Enfants Trouvés » fut créé à Paris. Il recevait six mille enfants abandonnés par an. Le 25 février 1708, une déclaration royale obligea les curés à publier tous les trois mois, au prône, l'édit du roi Henri II, « donné contre les femmes qui auraient passé leur grossesse et leur accouchement et dont les enfants seraient morts sans avoir reçu le

[166] Soins de l'accouchement et des premiers secours.
[167] Archives municipales de Toulouse. Série 5 Q1. Enregistrement des dénoncés de grossesse 1791.

baptême ». En 1761, une circulaire de Choiseul exempta de la milice les chefs de famille chargés d'enfants trouvés. À l'âge de seize ans, un enfant trouvé était admis à tirer au sort pour la milice à la place d'un fils, d'un frère ou neveu du chef de famille qui l'avait élevé. Les maîtres qui voulaient employer ces enfants pouvaient prendre plusieurs apprentis.

Il apparaît donc que, jusqu'à la Révolution, l'État a lutté contre l'abandon sans cesse croissant des enfants dans les villes. L'esprit révolutionnaire s'est voulu bien différent. La loi du 28 juin 1793 offrait l'assistance aux filles-mères et aux enfants trouvés dans chaque département. Dans chaque district, était prévue une maternité pour les filles-mères. En fait, une seule fut créée à Rieux pour la Haute-Garonne. La loi du 4 juillet 1793 ordonnait que les « enfants nature de la patrie » fussent élevés dans des hospices jusqu'à l'âge de douze ans puis dans des maisons d'apprentissage. Le 3 juin 1794 – 15 prairial an II, des indemnités furent accordées aux familles chargées d'enfants trouvés dans de nombreuses communes, Balma, Auzielle, Villemur...[168]. Au total, si les lois sanctionnaient la pratique de l'abandon et de l'exposition, elles ont toujours protégé l'enfant, souvent la mère en autorisant la recherche de paternité puis en aidant les filles-mères après la Révolution.

III. L'exemple toulousain

1. Les règlements propres à l'Hôtel-Dieu concernant les enfants trouvés

L'Hôtel-Dieu fut chargé des enfants trouvés en 1504, par la réunion de l'Hôpital du Saint-Esprit, situé vis-à-vis de la porte de l'église du Taur, destiné alors à recevoir les enfants exposés, à les faire nourrir au lait et à pourvoir à leur entretien jusqu'à l'âge de sept ans. La même loi lui accorda les revenus en rentes anciennes de l'hôpital qui était réuni à lui, soit cinq cent cinquante-quatre livres, quatorze sols trois deniers, somme qui n'a pas changé jusqu'en 1790. Le règlement du 4 mars 1690 est établi entre les deux hôpitaux pour la nourriture des enfants[169].

À la suite de querelles opposant les directions des hôpitaux de La Grave et de l'Hôtel-Dieu, une commission fut nommée pour régler les différends.

---

[168] D'après Adher, J. (1918), *Recueil de documents sur l'Assistance publique dans le district de Toulouse de 1789 à 1800*, Toulouse, Privat.

[169] Règlements passés entre les bureaux de direction de l'Hôtel-Dieu et de La Grave.

En effet, l'Hôtel-Dieu se disait obligé de recevoir seulement les enfants exposés de la ville et des faubourgs. Il refusait de prendre en charge les enfants au lait de mères connues ou mortes en couches, qu'il considérait comme pauvres et donc destinés à La Grave. La Grave refusait des enfants qui n'étaient pas des mendiants et qui n'avaient pas encore sept ans. La commission fut réunie au palais épiscopal le 4 mars 1690. Elle était composée de l'Archevêque, de commissaires de l'Hôtel-Dieu et de La Grave. Le règlement de l'Archevêque autorisait l'Hôtel-Dieu à recevoir :

- *Les enfants exposés.* Tous les enfants, garçons et filles, exposés dans les rues de la ville et des faubourgs, de père et mère inconnus, devaient être nourris et entretenus par l'hôpital jusqu'à l'âge de sept ans. Ensuite, ils étaient envoyés à La Grave sur billet des trésoriers. Un registre portait les mentions suivantes : date d'entrée, « exposés » ou « envoyés par les Capitouls ».

- *Les enfants abandonnés* par une mère connue, en raison de la pauvreté la mort ou la maladie. Ils devaient être nourris au lait à l'Hôtel-Dieu jusqu'à l'âge de deux ans puis élevés avec les pauvres à La Grave. Un registre portait leur nom de baptême et le nom de leur père et mère.

- *Les enfants nés à La Grave.* Ils devaient y être élevés. Tous ces enfants étaient destinés à être mendiants, lorsque La Grave les avait pris en charge.

- *Les enfants nés de légitime mariage.* Les Capitouls gardaient le droit d'en envoyer certains à l'Hôtel-Dieu.

Règlement du 9 juin 1705. Il a été établi par une commission réunie le 16 janvier comprenant M. Le Président de Riquet, le procureur général, les Capitouls, les chanoines, les commissaires de l'Hôtel-Dieu. Il précisait les différentes catégories d'enfants à recevoir :

- *Enfants exposés.* N'étaient reconnus comme exposés que ceux « qui auront été exposés réellement et trouvés dans les rues, places publiques et faubourgs, de parents inconnus ». Le dizenier de l'endroit où l'enfant avait été trouvé devait être averti afin « de pourvoir à sûreté et conservation de l'enfant ». Le Capitoul faisait « une enquête sommaire ». « Qu'il trouve des preuves ou non », l'enfant était envoyé avec le dizenier à l'Hôtel-Dieu. Celui-ci signait le registre d'entrée s'il savait écrire. Il donnait un billet portant l'heure, le jour, le lieu de l'exposition et les marques permettant plus tard de reconnaître l'enfant. Le Capitoul devait donner au Syndic les résultats de son enquête.

- *Enfants de légitime mariage.* Les mères pauvres ou sans lait étaient autorisées à abandonner leurs enfants à l'hôpital. Les parents se présentaient au Capitoul qui était chargé de ces enfants. Ils fournissaient à l'Hôtel-Dieu un extrait de baptême, un certificat de pauvreté fait par le curé, un billet du Capitoul. La mère était ensuite visitée par un médecin ou chirurgien de l'Hôtel-Dieu. Si elle était en bonne santé, elle se rendait à l'hôpital pour cette visite, accompagnée du dizainier, car il existait de « fausses mères » ; si elle était malade, le médecin allait l'examiner à domicile. Ce règlement a occasionné de nombreuses plaintes.

Règlement du 21 novembre 1728. Il reprenait celui de 1705 concernant les enfants exposés et légitimes. Il ajoutait deux catégories d'enfants qui pouvaient être reçus à l'Hôtel-Dieu :

- *Les enfants bâtards*, dont les pères et mères étaient inconnus mais qui n'avaient pas été exposés.
- *Les enfants de mère connue*, dont le père était inconnu, étranger ou absent. Les billets d'envoi étaient signés par trois Capitouls qui inscrivaient le nom de la mère. Les directeurs de l'hôpital ne pouvaient pas refuser un enfant envoyé par un Capitoul. Aucun d'entre eux n'avait le droit d'en admettre un de sa propre initiative.

Règlement du 26 mars 1735. Il était encore une fois destiné à régler les différends entre les deux hôpitaux. Il rappelait que les enfants exposés étaient nourris à l'Hôtel-Dieu jusqu'à l'âge de sept ans, puis envoyés à La Grave. Les enfants de mère nommée ou connue ne restaient à l'Hôtel-Dieu que jusqu'à l'âge de deux ans. Les enfants sevrés de moins de deux ans étaient envoyés à La Grave. En ce qui concernait la nourriture des enfants de femmes venues de La Grave pour accoucher à l'Hôtel-Dieu, si la mère mourait, perdait son lait ou s'enfuyait, l'hôpital nourrissait l'enfant pendant deux ans puis le renvoyait à La Grave. Mais si la femme était déjà retournée à La Grave quand le malheur arrivait, l'enfant était nourri par cet hôpital. Cependant lorsqu'une accouchée récente tombait malade, venait se faire soigner à l'Hôtel-Dieu avec son enfant et mourait, l'enfant était nourri à l'Hôtel-Dieu pendant deux ans ; si elle perdait seulement son lait, il était nourri à La Grave. Ces règlements, une fois de plus, montrent bien l'esprit querelleur des directeurs.

Règlement du 19 mai 1777. À la suite d'un nouveau différend, l'Hôtel-Dieu ne voulant se charger que des enfants au lait, alors que La Grave disait que tous les enfants trouvés et exposés étaient à la charge de l'Hôtel-Dieu, le règlement de 1777 établissait que tous les enfants, quel que fût leur âge, même inférieur à deux ans, sans distinction de catégories, seraient nourris et entretenus à La Grave dès qu'ils auraient été sevrés.

Règlement de 1790. Le Mémoire abrégé de 1790 nous apprend que l'Hôtel-Dieu recevait tous les enfants exposés envoyés par les officiers municipaux. Il les entretenait jusqu'à l'âge de sept ans. À leur arrivée, les enfants étaient placés dans la « Salle des Épreuves ». Ils étaient nourris au lait de vache réchauffé au bain-marie, dans une petite bouteille. Sur le goulot était placée une petite éponge en « forme de mamelon »[170]. Pendant quinze jours, ils étaient baignés deux fois par jour dans de l'eau tiède dans de petites baignoires « relatives à la grandeur de leur corps ». Si le mal vénérien ne s'était pas déclaré, les enfants étaient sortis de la salle des épreuves et confiés à des nourrices « en nombre suffisant », à l'hôpital. Ensuite, on les confiait à des nourrices de la campagne munies d'un certificat du curé attestant leurs bonnes mœurs et « un peu d'aisance dans leur ménage », jusqu'à l'âge de sept ans. Régulièrement, le chirurgien major vérifiait que le lait était « bon et suffisant ». Plus tard, les enfants étaient reçus comme mendiants à La Grave. L'auteur du Mémoire fait l'apologie du système de secours révolutionnaire :

« *Il y a très peu d'enfants exposés aujourd'hui. L'on ne peut se persuader le grand nombre qu'il y en avait pendant et à la fin du dernier siècle.... Les chefs de police.... n'avaient pas encore tendu des mains secourables aux Filles qui se trouvaient grosses et qui, n'ayant aucune ressource.... se déterminaient à exposer dans la rue ces enfants malheureux...* »

Les enfants légitimes étaient reçus « avec empressement » quand la mère était très pauvre ou n'avait pas de lait. Ils étaient gardés jusqu'à l'âge de deux ans.

---

[170] Archives départementales Hôtel-Dieu série E, Tome III.

Les règlements, sans cesse repris pendant le XVIIIe siècle, montrent que l'hôpital s'est toujours chargé de l'entretien des enfants trouvés ou des enfants de familles trop pauvres pour les nourrir. L'État a protégé, plus qu'il n'a puni l'illégitimité, en permettant la recherche de paternité. Jusqu'à la Révolution, il n'a pas été capable de limiter le nombre d'enfants abandonnés, en constante augmentation.

1.1. L'étude des registres de décès (enfants de moins d'un an)

Elle montre un accroissement important du nombre de décès et du nombre d'abandons à la fin du XVIIIe siècle[171].

Les actes sont signés par le prêtre. Sont inscrits, le sexe de l'enfant, l'état « père et mère inconnus », « père inconnu », « père et mère connus », « légitime », la paroisse de naissance ou d'exposition, la date de naissance ou d'exposition, la date d'entrée à l'hôpital, la date de décès. Il y a souvent des mentions spéciales comme « exposé », « reçu avec billet des Capitouls »... À partir de l'An I de la République, les deux administrateurs qui rédigeaient le registre se nommaient et inscrivaient leur âge. Ils écrivaient le numéro du lit, le nom de la salle dans laquelle le malade était décédé et l'heure du décès.

1.2. Variations du nombre de décès suivant les années

La courbe dressée en portant en abscisse les années et en ordonnée le nombre de décès est surprenante par son allure générale. Alors que les règlements concernant les abandons d'enfants ont été nombreux avant 1750, nous ne trouvons que quelques décès avant cette date. Nous pouvons considérer trois périodes. De 1723 à 1756, il y a eu peu de décès. La crise de 1752 n'est même pas signalée. De 1757 à 1777, les décès d'enfants de moins d'un an sont nombreux. Ils sont variables suivant les années, ce qui crée une courbe en dents de scie. Le maximum de décès est en 1768 pour cette période. De 1778 à 1792, enfin, les décès sont en accroissement. La courbe présente plusieurs maxima. Les pics correspondent aux années 1761, 1765, 1768-69, 1772, 1778, 1781, 1785, 1788. Les creux sont marqués en 1760, 1764, 1766, 1770-71, 1774, 1779-80, 1784, 1790-91. Les pics signent les années de crises que nous avons déjà mises en évidence au chapitre des statistiques générales. Les creux correspondent aux périodes de calme. Ce

---

171 Archives municipales de Toulouse. Registres de décès séries GG 733 à 744, de 1723 à 1792.

qui est surprenant, c'est le faible nombre de décès avant 1755. D'après la courbe, il y a eu un accroissement des abandons d'enfants de père et mère inconnus à la fin du XVIIIe siècle.

1.3. L'âge des enfants à leur entrée à l'Hôtel-Dieu

Presque tous les enfants, 89,2 % des exposés ou abandonnés à l'hôpital, avaient entre 0 et 15 jours ; 95 % avaient moins de deux mois. Les parents abandonnaient leurs enfants dès la naissance, ceci explique la très grande mortalité des nourrissons.

1.4. Le temps passé à l'hôpital

72,3 % des enfants mouraient dans les quinze jours suivant leur admission à l'Hôtel-Dieu, 86,9 % avant la fin du mois ; 94,3 % étaient morts avant le deuxième mois. Le plus grand pourcentage de décès avait lieu entre le huitième et le quinzième jour.

1.5. Les mentions particulières

Elles nous permettent de mieux connaître ces enfants. Sur le total des actes de décès, il y a :

- enfants de père et mère inconnus : 93,6 %
- enfants légitimes : 5,8 %
- enfant de père inconnu : 0,3 %
- enfant de père et mère connus : 0,3 %

Ont été mentionnés :

- enfants exposés (dont un sur une charrette) : 1,4 %
- enfants munis de billets des Capitouls : 2,1 %
- jumeaux : 1,9 %
- enfants accompagnés de leur mère : 2,3 %
    - dont une mère de vingt ans ayant la fièvre
    - dont une mère de vingt-six ans
- enfants nés chez une sage-femme
- enfants nés chez un maître-chirurgien
- enfants en nourrice
- enfant abandonné à une jeune fille près des tours du pont
- enfants ondoyés (dont un par la gouvernante)
- baptisés

1.6. Variations mensuelles des décès d'enfants de moins d'un an

L'étude des indices mensuels montre que le maximum des décès avait lieu en juillet et août. Ceci est conforme à toutes les études sur la mortalité infantile. En effet, l'été était la saison des épidémies de toxicose. C'était l'époque où les nourrices délaissaient les nourrissons pour les travaux des champs, la chaleur était indisposante, le lait moins bon. La courbe dressée à partir de ces chiffres accuse bien ce maximum des mois les plus chauds. Elle met aussi en évidence la mortalité plus forte de la fin de l'automne. Les mois d'octobre, novembre et décembre causaient des décès, à cause de l'apparition du froid, de maladies broncho-pulmonaires. Comme pour les adultes, le mois d'avril était lui aussi meurtrier. Par contre, les mois de janvier, février, mars étaient calmes. Le mois de mai était le plus favorable.

Au total, une grande partie des décès d'enfants de moins d'un an avaient lieu l'été, saison chaude, saison pendant laquelle les nourrissons étaient délaissés.

1.7. Le sexe

Nous avons compté 48,7 % de garçons et 51,3 % de filles. Cette légère différence peut vouloir dire que les filles étaient un peu plus facilement abandonnées que les garçons.

1.8. Les lieux de naissance ou d'exposition

Nous sommes frappés par le fait que 91,5 % des enfants étaient nés ou ont été trouvés dans une paroisse toulousaine. Seulement 2,8 % étaient nés à l'Hôtel-Dieu ; 1,9 % provenait du diocèse de Toulouse ; 0,6 % était étranger au diocèse de Toulouse. Ces enfants venaient donc des paroisses toulousaines. C'était Saint-Etienne, comme pour les malades, qui fournissait le plus grand effectif d'enfants. Venaient ensuite La Dalbade, puis les paroisses plus pauvres, Saint-Michel, Saint-Sernin, Saint-Pierre, Saint-Nicolas. Enfin, les deux paroisses de la Daurade et du Taur fournissaient 7 % d'enfants. Au total, la plupart des enfants étaient nés dans la ville même de Toulouse, principalement à Saint-Etienne, la Dalbade et Saint-Michel.

Lorsqu'il s'agissait d'enfants légitimes, voici les professions des parents. Pour les pères : brassier, charpentier, cordonnier, menuisier, maître-tailleur, maçon, maître d'écurie, matelot, ouvrier en soie, porteur de chaises, sergeur, serrurier. Et pour les mères : fille de service.

En conclusion, presque tous les enfants de moins d'un an décédés à l'Hôtel-Dieu, représentant 93,6 % étaient exposés ou trouvés. Seulement 6,4 % étaient nés de mère connue. Ces abandons si nombreux se faisaient dès la naissance, avant les quinze premiers jours de la vie. Ceci explique que la mortalité de ces enfants ait été très grande. La mort survenait rapidement après l'entrée à l'hôpital, le plus souvent avant un mois. Ces enfants avaient souffert du froid, de la faim pendant leur abandon. Ils avaient été malmenés durant les transports. Les mauvaises conditions d'hygiène étaient souvent fatales à ces petits êtres épuisés.

Nous savons que la plupart de ces enfants étaient nés dans une paroisse toulousaine. Ceci peut nous permettre de supposer que ces enfants de père et mère inconnus appartenaient plus souvent à des couples mariés, mais nous ne pouvons l'affirmer. Quand il s'agissait d'enfants inscrits comme légitimes, les parents les abandonnaient, faute de ressources suffisantes. Le père exerçait souvent le métier d'artisan. Quelquefois, c'était un employé. Parmi les 5560 actes de décès de personnes âgées de plus d'un an, il a été quatre-vingt-dix-neuf fois fait mention de bâtards ou exposés[172]. Ceci donne un pourcentage total de 1,7 % des actes. En conclusion, la pratique des abandons d'enfants s'est considérablement accrue à la fin du XVIIIe siècle. Presque tous les enfants reçus à l'Hôtel-Dieu étaient de père et mère inconnus. Malgré les soins que l'hôpital leur prodiguait, beaucoup étaient destinés à mourir en raison de leur fragilité. Pour les survivants, la vie n'était cependant pas facile.

2. La vie des enfants de moins d'un an à l'Hôtel-Dieu

La vie d'un enfant exposé se partageait, s'il restait à l'Hôtel-Dieu, entre les soins de sa nourrice et ceux apportés par les sœurs et les directeurs qui exerçaient une surveillance féroce. À son entrée à l'hôpital, le portier inscrivait sur le « Registre des enfants exposés », l'âge présumé, le lieu d'exposition, les marques éventuelles. Si l'enfant n'était pas baptisé, on l'envoyait à Saint-Nicolas recevoir le sacrement. Le portier enregistrait alors le nom de baptême ainsi que la date de la cérémonie. De même, le portier tenait le « Registre des enfants de mère et père connus », reçus sur billets des Capitouls, munis d'un certificat de pauvreté du curé[173]. Sur le registre, il

[172] Trente-huit hommes et soixante et une femmes.
[173] Les registres étaient tenus en double exemplaire.

écrivait le nom et l'âge du nourrisson, le nom des parents, la paroisse de naissance[174], la date d'entrée à l'hôpital.

2.1. La mise en nourrice

Après leur réception, les enfants étaient confiés à des nourrices. Il y en avait deux catégories. Les nourrices de l'Hôtel-Dieu avaient subi une visite des médecins qui attestaient que leur lait était « bon ». Elles vivaient dans des chambres séparées de celles des malades avec lesquels elles ne devaient avoir « aucune communication ». Elles ne pouvaient sortir de l'hôpital sans la permission des sœurs. Outre l'allaitement, elles devaient laver les langes. Même si le lait manquait, aucune nourrice étrangère n'était acceptée[175]. Quand les enfants étaient en grand nombre, on les confiait à des nourrices à la campagne. Ces femmes étaient examinées par les médecins de l'Hôtel-Dieu. On leur confiait un enfant avec « ses langes et ses hardes » et un billet portant le nom, l'âge du bébé, sa paroisse de naissance, le nom et le lieu d'habitation de la nourrice. Ce billet était signé par le portier. Les mêmes mentions étaient rapportées sur le registre des enfants et sur celui des nourrices. Nous pouvons, grâce aux registres de délibérations et aux règlements, évaluer le salaire des nourrices au cours du XVIIIe siècle. Le règlement de 1723 donnait pour salaire aux nourrices de la campagne, après vue d'un certificat du curé attestant que l'enfant se portait bien, trois livres par mois jusqu'à ce que l'enfant ait deux ans, puis des céréales jusqu'à l'âge de sept ans. En 1777, les nourrices recevaient six livres par mois pendant huit mois de l'année, puis huit livres par mois en juin, juillet, août. En 1787, les nourrices étaient payées dix livres par mois, les nourrices sèches huit livres par mois. En 1795, on donnait jusqu'à ce que l'enfant ait deux ans, quarante livres par mois, puis après deux ans et jusqu'à sept ans du méteil et des vêtements. Le salaire des nourrices est donc passé de trois livres en 1723 à dix livres en 1787. Cette augmentation n'était pas suffisante. En 1787, on se plaignait encore du nombre insuffisant de nourrices. Les neuf dixièmes des enfants étaient nourris à la campagne.

2.2. Les soins donnés aux enfants

La crainte principale était la contamination des maladies vénériennes. Les directeurs se plaignaient souvent des dépenses pour les soins des enfants

[174] Les enfants venaient de la ville et du gardiage.
[175] D'après le règlement de 1723.

vénériens qui avaient transmis le mal aux nourrices qui, elles-mêmes, l'avaient donné à leurs maris[176]. Ce risque de contagion a entraîné la direction et le personnel hospitalier à chercher une autre nourriture que le lait de femme. Le lait de vache et le lait de chèvre ont été utilisés. En 1781, des mesures furent prises et des règles édictées pour lutter contre les maladies vénériennes. Les sœurs avaient la charge de surveiller les nourrices qui utilisaient les « bouteilles à lait ». En effet, après information aux hôpitaux de Paris l'abbé de Lacaze, avait introduit à l'Hôtel-Dieu une petite bouteille munie d'une éponge très fine que les enfants suçaient. En 1781, l'abbé avait envoyé douze bouteilles qui connurent immédiatement « un succès considérable ». Elles étaient utilisées quand les nourrices n'étaient pas en nombre suffisant ou quand les enfants étaient contagieux ; on donnait du lait de vache qui était fourni par des bêtes amenées chaque jour au pied de l'escalier pour la traite. L'Hôtel-Dieu avait passé un contrat avec le fournisseur. Mais, quelques mois plus tard, la direction s'aperçut que la mortalité de ces enfants augmentait. Il fallait « *prendre des précautions pour arrêter la mortalité des enfants au lait si chers à l'état* ». Deux sœurs furent chargées de surveiller les soins de propreté donnés aux bouteilles à lait. Des nourrices sèches furent engagées pour changer les langes et les laver. Les enfants sains furent séparés des enfants suspects de maladie vénérienne. Le nombre de berceaux fut augmenté. Enfin, on utilisa du lait de vache écrémé « pour ne pas surcharger les estomacs ». On recommanda aux accoucheurs de déclarer « l'état sain ou suspect » des enfants.

Le traitement des enfants atteints posa aussi quelques problèmes. On mélangeait les remèdes au lait. Les sœurs ne pouvant pas soigner les vénériens, il fallut chercher d'autres personnes pour s'occuper d'eux. Pour les médications, on se renseigna à l'hôpital de la Charité à Vaugirard. Malgré toutes les précautions prises, il semble que les maladies vénériennes se soient répandues rapidement et parmi les nourrices et parmi les enfants. Le 24 mai 1784, la direction de l'hôpital annonça qu'un jeune enfant avait été guéri, comme sa mère, à l'aide de bains et de frictions. On souhaita que les directeurs semainiers préparassent une salle destinée à l'usage des soins donnés aux enfants, car les enfants soignés au quartier neuf « meurent tous infailliblement ». Le 7 juin 1784, un programme de soins pour les enfants vérolés fut établi par la commission de chirurgie. Tous les enfants admis à l'Hôtel-Dieu et suspects étaient gardés pendant dix à douze jours, « *dix à*

[176] D'après le registre des délibérations. Tome III, 1701 – 1768.

douze jours qu'on a reconnus suffire presque toujours pour le développement des signes de la maladie vénérienne ». Ensuite, ils étaient confiés, comme à l'ordinaire, aux nourrices de l'Hôtel-Dieu ou de la campagne. Ils étaient baignés deux fois par jour avec de l'eau tiède. Les enfants qui restaient suspects étaient placés au premier étage, nourris au lait de vache et baignés deux fois un quart d'heure par jour. Si au bout de dix jours, il n'y avait plus de signe suspect, ils étaient confiés aux nourrices. Les enfants atteints de maladie vénérienne, étaient traités par l'onguent mercuriel. On faisait aussi des frictions à ceux qui avaient des symptômes à leur arrivée à l'hôpital. Après ce traitement, les enfants étaient examinés par les chirurgiens. Les linges de ces enfants étaient lavés séparément. Leurs nourrices n'avaient pas le droit d'aller au lavoir l'hiver, bien qu'elles dussent prendre « de l'exercice » et « respirer un air sain ». Les pièces étaient aérées « sans nuire aux enfants »[177]. Malgré ces mesures, les plaintes se renouvelèrent. En 1788, le nombre des décès d'enfants au lait augmenta. On accusa le lait de vache et on réduisit à huit jours les traitements. D'autre part, le nombre des nourrices était insuffisant. Celles-ci s'inquiétaient peu des enfants. Les soins ne se faisaient pas la nuit. Les chèvres manquaient. Les enfants n'étaient pas nourris entre huit heures du soir et cinq heures du matin. Plus tard, après la Révolution, les nourrissons buvaient du lait de chèvre et mangeaient une bouillie légère faite avec du lait, de la farine de pomme de terre, de l'eau de fleur d'oranger et du sucre.

Les nourrissons, à leur entrée à l'hôpital, recevaient des langes et des « hardes ». Ceux envoyés à la campagne avaient autour du cou un cordon portant les armes de la ville et celles de Saint-Jacques. Sous la Révolution, la layette était renouvelée tous les six mois. Elle se composait « de deux coiffes, un bonnet, trois béguins, deux mandils, quatre chemises, cinq drapeaux et une litière ».

La vie de ces enfants se terminait souvent par la mort en bas âge. Dans ce cas, les curés hésitaient à accepter de faire les enterrements, en raison de la modicité de leur paiement. On payait quarante-six sols les frais d'enterrement des enfants en nourrice. Si la vie se prolongeait, l'enfant recevait l'éducation sommaire de l'hôpital. Il était élevé « à la crainte de Dieu ». Puis il était mis en apprentissage, comme l'atteste ce contrat d'apprentissage établi entre un tailleur d'habits et un garçon moyennant

[177] Délibéré le 31 mai 1784 par Dubernard, Dubos, Frizac, Viguerie et Vignes.

trente livres pour trois ans[178]. Les filles abandonnées, un peu plus nombreuses que les garçons, entraient en apprentissage à la campagne à quinze ou seize ans.

En conclusion, la vie d'un petit enfant exposé était fort menacée. S'il résistait aux intempéries et aux dangers de la rue, s'il n'attrapait pas le mal vénérien dans les salles surpeuplées de l'hôpital, s'il supportait le lait de vache servi dans les biberons simplement lavés à l'eau claire, il subissait alors la discipline de l'hôpital, remplacée bien vite par le devoir d'obéissance à un maître. Le sort des enfants élevés â la campagne pouvait être différent, s'ils avaient résisté au transport et s'ils étaient élevés dans une famille simple et bonne.

2.3. Les sanctions

Pour lutter contre les abus commis par les familles délaissant leurs enfants et enrayer le phénomène sans cesse croissant de l'abandon, des règlements ont été édictés afin de prévenir et de punir cet acte. L'arrêt du Parlement le plus connu et le plus fréquemment rappelé est celui de 1705. Cet arrêt ordonnait aux sages-femmes de « donner à la police dans les vingt-quatre heures, à peine de 300 livres d'amende, le nom de toute femme en couches soignée par elle ». Le but de cet arrêt était donc d'éviter toute naissance clandestine. De plus, les accoucheuses qui recevaient chez elles une femme enceinte pour accoucher devaient avertir les Capitouls pour qu'ils « reçoivent des plaintes »[179]. Si la femme abandonnait son enfant après les couches, l'accoucheuse était obligée par la loi de nourrir elle-même cet enfant. Sinon, elle encourait les mêmes peines que les exposeurs. Elle ne devait pas faire mettre en nourrice un enfant dont elle ne connaissait pas le père, la mère et leurs ressources. Si elle se chargeait d'un enfant de parents inconnus, elle devait elle-même payer la nourrice. L'Hôtel-Dieu ne voulait pas recevoir ces enfants. Les règlements obligeaient à déclarer toutes les naissances, ce qui empêchait certaines mères de se débarrasser de leur nourrisson après les couches.

Les Capitouls et les directeurs se sont toujours empressés d'exercer leur surveillance. Ils ont eu souvent raison, car beaucoup de femmes contrevenaient à la loi. Par exemple, en 1751, une fille exposée placée en

[178] Registre des délibérations de l'Hôtel-Dieu Saint-Jacques de Toulouse, Tome III - 15 mai 1722.

[179] Les sages-femmes ne devaient pas pratiquer les accouchements chez elles.

nourrice disparut. La direction décida de s'informer du sort des enfants lorsque les nourrices ne venaient pas chercher leur salaire. En 1758, le prêtre de Casseirol et le directeur Malefette allèrent à la ville et à la campagne rendre visite aux accoucheuses. Ils les questionnèrent pour connaître les pères et les mères de petits bâtards amenés par les Capitouls à l'hôpital. S'ils découvraient leurs identités, ils demandaient des rançons, la direction générale informée de cette affaire a déclaré que c'était préjudiciable à l'honneur des familles

Les sanctions prises contre les coupables étaient exemplaires. Les personnes convaincues d'avoir exposé ou fait exposer un enfant faisaient l'objet de poursuites. En 1717, deux femmes coupables d'avoir exposé un enfant ont reçu leur sentence des Capitouls ; la nourrice a été condamnée au fouet, l'accoucheuse à une amende et au bannissement. En 1742[180], des sages-femmes ont été accusées d'avoir envoyé à l'Hôtel-Dieu des enfants que leurs parents étaient en état de nourrir. Elles ont été condamnées à trois cents livres d'amende et à une punition corporelle s'il y avait récidive. Elles ont été chargées de la nourriture et de l'entretien de ces enfants. La police a visité leur domicile. Toutes les personnes donnant asile à une mère dans le besoin devaient payer une amende de vingt-cinq livres.

Au total, parallèlement au devoir que remplissait honnêtement l'hôpital d'assister les femmes enceintes, abandonnées ou pauvres, régnait un régime policier. Les accoucheuses qui servaient d'intermédiaires étaient surveillées. Les directeurs faisaient leurs propres enquêtes. Le règlement du 27 décembre 1729 autorisait les commissaires et directeurs semainiers à rechercher les auteurs des grossesses des filles-mères, afin de condamner les pères à reprendre leurs enfants, à payer des amendes et à verser un dédommagement à l'Hôtel-Dieu. Les Capitouls étaient chargés de s'informer afin de poursuivre criminellement les responsables des abandons.

2.4. Les plaintes

Les plaintes de la direction générale de l'hôpital n'ont pas manqué de se faire entendre, tout au long du XVIIIe siècle. C'est surtout aux Capitouls, mais aussi aux curés et à certains directeurs qu'ont été adressés les reproches. La direction a sans cesse fait des remarques sur le nombre grandissant des enfants exposés, sur le coût de cette œuvre à laquelle elle

---

[180] Archives départementales de Toulouse Série GG 949.

devait pourvoir. Elle supportait mal de devoir entretenir nombre d'enfants légitimes entrés comme bâtards. Les reproches faits aux Capitouls ont été les plus cinglants. Au début du siècle, en rappelant les règlements, il est dit que les Capitouls envoyaient « une infinité » d'enfants qui n'entraient pas dans les catégories citées plus haut. Les directeurs présentèrent aux Capitouls un mémoire de la situation financière de l'Hôtel-Dieu, affirmant qu'ils ne pouvaient soutenir les dépenses qui excédaient de plus de dix mille livres les revenus. La commission nommée pour résoudre ce problème conclut qu'elle ne pouvait laisser périr les enfants et qu'elle voulait élargir le règlement de 1703, *« l'expérience ayant fait connaître qu'il se présente tous les jours une infinité d'autres cas que ceux qui ont été prévus par le règlement de 1705 »*.

Malgré ce jugement, les dispositions en faveur des enfants n'ont pas été élargies. En 1727, les Capitouls furent de nouveau accusés de ne pas avoir suivi les règlements. Lors de l'assemblée il fut décidé de délibérer contre eux. Mais ceux-ci refusant de sortir de la salle, l'assemblée fut remise. Par délibération du 25 août 1727, l'assignation fut poursuivie « par l'avis du Conseil de la maison ». Plus tard, les plaintes se renouvelant, les Capitouls furent obligés de donner deux mille livres par an pour l'entretien de ces enfants, prélevées sur le produit des charges municipales destinées à la nourriture des pauvres de La Grave. Sur les registres, sont signalés des refus d'enfants, parce qu'ils étaient déjà sevrés ou sous des prétextes divers se référant toujours aux règlements. Les Capitouls n'ont pas été les seuls à susciter des plaintes. L'Hôtel-Dieu était chargé jusqu'à l'âge de sept ans des enfants bâtards. C'étaient les déclarations des curés qui permettaient à ces enfants d'entrer à l'hôpital. Or, il semble qu'il y ait eu des abus, puisqu'en 1725, la direction décida de ne pas ajouter foi aux déclarations des curés. Les directeurs se chargèrent personnellement de faire admettre à l'Hôtel-Dieu des enfants qu'ils connaissaient. Il fut décidé que si cela était prouvé après enquête, ils en seraient chargés. Fréquentes aussi ont été les dénonciations de femmes légitimes venues accoucher à l'Hôtel-Dieu. En 1770, on parlait d'un accroissement de plus de la moitié du nombre des enfants légitimes. La mère devenait quelquefois la nourrice de son enfant. En 1771, la direction punit « la nommée Martin, sage-femme » qui avait fait entrer à l'hôpital un enfant de père et mère connus. Plus tard, l'Hôtel-Dieu refusa de recevoir un bâtard porté par son grand-père depuis Muret, qui proposait de payer pour l'entretien de deux années. Une femme a fait admettre son enfant à l'Hôtel-Dieu sous prétexte qu'elle n'avait plus de lait. C'était l'enfant d'une autre dame[181]. Ce qui a surtout heurté la direction, ce n'est pas tant la morale que l'argent à dépenser pour ces enfants. Ceci est bien rappelé en 1790. L'œuvre des enfants trouvés avait été introduite par nécessité par les Capitouls qui accordaient cinquante sols par mois à la fin du XVIIIe siècle. Puis la Ville donna une pension de mille livres, qui, devenue insuffisante, s'éleva à huit mille livres en 1755. Il fallait entretenir environ cent soixante-dix enfants en 1755 et quatre cents à la fin du siècle. Les nourrices, mal payées, étaient en nombre insuffisant. Le déficit du trésor des enfants trouvés a été constant. Toutes ces dépenses revenaient, disait-on, aux enfants légitimes entrés frauduleusement à l'hôpital. En 1790, l'auteur du *Mémoire abrégé* écrivait :

« *Le nombre des enfants serait en diminution si les officiers municipaux n'envoyaient que des enfants nés de filles habitant Toulouse. Mais dans la Haute-Garonne, aucun hôpital n'accueille les enfants trouvés, toutes les filles de différentes villes des districts et cantons envoient leurs enfants à l'Hôtel-Dieu.* »[182]

Il s'agissait d'enfants légitimes, entrés à l'hôpital après arrangement avec une sage-femme. La dépense supportée par la ville de Toulouse soulageait les autres villes du département.

En conclusion de ce chapitre difficile car la réalité se cache, il faut plaindre ces enfants que la misère a voués à l'abandon. Malgré les lois, malgré les châtiments, ce procédé s'est développé pendant le XVIIIe siècle. La charge que l'œuvre des enfants trouvés a imposée à l'Hôtel-Dieu était lourde. Il l'a mal supportée, se plaignant de ceux qui amenaient les enfants, cherchant querelle à la Grave. Cependant, il a rarement refusé l'entretien d'un nourrisson. Une étude plus minutieuse des registres a permis de comprendre que la plupart de ces enfants étaient légitimes. Ces enfants, refusés par leur famille à cause de la misère ou pour d'autres raisons, avaient du mal à survivre. La fréquence des maladies vénériennes, l'utilisation du biberon, le manque d'hygiène, les mauvaises conditions de transport ont été autant de graines de mort. Ce sont les plus forts qui ont survécu.

---

[181] Hôtel-Dieu Registre de délibérations Tome III – 1758.
[182] Mémoire abrégé de 1790. Hôtel-Dieu de Toulouse, page 9.

Chapitre 7 : LE BOULEVERSEMENT RÉVOLUTIONNAIRE

Le 20 floréal an II – 9 mai 1794, dans la cour de l'Hôtel-Dieu de Toulouse, les administrateurs bien connus des Toulousains plantent l'arbre de la liberté. Il fait beau. C'est la liesse.

Qu'a changé la Révolution dans la vie médicale française ?

Avec le serment prêté, c'est un ordre moral nouveau. C'est l'obligation nationale de bienfaisance sous le vocable d'assistance. C'est la liberté de la pratique médicale. Il n'y a plus de corporations ; les patrimoines hospitaliers ont disparu. Bref, c'est la remise en question globale du système de soins.

I. L'assistance

Le 17 juin 1789, les États Généraux demandèrent aux trois ordres de se réunir pour délibérer des moyens de soulager la misère publique.

Dès le 3 septembre 1791, il fut décidé que l'instruction et l'assistance deviendraient des services publics. Les pauvres infirmes allaient être secourus à domicile ou dans les hôpitaux, les pauvres valides devraient travailler.

Pour la Constituante[183], « l'assistance était un des devoirs les plus sacrés de la nature ».
Pour la Législative, c'était le premier des devoirs imposés par le pacte social[184].

L'article XXIII de la Déclaration des Droits de 1793 annonçait que la société devait la subsistance aux citoyens malheureux, soit en leur procurant du travail, soit en assurant les moyens d'exister à ceux qui étaient hors d'état de travailler.

---

[183] Les Etats Généraux prirent le 17 juin 1789 le nom d'« Assemblée Nationale ». Ce nom fut changé le 9 juillet en « Assemblée Constituante » qui proclama la constitution de 1791. La Constituante abolit les privilèges féodaux (nuit du 4 août 1789), proclama la souveraineté nationale, la séparation des pouvoirs, législatif, exécutif et judiciaire, l'admissibilité de tous les citoyens aux emplois publics, leur égalité devant la loi, la liberté des cultes, institua les actes de l'état civil, divisa la France en départements.

[184] L'Assemblée Constituante fit place à l'Assemblée Législative le 30 septembre 1791.

En 1791 et 1792, les hôpitaux dépendaient du département[185]. Plus tard, fut créée la Commission Nationale des Secours Publics. Par la loi du 11 mai 1794, la Convention[186] voulait faire disparaître les hôpitaux qui inspiraient depuis longtemps beaucoup de crainte à la population. On prônait les soins à domicile.

Dans chaque district[187], trois officiers de santé étaient payés par le gouvernement pour prodiguer ces soins. Ils disposaient d'un stock de farine, de riz et de fécule pour les indigents et de boîtes de médicaments qu'ils distribuaient aux malades.

Les malades étaient inscrits sur le « Grand Livre de Bienfaisance Nationale » et devaient toucher 10 sols par jour de maladie.

Enfin, la Convention vota le 19 germinal an III – 8 avril 1795 la suppression des sociétés privées d'assistance. Cependant, en 1796, des bureaux de bienfaisance délivraient encore une assistance à domicile.

On refusait donc le principe des hôpitaux de l'Ancien Régime et les secours charitables. L'Etat se tenait pour responsable du système de soins : l'article XXI de la Déclaration des Droits de l'Homme de 1793 stipulait que :
« *Les secours publics sont une dette sacrée... La Société doit assurer les moyens d'exister à ceux qui sont hors d'état de travailler.* »

---

185 L'Assemblée Constituante essaya de respecter les provinces et de créer des départements à peu près égaux en nombre d'habitants et richesses qui étaient évaluées d'après le montant des impôts directs acquittés. L'article I du titre II de la Constitution stipulait que le système mis en place devait garantir « l'unité et l'indivisibilité du royaume ». Les départements devaient prendre les noms des cours d'eau ou des montagnes. Chaque département était administré par un Conseil Général de 36 membres élus pour deux ans et renouvelable par moitié chaque année. Les conseillers étaient choisis parmi les citoyens payant une contribution directe égale à dix journées de travail et élus par l'Assemblée électorale du département. Le Conseil Général désignait un « directoire de département » comme agent d'exécution. Le roi était représenté par un procureur général syndic élu pour quatre ans.

186 Cette assemblée révolutionnaire succéda à l'Assemblée Législative le 21 septembre 1792 et gouverna la France jusqu'au 26 octobre 1795. Elle proclama la République et condamna Louis XVI. Elle fonda des institutions, parmi lesquelles l'Ecole Polytechnique ; elle groupa sous le nom d'Instituts les anciennes académies et celles qu'elle fonda elle-même.

187 Les districts étaient divisés en cantons, circonscriptions électorales et judiciaires.

L'Etat essayait de mettre en place un nouveau système de soins dont les principes nous sont bien connus : devoir d'assistance sociale, secours publics, aide médicale gratuite, indemnités. Le plus difficile fut de choisir rapidement les moyens de cette prise en charge car les demandes de soins et d'assistance étaient pressantes.

Pendant la période révolutionnaire, le personnel administratif allait changer. En effet, un arrêté de la Convention Nationale portait que les administrateurs, de même que les prêtres et les sœurs qui travaillaient dans les hôpitaux, devaient être renouvelés.

L'arrêt du Conseil du Département de la Haute-Garonne du 14 décembre 1792 désignait les vingt-quatre administrateurs qui allaient s'occuper des établissements de soin toulousains. Le cérémonial ordinaire fut respecté. Les hommes partirent de la Maison commune. Ils furent reçus dans une salle de l'Hôtel-Dieu. D'abord, ils prêtèrent serment. Ensuite, ils furent présentés aux sœurs et aux domestiques. Enfin, ils visitèrent les malades. Les procès-verbaux furent établis. Différentes commissions furent désignées, chargées respectivement des réparations, de la chirurgie, des chapelains, des vénériens, des métairies.

Un peu plus tard, en 1793, il fut proclamé que : « *Les établissements publics ne devront être servis que par des patriotes dont le civisme n'ait pas la plus légère atteinte*[188] ».

À Toulouse, le 29 messidor an III – 17 juillet 1795, les nouveaux administrateurs de l'Hospice de l'Humanité s'installèrent. Certains noms étaient déjà connus. Les administrateurs assuraient deux par deux une décade. Il y avait une assemblée partielle le 30 de chaque mois et quatre assemblées générales par an : les 10 vendémiaire, 10 nivôse, 10 germinal, 10 messidor. Nul n'avait le droit d'exercer des pouvoirs de police.

Le 7 germinal an IV – 28 mars 1796, d'autres administrateurs furent désignés qui prêtèrent serment de haine à la royauté et de fidélité à la République. L'Hôtel-Dieu était chargé par le département des femmes enceintes et des enfants au lait. Il devait prendre des dispositions pour les crèches et la réception des femmes.

En 1796, l'administration des hôpitaux des grandes villes devint commune. À Toulouse, le 16 vendémiaire an V – 7 octobre 1796, de

---

[188] Registre des délibérations de L'Hôtel-Dieu de Toulouse 1793.

nouveaux administrateurs furent nommés. Les assemblées se tenaient alternativement à l'Hospice de l'Humanité et à l'Hospice de Bienfaisance.

Par la loi du 16 vendémiaire, les administrations municipales avaient la charge des hospices civils de leur arrondissement. Elles devaient nommer une commission de cinq citoyens résidant dans le canton qui élisaient un président et choisissaient un secrétaire.

Tous les établissements d'une même commune[189] ne formaient qu'une seule institution. La direction était unique ; les revenus étaient perçus par un seul receveur et répartis équitablement.

Le 18 vendémiaire an VI, le pouvoir administratif, du ressort de la municipalité, fut séparé du pouvoir exécutif. Une commission était chargée de la gestion des biens et de l'administration intérieure. Le principe des commissions administratives persistera.

En l'an VIII, la surveillance est exercée par les préfets. Les maires des communes sont membres-nés de l'administration hospitalière.

II. Le financement

Le financement de cette vaste entreprise philanthropique ne fut pas assuré. En effet, malgré de nombreuses mesures, l'Etat ne put prendre en charge le coût des soins à donner aux malades ni les secours à apporter aux miséreux.

La première mesure financière fut l'abolition des dîmes. La nuit du 4 août 1789 vit l'abolition des privilèges féodaux. Le 26 août 1789, la proclamation des Droits de l'Homme et du Citoyen mettait en exergue :

- La Liberté (de presse, de parole, de réunion)
- L'Égalité (de droits, devant la loi)
- La Propriété (qui était déclarée inviolable et sacrée).

[189] La loi du 14 décembre 1789 organisa les nouvelles municipalités des communes. Il y avait un Conseil Général de la Commune, élu au suffrage direct par les citoyens actifs domiciliés depuis un an au moins dans la commune et choisis parmi les contribuables payant une contribution au moins égale à 10 journées de travail. Les officiers municipaux étaient élus pour deux ans. Le maire était lui-même élu par tous les électeurs pour deux ans. A Toulouse, par exemple, il y avait 60 000 habitants, un corps municipal de 18 membres et 96 notables. Le premier maire fut M. De Rigaud, professeur à la Faculté de Droit.

Le 2 novembre 1789, les biens de l'Église furent mis à la disposition de la Nation. La Constitution Civile du Clergé fut votée le 12 juillet 1790. À la suite de la suppression des ordres qui prononçaient des vœux solennels, les religieux devaient cesser d'administrer les biens des pauvres, si ces vœux n'étaient pas reniés le 1er décembre 1791[190].

Donc, dès 1789, les hôpitaux perdirent beaucoup de leurs privilèges (abolition des dîmes, des octrois, des droits sur les spectacles...). Des charges nouvelles apparurent. Les employés devaient désormais payer des impôts.

Les municipalités chargées de pourvoir aux ressources hospitalières s'acquittèrent assez difficilement de leur tâche. Les sommes allouées étaient payées régulièrement au début, puis les subsides s'espacèrent.

La fin du patrimoine hospitalier fut signée par la loi du 23 messidor an II – 11 juillet 1794 qui ordonna la mise en vente des biens des établissements. Les hôpitaux étaient privés de tout revenu. L'Etat fit cependant un retour en arrière. L'arrêté du 9 fructidor an III – 27 août 1795 sursoyait à la vente de ces biens. Le 2 brumaire an IV – 24 octobre 1795, la jouissance du patrimoine était provisoirement rendue. Enfin, la loi du 2 frimaire an IV réintégrait les hôpitaux des biens non vendus. Cependant ceux-ci étaient si démunis que la loi du 16 vendémiaire an V – 7 octobre 1796 leur attribua une partie des domaines nationaux. L'impôt du dixième sur les entrées des théâtres fut même rétabli et des octrois accordés.

Pour l'Hôtel-Dieu de Toulouse, l'aliénation des biens a été progressive[191].

Prenons comme exemple la situation financière de l'Hôtel-Dieu de Toulouse de 1789 à 1797 telle qu'elle est rapportée dans les registres.

---

[190] A Toulouse, le 4 mai 1790, les biens du clergé furent recensés à l'Hôtel de Ville. La première adjudication eut lieu le 9 janvier 1791. L'Archevêque de Toulouse, François de Fontanges refusa de prêter serment le 19 janvier 1791, de même que le Cardinal de Bernis. Le père Sermet fut élu en 1791 Archevêque de Toulouse. En novembre 1791, on comptait 441 prêtres jureurs et 660 réfractaires.

[191] L'aliénation des biens de l'Hôtel-Dieu de Toulouse s'est faite progressivement :
- à Toulouse-Montaudran : 1 lot le 17 prairial an III
- à Muret-Gilabert : 44 Lots le 21 nivôse an III
- à Frouzins : 44 lots le 6 et 7 germinal an III
- à Villeneuve-les-Bouloc : 1 lot le 23 prairial an III
- à Capens : 1 lot le 24 thermidor an III
- à Auzeville : 1 lot le 24 floréal an III.

L'Hôtel-Dieu, comme le pays, se trouvait en 1789 dans une situation difficile.

En 1790, une inondation causa des dommages aux caves et à la « bûchère », emportant le radeau du lavoir. Les premières mesures révolutionnaires se firent sentir. Le dû sur les spectacles qui depuis 1779 remplaçait les droits s'élevait à 4000 livres. Le 12 juillet, par la suppression de la gabelle, l'Hôtel-Dieu fut privé de 20 minots de sel. La rente de 1035 livres faite par le Comte de Caraman et établie sur les gabelles fut supprimée. En décembre, au moment de la clôture des comptes du trésorier, normalement présidée par le Premier Président du Parlement, on se demanda comment agir. Dans le registre, nous pouvons lire qu'il fut décidé que : « *Ce qui se faisait sous l'ancien régime doit être appliqué de nouveau, vis-à-vis des Messieurs du Département* ».

Durant cette année, le nombre des malades reçus par l'Hôtel-Dieu augmenta. On dut les faire coucher à deux par lit.

En 1791, les hôpitaux durent payer les mêmes impositions que les particuliers. La direction décida donc qu'il était juste que le trésorier fasse les retenues des vingtièmes à tous les rentiers, sauf pour les pensions viagères. Tous les domaines légués à l'Hôtel-Dieu depuis l'édit des mainmortes avaient été vendus. Leur produit avait permis de combler le déficit. L'excédent avait été placé à 5 % ou avait servi au remboursement des créanciers qui avaient placé leur argent à l'Hôtel-Dieu à 4 %.

Le Comité de mendicité demanda un état de la maison. La caisse était absolument vide de numéraire. Il restait quelques assignats. Mais les domestiques et les nourrices refusaient d'être payés en papier. Le trésorier était autorisé à payer en numéraire les domestiques, les nourrices, les sœurs et les valets et il payait en papier les prêtres et les officiers.

Pour l'année 1792, nous savons seulement que les provisions étaient épuisées et qu'on se préoccupait de faire un hôpital régimentaire.

En 1793, le paiement des avances pour les enfants était fait à Paris. L'assemblée de l'Hôtel-Dieu délibéra de donner de nouveaux pouvoirs à Pijon, le trésorier, pour aller les toucher, bien qu'il appartînt à l'ancienne administration. L'état des pertes était fait pour obtenir une partie des quatre millions de secours que la Convention Nationale avait décrétés pour les « Hôpitaux de la République ». Le pouvoir fut retiré à Pijon, après constatation d'un vol de douze mille livres. L'Hôtel-Dieu pensait être payé quand la Nation vendrait les biens du débiteur émigré Riquet-Caraman. La Trésorerie Nationale avait fait payer à l'Hôtel-Dieu le 17 juillet quarante mille livres pour les six premiers mois de l'année passée. Les directeurs se plaignaient de la cherté des vivres et de l'augmentation de salaire des nourrices. On donna dix sols au lieu de douze aux convalescents, en raison du manque de petite monnaie. Un décret de la Convention mit hors circulation les assignats à effigie au-dessus de cent livres. Il en fut trouvé par la municipalité pour quarante-huit mille livres à l'Hôtel-Dieu.

La dépense des « Orphelins de la Patrie » (enfants trouvés) a été payée par la nation pour les six premiers mois de 1793. En 1794, la direction se plaignait de l'augmentation du nombre des malades et du prix des denrées. Au mois de juin, l'Hôtel-Dieu ne put subvenir à ses besoins. La situation était si difficile que les malades ne pouvaient être pourvus en viande. Les paiements des rentes dues par les émigrés et par la Nation qui s'était chargée de celles dues par les Provinces, sénéchaussées et autres corps, étaient retardés. La direction demanda des secours au Directoire du Département.

En juillet, une pétition fut envoyée aux représentants du peuple des Départements de la Haute-Garonne et de l'Ariège pour que fût confié aux municipalités et sociétés populaires, notamment dans le Couserans, le soin de procurer des nourrices, de mettre toutes les nourrices chargées des orphelins sous la sauvegarde de la municipalité de leur résidence, de les faire pourvoir de subsistances par les municipalités, d'ordonner que fût délivré un certificat de bonne vie et bonnes mœurs et de l'âge du lait, que la nourriture et le logement fussent fournis dans les Départements où elles passeraient, que le prix du mois fût fixé à quinze livres. Enfin, le décret du 23 messidor an II – 11 juillet 1794 priva l'Hôtel-Dieu de tous ses revenus.

En 1795, l'Hôtel-Dieu était dépouillé de toutes ses ressources. Le District avait accordé douze millions de livres de secours ; en réalité, le Département en donna cinq cent mille. Il manquait des nourrices pour les enfants. Il n'y avait plus de blé, de vin, ni de lait. L'administration du District ne s'expliquait pas l'augmentation des salaires des employés et demandait des comptes.

À partir de 1796, l'administration des deux hôpitaux toulousains, la Grave et l'Hôtel-Dieu devint commune. Le Département envoya deux millions de secours.

En 1797, la situation était catastrophique. Il n'y avait plus de linge, plus de blé, plus de farine et il fallait entretenir 1100 malades et 1700 orphelins.

Les charges étaient devenues beaucoup plus lourdes : il fallait que les hôpitaux s'acquittassent des impositions comme les particuliers. L'augmentation des prix et l'élévation des salaires finirent de grever les budgets. Les secours venant de l'Etat étaient octroyés tardivement, à la suite des demandes angoissées et réitérées des administrateurs.

La situation financière des hôpitaux s'est d'autant plus aggravée que le nombre des pauvres y cherchant refuge s'est accru. Les hôpitaux se sont trouvés dans un état de détresse profonde. Avant la Révolution, l'équilibre était précaire, l'adaptation aux crises difficiles. La Révolution a ôté aux hôpitaux le principe même de leur fonctionnement et celui-ci n'a pu être remplacé rapidement (Tableau 9). Le nombre de pauvres tendant les mains et le nombre de malades augmentaient sans cesse.

Tableau 9 : Etat du compte des « orphelins de la patrie » de Toulouse du 23 septembre 1795 au 21 mars 1796 (en livres deniers)

Dépenses Totales	1 298 483 l 18 d
Nourriture	749 402 l 75 d
Salaires des nourrices	42 262 l 87 d
Achat de méteil	133 182 l 56 d
Layettes	373 635 l
Recettes	32 256 l
Déficit	1 266 227 l 18 d

III. La laïcité

La nationalisation des biens du Clergé et leur vente au profit de l'Etat furent votées par la Constituante le 3 novembre 1789. Lors de la nuit du 4 août, le Clergé avait déjà perdu une partie de ses revenus, par la suppression des dîmes.

La Constitution civile du clergé fut votée le 12 juillet 1790 afin de réorganiser l'Eglise. Il y avait un diocèse par département.

Depuis le 28 octobre 1785, les vœux étaient suspendus. Le 13 février 1790, était votée la suppression des ordres qui prononçaient des vœux solennels. Les religieux avaient la liberté de renier ou non leurs vœux. S'ils ne les reniaient pas, ils devaient cesser au 1er décembre 1791 d'administrer les biens des pauvres. Désormais, les sœurs et les religieux devaient recevoir des pensions en échange de leur travail et ne pouvaient quitter leurs postes sans six mois de préavis.

Le 18 août 1792, on abolit les congrégations religieuses. Cependant, certains membres furent autorisés à continuer leur service dans les hôpitaux.

En 1793, les églises furent fermées. La liberté des cultes était proclamée.

Un rapport de Carnot à la Convention fut la cause du renvoi des religieuses de Toulouse qui constituaient un foyer contre-révolutionnaire. Le 15 Vendémiaire an II – 3 octobre 1793, les hospitalières toulousaines durent prêter serment. Le 15 pluviôse an II – 3 février 1794, sept sœurs avaient prêté serment, les quatorze autres avaient refusé. Celles-ci, sauf sœur Victoire malade, ont été suspectées et recluses. Une des sœurs fut remplacée dans son service salle de l'Espérance par la citoyenne Bessières, feuillantine. Les directeurs étaient invités à faire des efforts pour que les citoyennes engagées en formassent d'autres. Une commission fut même créée à cet effet. Le premier ventôse – 19 février 1794, la direction se plaignit car « la désertion des sœurs grises a occasionné du retard dans le traitement des teigneux ».

Enfin, le 18 thermidor an III – 5 août 1795, « le bureau trouva plus avantageux et moins cher de rappeler les sœurs ». Leur traitement fut fixé à 600 livres.

Pour la première fois, le 21 fructidor, les sœurs furent appelées « infirmières »[192].

En avril 1794, les chapelains étaient chassés de l'Hôtel-Dieu.

En 1790, il y avait encore à l'Hôtel-Dieu de Toulouse cinq chapelains. Le pain et le vin leur étaient fournis, pris sur la masse commune. L'ordinaire leur était payé en argent. En 1791, les aumôniers furent remplacés par des capucins à l'occasion de troubles survenus pendant la Fête-Dieu. La direction accepta la demande d'un chartreux qui voulait occuper un logement à l'Hôtel-Dieu afin de rendre aux pauvres tous les soins dont il était capable, en abandonnant la pension faite par l'Assemblée nationale.

Au début de l'année 1792, les prêtres continuaient à assurer leurs offices tout en obéissant aux nouvelles habitudes. Ils devaient, par exemple, délivrer les extraits mortuaires sur du papier non timbré. Toutes les vingt-quatre

---

[192] Les sœurs étaient entrées à l'Hôtel-Dieu de Toulouse en 1689.

heures, ils devaient remettre à un officier public l'état détaillé des personnes décédées dans la maison.

Le 3 décembre 1792, par ordre de la municipalité, l'abbé Souleri, chapelain, fut expulsé. Le 10 septembre 1793, deux aumôniers furent renvoyés pour mauvais traitements aux malades et aux servantes. Les prêtres furent suspectés. Il est écrit dans les registres que l'assemblée « a quelques suspicions sur l'opinion du régime actuel ».

À partir de 1794, les prêtres s'étaient tous retirés de l'Hôtel-Dieu.

Les sœurs étaient plus utiles que les chapelains. Car, en plus du soutien spirituel, elles donnaient les soins aux malades. Les premiers troubles commencèrent à la fin de l'année 1792. Le 8 octobre, on peut lire dans le registre de délibérations de l'Hôtel-Dieu de Toulouse :

« *L'an premier, dans la salle des Conseils de l'Hôtel-Dieu de Toulouse où ont été invités par billets Messieurs du Département de la Haute-Garonne, du district et de la municipalité avec Messieurs Chavardez et Caussé, officiers municipaux, l'abbé Borés et Janolle, notables, Ricard et Lasserre, trésoriers, Raynal, Loubaissin, Nicolas, Mascard, Baron, un a dit que la supérieure des sœurs de la Charité qui se sont vouées au service des pauvres malades a fait part à la direction du décret de l'Assemblée Nationale, par lequel il leur est enjoint de quitter les habits et costumes qu'elles avaient adoptés, que désirant continuer à donner des soins aux malades, elles désirent aussi se conformer au décret, mais que le traitement accordé par la direction pour leur entretien était insuffisant pour faire de nouveaux habits, jupes, coiffes, tabliers, en conséquence, elles priaient la direction de faire de nouveaux habits pour leur permettre de redoubler de zèle auprès des malades* ».

La direction accorda aux sœurs 100 livres. En janvier 1793, on donna 50 livres à chacune pour qu'elle se procurât un costume neuf.

À l'Hôpital Général La Grave, à Toulouse, les sœurs furent de la même façon, priées d'exécuter les ordres des vingt-quatre citoyens directeurs. La supérieure recevait un salaire de 180 livres par an, les sœurs de 120 livres. Leurs vêtements furent changés.

Le 6 primaire an II – 26 novembre 1793, la municipalité interdit toute cérémonie religieuse à l'extérieur de l'hôpital. Tous les signes extérieurs du culte devaient être ôtés. Dans le registre des délibérations, on rapporte, le 6 novembre 1795, que :

« *Les surveillantes destituées sont remplacées par les sœurs pour immoralité, vol de denrées, négligence, mauvais traitement, ivresse, complicité d'évasion, incapacité, insubordination. On rappela les sœurs qu'un différend sur les opinions religieuses avait causé la sortie fin 1792* ».

IV. La pratique médicale

Le 15 décembre 1793, la Convention nationale ferma toutes les facultés de France et proclama la liberté d'exercice de toutes les professions[193]. Facultés de Médecine et Collèges de Chirurgie furent supprimés. Les élèves allèrent s'instruire dans les hôpitaux.

Au bout de quelque temps, la population poussa un cri d'angoisse. Elle demandait aux praticiens une formation sérieuse car les charlatans affluaient. Le 4 décembre 1794, la situation fut redressée grâce à la création des Écoles de Santé. Médecine et Chirurgie furent réunies. C'est de cette époque que date l'enseignement clinique. En réalité, dans les hôpitaux, il y eut peu de changement parmi le personnel médical qui s'est remarquablement adapté à la situation. En 1790, à l'Hôtel-Dieu de Toulouse[194], on comptait deux médecins, un chirurgien-major, deux aides-majors, deux applicateurs et douze élèves. Cette année-là, le chirurgien Viguerie aurait dû voir son contrat renouvelé pour quatre ans. Il prétendit ne pas pouvoir assurer l'achat de la nourriture du premier garçon, que la direction accepta de payer. Viguerie recevait toujours le même traitement (douze setiers de blé, trois cents livres et le droit de tablier).

Le 6 frimaire an II, un nouveau personnel fut nommé par arrêté du Département : Lamarque médecin, Pérolle titulaire du certificat de civisme, instituteur de l'enseignement provisoire et médecin de l'Hôtel-Dieu, Larrey Chirurgien en chef et professeur de l'Enseignement Provisoire, Grimaud apothicaire.

Bien que l'exercice de la médecine ait été décrété libre, il y eut toujours des élèves avides d'apprendre et de se former. En 1793, la direction des hôpitaux demanda de conserver les élèves de chirurgie nécessaires, au

---

[193] Le 2 mars 1791, les corporations furent abolies. Le 14 juin 1791, les compagnonnages furent interdits.

[194] D'après le *Mémoire Abrégé* de 1790.

moment de la création des ambulances de l'armée des Pyrénées. En 1796, il y avait vingt élèves de chirurgie âgés de 15 à 20 ans. Larrey donnait des cours d'anatomie tous les jours. Brun était responsable de la pathologie chirurgicale. Lamarque faisait les cours de médecine théorique. Pérolle était le spécialiste des épidémies. Villars assurait les cours d'accouchement.

En 1794, on pratiqua une réorganisation de l'apothicairerie. L'état de la pharmacie était peu satisfaisant. Le citoyen Cluzon apothicaire à Toulouse, proposa ses services comme pharmacien général. Il voulait faire un inventaire, mettre en évidence le gaspillage des infirmières. Il souhaitait créer une « Pharmacie Générale de Bienfaisance ». Sa demande ayant été rejetée, ce fut le citoyen Grimaud que l'on nomma apothicaire major. Le Département pourvut l'apothicairerie de trois garçons pour piler.

Le personnel médical avait pour mission de soigner les malades, « les malades de tous pays, de toutes religions », fiévreux ou blessés.

On distinguait quelques autres catégories de malades qui suivaient un régime particulier :

- les personnes de tous âges atteintes de la maladie de la pierre ;
- les galeux qui venaient se faire soigner par des applications d'onguents, en qualité d'externes et qui disposaient de quelques lits dans les cas graves ;
- les teigneux qui occupaient des salles réservées et étaient isolés des autres malades. On leur appliquait « des remèdes particuliers et infaillibles » ;
- les incurables, hommes et femmes ;
- les soldats. Un prix de journée était établi par les commis de guerre. Il s'agissait de matelots ou d'hommes de troupe. Plus tard, on se préoccupa de créer des hôpitaux régimentaires. On peut dire que l'hospice des Vénériens, ouvert en 1792, a été le premier hôpital spécialisé.

Le nombre de malades s'est considérablement accru pendant la période révolutionnaire. On n'hésita pas à placer deux malades par lit. On installa des lits de fortune dans les vestibules. La coutume de distribuer douze sols à la sortie des convalescents a entraîné des abus pendant cette période de misère. Il fut décidé de ne pas les accorder aux galeux, teigneux, matelots et soldats.

Durant cette période, le nombre des entrées fut très élevé, environ sept cents personnes par mois. Il y avait près de 9 % de décès. Un peu moins d'un tiers des personnes hospitalisées sortaient chaque mois de l'Hôtel-Dieu de Toulouse. Le nombre des incurables, dont les places étaient mises à concours, reste constant. On admettait en 1796 quarante galeux, vingt-huit femmes et douze hommes.

L'augmentation du nombre de malades affluant vers les hôpitaux est caractéristique de chaque période de crise. À l'Hôpital Général La Grave, les miséreux continuaient à être accueillis. La conception de l'assistance n'était cependant plus tout à fait la même. Le citoyen Narbonne dénonça le traitement infligé par les sœurs aux « démocrates ».

« *Les malades qui sont pour la Révolution sont mal servis. On néglige les malades "démocrates". Les sœurs semblent en faire un "badinage". On cache les déserteurs.* »[195]

Les punitions continuaient à être distribuées. Une femme ayant volé un mouchoir fut mise à la cave au pain et à l'eau pendant dix jours[196]. Les soins aux déments furent négligés.

« *Le temps approche où l'on pourra appliquer les remèdes aux fols et folles qu'il y a dans la maison, il serait à propos de faire les préparatifs convenables pour faire baigner les individus.* »

Les enfants abandonnés étaient mis en nourrice ou en pension jusqu'à l'âge de 12 ans. Ils ne pouvaient plus être conduits dans les hospices. Le prix des layettes et des pensions était payé par les administrations municipales. Arrivés à l'âge de 12 ans, les enfants étaient placés en apprentissage. Le nombre de malades admis dans les hôpitaux était très élevé (Tableau 10). Les ressources, à cause de l'aliénation des biens hospitaliers et de la crise économique, étaient presque inexistantes. Dans ces conditions, la vie des malades était plus misérable que jamais. Ils couchaient à plusieurs dans le même lit, ne mangeaient pas à leur faim. Le problème essentiel était celui de la nourriture. Les difficultés financières apparaissent à la lecture des registres. Des marchés furent conclus avec certains fournisseurs, boulangers

[195] Référence : 5 Q5 Pensions des officiers valides.
[196] Registre des délibérations 1647 - 1798 (La Grave Tome IV).

ou bouchers. La nourriture était rationnée. À cause de la trop grande dépense, les religieuses ne préparaient plus les repas du personnel. En 1794, à Toulouse, la situation était telle que la quantité de pain donnée à chaque citoyen était fixée par la commune

Les hôpitaux survivaient grâce aux offrandes de volailles, d'œufs et à l'aménagement de contrats avec les fournisseurs.

Tableau 10 : Entrées et sorties à l'Hôtel-Dieu de Toulouse

Dates	Thermidor an III	Fuctidor an III	Vendémiaire an IV
Entrées	Incurables hommes : 21 Incurables femmes : 20 Malades hommes : 197 Malades femmes : 207 Mendiants : 6 Mendiantes : 14 Teigneux hommes : 64 Teigneux femmes : 32 Vénériennes, femmes enceintes : 43 Enfants au lait : 88	Entrées et restant du mois précédent : 704	Incurables hommes : 21 Incurables femmes : 20 Entrées malades : 532 Entrées enfants : 74 Entrées et restant du mois précédent : 728
Décès	36	57	53
Total incurables	41	41	41
Total malades	563	704	532
Total enfants	88	-	74
Sorties	-	198	263
Reste	-	449	412

Source : Jean ADHER, *Recueil de documents sur l'Assistance Publique dans le district de Toulouse de 1789 à 1800).*

V. Les mentalités

Les critiques portant sur les hôpitaux n'ont pas manqué à la fin de l'Ancien Régime. On leur reprochait leur insalubrité, l'isolement des malades, la mauvaise qualité des soins, le profit des administrateurs. Barrère, à la Convention, appelait encore les hôpitaux « les tombeaux de l'espèce humaine ».

Les débats échauffaient les esprits. Diverses commissions avaient réfléchi à une réforme ; par exemple, la Réunion des Assemblées Provinciales a siégé de 1787 à 1790. Ce qui caractérise cette période, c'est la foi en l'homme et au bien. Secourir les pauvres devenait un devoir de la Nation. Cette idée animait les penseurs, les médecins et les savants. C'est ainsi que pour Lavoisier l'aspiration essentielle était le bienfait à l'humanité.

« *Il n'est pas indispensable pour bien mériter de l'humanité et payer son tribut à la Patrie d'être appelé à ces fonctions publiques et éclatantes qui concourent à l'organisation et la régénération des empires. Le physicien peut, lui aussi, dans le silence de son laboratoire et de son cabinet, exercer des fonctions patriotiques, il peut espérer par ses travaux de diminuer la masse des maux qui affligent l'espèce humaine, d'augmenter ses jouissances et son bonheur et n'eût-il contribué, par des routes nouvelles qu'il s'est ouvertes, qu'à prolonger de quelques années, quelques jours, la vie moyenne des hommes, il pourrait aspirer au glorieux titre de bienfaiteur de l'Humanité.* »[197]

Ces idées ont été concrétisées en 1789 par la création de Comités de Secours et de Bienfaisance et en 1790 par la création d'un Comité de mendicité dont le but était d'assurer l'assistance par un service national. Tous ces espoirs sont réunis dans la Constitution de 1791 qui prévoyait « *la création d'un établissement général des secours publics pour élever les enfants abandonnés, soulager les pauvres infirmes et fournir du travail aux pauvres valides qui n'auraient pas pu s'en procurer* ».

Ces vastes et généreuses idées étaient brassées par les philosophes depuis longtemps. L'esprit qui animait l'administrateur hospitalier vers 1790 n'était pas bien différent. L'auteur du *Mémoire Abrégé de 1790* définissait ainsi le rôle de l'Hôtel-Dieu de Toulouse :

---

[197] Cité par H. Guyénot, M. Bariéty, Ch. Coury (1963) dans *Histoire de la Médecine*, Fayard.

« L'Hôtel-Dieu assiste tous les malades de l'Univers qui s'y présentent, sans qu'il en coûte rien à la Nation. »

Il est ajouté qu'on ne devait pas fixer le nombre de malades reçus à l'hôpital car on ne pouvait déterminer le nombre de gens et l'espèce en besoins, le voyageur, l'étranger. Il fallait aussi penser au sort des jeunes artistes, logés chez les bourgeois, en santé et renvoyés au moindre mal. Contrairement aux années antérieures à la Révolution, les malades venant de tous les départements pouvaient être admis dans un hôpital de province. Après avoir affirmé le rôle universel de l'hôpital, l'auteur du *Mémoire* traitait de trois catégories de personnes accueillies, les vénériennes, les scorbutiques et les femmes enceintes.

Jusqu'en 1790, « *les femmes qui, par une débauche scandaleuse, ont mérité les punitions qu'on leur prépare* » étaient condamnées au Quartier de force. Le Quartier de force était une sorte de prison dans laquelle on enfermait les filles publiques jusqu'au repentir. Or, les officiers municipaux en firent autre chose. Quand une fille de mauvaise vie, pauvre et malade venait s'informer, on lui disait : « *Allez déclarer que vous êtes une fille publique. Les officiers municipaux comprendront ce que vous leur demandez* ».

Ceux-ci prenaient une ordonnance qui condamnait la femme à être enfermée pendant un an au Quartier de force de l'Hôpital Général. On la revêtait d'une robe de pénitence. Elle était aussitôt conduite à l'Hôtel-Dieu pour être enfermée dans le quartier des vénériennes où elle était soignée. Lorsqu'elle était présumée guérie, on ramenait la femme à l'Hôpital Général où elle faisait pénitence. Les femmes « honnêtes » atteintes de maladies vénériennes *« victimes du libertinage de leurs maris »*, si elles désiraient recevoir des soins à l'Hôtel-Dieu, devaient se présenter devant les officiers municipaux, se déclarer prostituées, le coucher sur les registres « *qui ne périssent jamais* ». Les femmes honnêtes devaient donc faire de fausses déclarations ou rester sans soins. Les prostituées désireuses de se faire admettre à l'Hôtel-Dieu pour recevoir des soins, sans payer et sans faire pénitence, pouvaient utiliser un stratagème. Elles se faisaient arrêter comme mendiantes par les Cavaliers de la Maréchaussée. Une fois à l'Hôpital Général, lieu de renfermement, elles annonçaient qu'elles étaient malades et étaient transportées d'office à l'Hôtel-Dieu. Le résultat de ces pratiques fut que « *les femmes gâtées* » s'accumulaient à l'Hôpital Général.

L'auteur toulousain du *Mémoire Abrégé* de 1790 donne son opinion pour remédier au problème que posaient les vénériennes :

« Quelqu'un dira "Les vénériens sont des malades comme les autres". Eh bien, c'est l'avis de citoyens honnêtes et vertueux. Montrons leur à l'Hôtel-Dieu, cet homme attaqué d'une hernie lui donnant des vomissements et des coliques cruelles, cette femme atteinte d'un point de côté l'empêchant de respirer, cet enfant attaqué de la pierre jetant des cris douloureux, ce maçon, ce charpentier, mutilés par une chute, ce laboureur qu'une fièvre maligne va précipiter dans le tombeau, si l'on ne vient promptement à son secours, ces enfants malheureux qui vont manquer de pain, si leurs pères ne peuvent reprendre le travail. »

L'auteur compare ces malades aux prostituées, dont certaines sont venues plusieurs fois à l'hôpital pour recevoir les soins appropriés à leur maladie :

- « *Une qui passe par les remèdes pour la dixième fois* ».
- « *Une a pris plus de cent bains, sans avoir obtenu le plus petit changement* ».
- « *Son corps est tellement accoutumé au mercure que le chirurgien-major désespère de la guérir, s'il n'emploie d'autres remèdes indiqués pour ce traitement* ».

L'auteur du *Mémoire* pense que l'éloignement de la ville permettrait de surveiller les filles et de les détourner de leurs compagnons et de leurs entreteneurs.

« Si malgré tout cela, on croit qu'il faut faire un établissement pour traiter des maladies vénériennes dans la Haute-Garonne, ne vaudrait-il pas mieux le placer dans un des hôpitaux des villes du district. Il y en a de bien rentés. Ils sont dans des lieux très aérés. »

L'hospice des vénériens, ouvert en 1792, a été le premier hôpital spécialisé. Après la guérison clinique, il s'agissait de *« ramener ces femmes sur le chemin de la vertu, leur indiquer travail, les forcer à s'y livrer jusqu'à ce que leurs mains que le vice tient depuis longtemps dans l'oisiveté fussent accoutumées au travail »*.

Les personnes charitables, qui se disputaient ces bonnes œuvres, *« d'autant plus méritoires que rares »*, ne manquaient pas. Il fallait éloigner ces filles des villes *« où règnent les séducteurs, les corrupteurs, les fortunes diverses* ». Il ne suffit pas de sauver leurs corps, il faut aussi sauver leurs âmes. Et l'on se méfie de l'effet pervers de la guérison.

« *On ne s'est jamais occupé de les rendre meilleures. Il semble, au contraire, qu'on ne leur tende de mains secourables, que pour les faire guérir le plus tôt possible des maux qui mettent des entraves au succès de leur prostitution.* »

Le problème de la prostitution s'est posé de façon très aiguë à Toulouse. Les ordonnances des officiers municipaux qui condamnaient les filles publiques à être enfermées pendant un an au Quartier de force, n'étaient pas appliquées. La Société Populaire fut chargée de régir *« la Maison de Réclusion pour les filles de joie »*, du 28 brumaire an II - 18 novembre 1793 au 15 germinal an III – 4 avril 1795.

Malgré l'existence de cette maison, l'Hôtel-Dieu continua de soigner des vénériennes. Une sœur et deux servantes s'occupaient de leur quartier. Un officier de santé, payé mille cinq cents livres par an, donnait les soins. Deux commissaires assuraient chaque jour la surveillance. Une assemblée générale siégeait le dernier jour de la décade afin de régler l'organisation quotidienne. On comptait une livre de viande par jour pour onze malades. Les vénériennes ne composaient qu'une petite partie de la population hospitalière. Les soins aux malades ont été donnés pendant une courte période par des femmes du peuple. Ces femmes, recrutées par relations, sans aucune formation (depuis des siècles, les religieuses se transmettaient les secrets et les techniques médicales) ont causé bien des soucis aux administrateurs, tant par le fait de leur incompétence, que par leur manque de dévouement. Certaines ne venaient donner les soins que tous les huit jours. Les registres de cette époque indiquent les négligences fréquentes du personnel. Le fossoyeur enterrait si mal les cadavres que ceux-ci « *pouvaient être dévorés par les chiens* ». Il eut affaire à la Police Correctionnelle.

En marge de la population hospitalière habituelle, les nouveaux administrateurs prirent particulièrement soin de deux catégories de personnes : les scorbutiques et les femmes enceintes. Le scorbut était considéré comme une maladie rare car « *ne résistant pas au traitement* ». Les scorbutiques étaient peu nombreux. On les traitait en chambres séparées, par fausse crainte de la contagion.

Les femmes enceintes étaient reçues dans les hôpitaux à condition d'être très pauvres. Bien entendu, on accouchait à domicile. Seules les filles abandonnées venaient chercher secours à l'hôpital où on les nourrissait et où l'enfant pouvait plus ou moins être pris en charge. Si l'accouchement se passait normalement, elles devaient repartir avec leur enfant. Si l'accouchée n'avait pas de lait, l'enfant était nourri par une nourrice de l'Hôtel-Dieu, en tant « qu'enfant légitime ».

De même qu'il s'exprimait avec emphase, l'homme de 1790 émettait des idées vastes et puissantes. L'idée d'universalité lui était chère, avec l'image d'un hôpital ouvert au monde entier. Les vœux d'une assistance sociale sont également repérables à travers les propositions de soins gratuits aux femmes démunies et la prise en charge d'enfants légitimes.

Ces soutiens aux défavorisés n'étaient cependant pas totalement innocents. Il fallait non seulement soigner le corps, mais aussi l'âme. Il fallait la détourner du péché par le travail ou la rédemption. Une autre idée maîtresse était le pouvoir de perdition des villes. La ville était noire, criminelle ; le péché y était actif. De là, se dégageait l'idée de l'hôpital à la campagne. Telles étaient les généreuses conceptions philanthropiques exprimées en 1790. Le résultat des mesures qui purent être prises ne fut pas à la hauteur des idées. La preuve en est le désir d'évasion de toutes ces femmes qui, elles, ne voyaient pas la nécessité d'un rachat.

La politique tenait une grande place dans la vie de tous les jours. L'Hôtel-Dieu de Toulouse fut baptisé le 23 pluviôse an III - 11 février 1795, « Hospice de l'Humanité ». La Grave, Hôpital Général d'Ancien Régime devint « Hospice de Bienfaisance ». De même les salles changèrent de noms et furent numérotées. Ces noms symbolisent les principes et les espérances de la Révolution. Trois dénominations sont remarquables. L'Hospice de l'Humanité indique par son nom l'universalité de l'établissement et sa volonté d'apparaître aux yeux du monde comme une maison d'assistance. Il était ouvert au monde entier et en même temps se proclamait bienfaiteur et humain. On choisit « La Vérité » pour nommer la salle des enfants.

Le quartier des vénériennes s'appelait « La Régénération » car il portait l'espoir du rachat. En l'an IX, les salles et les hôpitaux retrouvèrent leurs anciens noms (salles Sainte-Marie, Sainte-Anne, etc.). Un autre acte symbolique fut la dénaturation des portraits des bienfaiteurs des hôpitaux, reflets de l'ancien système de bienfaisance. En effet, dans la deuxième moitié du XVIIIe siècle, se développa l'usage de faire le portrait des bienfaiteurs et de l'exposer dans la salle des assemblées.

À Toulouse, en 1793, le citoyen Mailhol, chargé de l'Enseignement Provisoire des fortifications et du costume des anciens peuples, trouva que ces tableaux rappelaient, par la bigarrure des costumes, l'Ancien Régime. Les portraits furent « dénaturés » et portés à la Maison Commune. Le sieur Mailhol se chargea de peindre des habits simples. Ce travail n'était pas terminé en 1794, car on parlait de finir d'effacer promptement « *les costumes religieux et antirépublicains* ».

À cette époque, tous les ornements du culte avaient été retirés. À La Grave, les nouveaux administrateurs firent, de la même façon, modifier puis enlever les portraits des bienfaiteurs. La Grave était devenu Hospice de la Bienfaisance. En 1794, on décida que *« dans le moment où la raison vient de remplacer le fanatisme, il convient de remplacer les noms des salles »* (Tableau 11). Un drapeau tricolore et une pique surmontée du bonnet de la Liberté furent mis au sommet de l'arbre dans le jardin. Les carcans furent enlevés. On lisait aux malades la Déclaration des Droits de l'Homme à la place des livres « *qui ne sont bons qu'à oblitérer la raison et à alimenter le fanatisme* ».

Tableau 11 : Nom des salles de l'Hôtel-Dieu de Toulouse

Numéro de salle	Ancien nom	Nom révolutionnaire
1	Notre-Dame	La Révolution
2	Saint-Sébastien	La Justice
3	Saint-Jacques	La République
4	Saint-Lazare	Les Droits de l'Homme
5	Les teigneux	La Liberté
6	Saint-Louis	La Loi
7	Saint-Roch	L'Egalité
8	Saint-Joseph	L'Esperance
9	Des femmes incurables	L'Humanité
10	Des hommes incurables	La Bienfaisance
11	Saint-Sernin	La Raison
12	Saint-Etienne	La Fraternité
13	Sainte-Christine	L'Unité
14	Des enfants	La Vérité
15	Quartier neuf (des vénériennes)	La Régénération

Aucun noble ne pouvait assister aux assemblées. Les salles furent blanchies au lait de chaux, balayées tous les jours et nettoyées à l'eau vinaigrée. Bien que les noms aient été changés, bien que le culte ait été interdit, des messes continuèrent à être célébrées dans certaines salles[198].

[198] Registre des délibérations 1647-1798 Tome IV.

CONCLUSION

Cette étude ouvre des perspectives pour notre époque et les choix que nous devons faire afin d'assurer à tous le droit à l'assistance et à la santé. Peut-être ce récit peut-il nous aider à répondre à ces grandes questions ? À la fin de l'Ancien Régime, l'Etat a essayé de mettre en place un nouveau système de soins dont les principes sont bien connus : devoir d'assistance sociale, secours publics, aide médicale gratuite, indemnités. Le plus difficile fut, déjà, de trouver les moyens de financement de ces honorables projets.

Bizarrement, les mêmes problèmes semblent se poser de nouveau aujourd'hui. Apparaît ce que l'on appelle « la nouvelle pauvreté », à travers la précarisation. Faut-il assurer, comme certains le préconisent, un revenu universel ? Faut-il délaisser ceux qui n'ont pas accès à la gratuité des soins parce qu'ils n'ont plus de couverture sociale ? Quels droits accorder aux réfugiés, aux personnes en situation irrégulière ?

De grands débats sont ouverts. L'Etat doit-il prendre entièrement à sa charge la protection sociale ou bien chacun est-il responsable de sa santé ? Est-il vraiment possible aujourd'hui de séparer le soin de l'assistance ?

Chaque partie concernée peut s'interroger. L'État d'un point de vue politique et idéologique, doit-il rester le protecteur et l'assistant ?

Le médecin doit être conscient de son rôle. Libre dans son exercice, il est cependant sous contrat avec la Sécurité Sociale. Il est une sorte de médiateur entre l'État et le patient. Est-ce à lui de prendre en charge le démuni, d'assurer certains soins gratuitement, comme il le fait d'ailleurs depuis toujours et comme l'exige le serment d'Hippocrate ?

Le rôle du patient n'est pas négligeable. Doit-il subir ou revendiquer plus de droits ? Il ne faut pas mésestimer le vieillissement de la population. Il y aura de plus en plus de personnes âgées dépendantes. Comment vont être financées les retraites ? Il est probable qu'apparaîtront des pathologies, que vont se développer les démences, Alzheimer par exemple. Dans ce sens-là, en mettant en place des plans, se développe l'hospitalisation à domicile qui coûte moins cher et permet au patient de rester dans son cadre de vie habituel.

Nous pouvons aussi réfléchir à l'enfance. Nous avons vu combien, au XVIIIe siècle, étaient fréquents les abandons d'enfants. Ceux-ci étaient souvent nés de façon illégitime ; cependant les abandons d'enfants légitimes n'étaient pas rares. En effet, l'usage de la contraception était peu répandu et l'abandon et l'exposition faisaient partie d'un certain jeu social. À cause de l'importante mortalité infantile, l'attachement aux enfants était bien différent de celui que nous connaissons aujourd'hui car l'enfant est le plus souvent désiré et la maîtrise de la fécondation est de plus en plus grande (contraception, techniques de fécondation in vitro). Maintenant, d'autres problèmes éthiques se posent (don d'ovocytes, gestation pour autrui).

Cette étude peut être aussi matière à réflexion en santé mentale. Au XVIIIe siècle, la maladie mentale était mal reconnue. Mis à l'écart, le fou, malgré quelques tentatives de soins par les douches par exemple, était mêlé aux blasphémateurs et aux gens enfermés sur lettres de cachet. Malgré les immenses progrès, il est encore quelquefois difficile de lutter contre la tendance à l'enfermement et à la stigmatisation, en remplacement de soins attentifs et compréhensifs. Quant à la place du malade mental dans la société, elle reste encore à définir.

L'attitude du soignant devant la maladie et la mort nous a toujours paru forte et assurée. À la fin du XVIIIe siècle, charité et croyances religieuses étaient encore des ferments puissants et accompagnaient les soins et l'assistance. Les connaissances scientifiques ont prodigieusement avancé. Mais sont-elles suffisantes pour annuler l'angoisse que doit affronter le soignant devant le corps malade, devant le patient apeuré par la maladie ?

Certaines attitudes de fuite sont encore en rapport avec ces craintes. Quels que soient les techniques et les progrès médicaux, l'homme malade souffre et la souffrance, qu'elle soit physique ou morale est peut-être aujourd'hui moins bien acceptée et comprise.

Cet amour du prochain, ce dévouement, cette patience, qui transparaissent à travers les documents médicaux du XVIIIe siècle ont permis aux hommes de supporter la souffrance et d'avancer sur le long chemin de la maladie, jusqu'à aujourd'hui.

ANNEXE I : Rapport des maladreries (en livres)

	1702	1748	1780-90	Prix de vente
Arnaud-Bernard		473		49 084
Saint-Cyprien	160	240	400	20 000
Saint-Michel	75	174	120	6 500

BIBLIOGRAPHIE

Adher, J., (1918), *Recueil de documents sur l'Assistance publique dans le district de Toulouse de 1789 à 1800*, Toulouse, Privat.

Armengaud, A., (1975), *La famille et l'enfant en France et en Angleterre du XVIe au XVIIIe siècle, aspects démographiques*, Paris, société d'édition d'enseignement supérieur.

Auta n° 377. *La réunion des deux hôpitaux eut lieu au XVIe siècle. Les voûtes d'arête sous le grand escalier en sont les témoins.*

Barbot J. (1905), *Les chroniques de la faculté de Médecine de Toulouse du XIIIe au XXe siècle*. Toulouse, Dirion.

Bloch, C. (1908), *L'Assistance et l'Etat à la veille de la Révolution*, Picard, Paris.

Boyer, (1750), *Méthode pour le traitement de la maladie appelée la suette*, In 8° 9 p., Bibliothèque municipale de Toulouse Br. Fac 202.

Buchalet F., (1904), *L'assistance publique à Toulouse au XVIIIe siècle*, Privat, Toulouse.

Casanova, J. (1930), *Mémoires de Jacques Casanova, écrits par lui-même*, Ernest Flammarion, Paris.

Chabbert, P., (1964), « Philippe Pinel à Paris (jusqu'à sa nomination à Bicêtre) », C.R. *XIXe Congrès int. Histoire de la Médecine*, Basel, pp.589 - 595.

Chabbert, P. (1965), « Le registre de réception des maîtres-chirurgiens de Figeac (1761-1780) », *Extrait des Annales du Midi*, Tome 77, n° 72, pp. 242 - 250.

Chardac P. (1941), *Histoire de la suette miliaire en Poitou 1845 -1940*, Thèse, méd., Paris, n° 294.

Dumas M. (1911), *Une épidémie de fièvre miliaire à Toulouse en 1782*, Mémoires de l'Académie des Sciences, Inscriptions et Belles Lettres, pp.227 - 240.

Foucault, M., (1972), *Histoire de la folie à l'âge classique*, TEL, Gallimard.

Goldschild, J., (1974), *Un hôpital général sous l'Ancien Régime. L'hôpital Saint-Joseph de La Grave à Toulouse*, Thèse Med. Paris, Broussais, 1974, n° 69.

Goubert, P. (1973), *L'Ancien Régime*, Armand Colin, Paris.

Goubert J.-P. et Lorillot D., (1984), *Les cahiers de doléances des médecins chirurgiens et apothicaires. 1789, le corps médical et le changement*, Privat, Toulouse.

Guillaume P. et J.-P. Poussou (1970), *Démographie historique*, Armand Colin, Paris.

Guyénot, H., M. Bariéty, et Ch. Coury (1963), *Histoire de la Médecine*, Fayard.

Lahondes, J., (1920), *Les monuments de Toulouse. Histoire, archéologie, beaux-Arts*, Toulouse, Privat, 1920.

Lamouzèle, E. (1912), *Le budget de l'Hôtel-Dieu Saint-Jacques de Toulouse au milieu du XVIII siècle*, Privat.

Lamouzèle, E. (1981), *Toulouse au XVIIIe siècle d'après les « Heures Perdues » de Pierre Barthès*, Lafitte Reprints, Marseille.

Melnotte P., *Suette miliaire*, EMC, MI, 8045A 50.

Mesple, P., (1961), « Une salle voûtée de 70 mètres est identifiée à l'hospice de La Grave », *Rev. d'histoire de la pharmacie*, n° 168, pp. 29 - 32.

Meyserey, (1782), *Méthode aisée et peu coûteuse de traiter avec succès plusieurs maladies épidémiques comme la suette,* In 8° 30 p. suivi de *Traitement de la fièvre miliaire à Toulouse*, Bibliothèque municipale de Toulouse Pr FaC 138.

Nux, H., (1951), *Alexis Larrey 1750 - 1827, chef de famille et chef d'école*, Toulouse, imp. Moderne.

Pelicier, Y., (1971), *Histoire de la psychiatrie*, PUF.

Renbourn, E.T. (1958), « Histoire de la suette et de l'échauboulure au cours des XIXe et XXe siècles », *J. Invest. Derm.*, 30, n° 5, pp. 249 - 259.

Rives, J., (1968), « L'évolution démographique de Toulouse au XVIIIe siècle », *Bulletin d'histoire économique et sociale de la Révolution française*, pp.85 - 146.

Sendrail M., (1980), *Histoire culturelle de la maladie*, Privat, Toulouse.

Voltaire (1764), *Dictionnaire philosophique*, Flammarion, Paris.

Histoire et Mémoires de l'Académie Royale des Sciences, Inscriptions et Belles Lettres de Toulouse :

Histoire et Mémoires de l'Académie Royale des Sciences, Inscriptions et Belles Lettres de Toulouse (Hôtel d'Assézat) Tome II, Imp. de D. Desclassan M. DCC.XC, *Lactation survenue à une femme âgée de 75 ans*, par M. Mazars.

Histoire et Mémoires de l'Académie Royale des Sciences, Inscriptions et Belles Lettres de Toulouse (Hôtel d'Assézat) : « *Pratique de l'inoculation à Toulouse* ».

Histoire et Mémoires de l'Académie Royale des Sciences, Inscriptions et Belles Lettres de Toulouse (Hôtel d'Assézat) : « *Mémoire sur cette question : est-il sage, est-il prudent d'inoculer la petite vérole dans l'objet de guérir d'autres maladies ?* ».

Histoire et Mémoires de l'Académie Royale des Sciences, Inscriptions et Belles Lettres de Toulouse (Hôtel d'Assézat) : "Extrait d'un mémoire de M. Mazars sur l'électrisation par Bain, par Souffle et par aigrettes", lu le 26 juillet 1787, p.365 et « Electricité Médicale ».

Histoire et Mémoires de l'Académie Royale des Sciences, Inscriptions et Belles Lettres de Toulouse (Hôtel d'Assézat), Tome IV, Imp de D. Desclassan M. DDC.X.C, *Observation sur une fille de 6 ans, pubère depuis l'âge de 3 ans*, par M. Mazars. Règlement de l'Hôtel-Dieu de Toulouse datant de 1775.

Histoire et Mémoires de l'Académie Royale des Sciences, Inscriptions et Belles Lettres de Toulouse (Hôtel d'Assézat), Tome IV, Imp. de D. Desclassan M. DCC.XC, *Sur un enfant noyé et rappelé à la vie*, par M. Bacquié.

Histoire et Mémoires de l'Académie Royale des Sciences, Inscriptions et Belles Lettres de Toulouse (Hôtel d'Assézat), Tome II, Imp. de D. Desclassan, *Sur une maladie singulière, occasionnée par un excès d'études*, p.52.

Histoire et Mémoires de l'Académie Royale des Sciences, Inscriptions et Belles Lettres de Toulouse (Hôtel d'Assézat), Tome IV, Imp. D. Desclassan M. DCC. XC, *Observation sur la maladie qui régna à Toulouse en 1752*, par Maynard et Pouderous. Pouderous fut docteur en médecine. Né à Villemur en 1713, il fut nommé par l'Académie professeur d'anatomie en 1753.

Histoire et Mémoires de l'Académie Royale des Sciences, Inscriptions et Belles Lettres de Toulouse (Hôtel d'Assézat), *Observation sur une maladie épidémique des glandes du col.*

Registre de l'Hôtel-Dieu et de La Grave :

Registre des délibérations de l'Hôtel-Dieu Saint-Jacques de Toulouse, Tome III - 15 mai 1722.

Hôtel Dieu de Toulouse. Extrait du registre des délibérations, Tome III, 1734.

Hôtel-Dieu de Toulouse. Extrait du registre des délibérations, tome III, 1747.

Extrait du registre des délibérations de l'Hôtel-Dieu de Toulouse Tome III 1749 : « On reçoit des paralytiques incurables de très loin ».

Hôtel-Dieu de Toulouse. Registre des délibérations. Tome III. 1754.

Hôtel-Dieu de Toulouse. Extrait du registre des délibérations, Tome III, 1758.

Registre des délibérations de l'Hôtel-Dieu de Toulouse, tome III, 1765.

Registre des délibérations de l'Hôtel-Dieu de Toulouse. Tome III. 15 mai 1768.

Hôtel-Dieu de Toulouse. Registre des délibérations, Tome III, 1777.

Hôtel-Dieu de Toulouse. Registre des délibérations. Tome III. 1783.

Extrait du registre des délibérations, Tome III, 1784.

Hôtel-Dieu de Toulouse. Registre des délibérations, Tome III, 21 mai 1787.

Hôtel-Dieu de Toulouse. Extrait du registre des délibérations, Tome III, 1788.

Hôtel-Dieu de Toulouse. Extrait du registre des délibérations, Tome III – 1790.

Registre des délibérations de L'Hôtel-Dieu de Toulouse 1793.

Archives de l'hôtel-Dieu séries E, F, G, M, Tome IV et « Hôpitaux divers ».

Archives de La Grave. Registre de décès GG749, 1er janvier 1770 - 31 décembre 1790.

Registre des délibérations 1647 - 1798 (La Grave Tome IV).

Compilation des anciens règlements de la direction de l'Hôtel-Dieu depuis sa fondation, mai-juin 1723. GG 951.

Sources manuscrites conservées à l'Hôtel d'Assézat, bibliothèque de l'Académie des Sciences Inscriptions et Belles Lettres :

Sources manuscrites conservées à l'Hôtel d'Assézat, bibliothèque de l'Académie des Sciences Inscriptions et Belles Lettres, *Observation sur un scorbut, accompagné d'un saignement de nez considérable*, par Lacroix.

Sources manuscrites conservées à l'Hôtel d'Assezat, bibliothèque de l'Académie des Sciences Inscriptions et Belles Lettres, *Observation sur l'hydrocéphale de Bègle*, 1756.

Sources manuscrites conservées à l'Hôtel d'Assézat, bibliothèque de l'Académie des Sciences Inscriptions et Belles Lettres, *Réflexion sur la rage*, par Mazars de Cazelles.

Sources manuscrites conservées à l'Hôtel d'Assézat, bibliothèque de l'académie des Sciences Inscriptions et Belles Lettres. « *Observation sur un délire maniaque* » (Auteur inconnu).

Sources manuscrites conservées à l'Hôtel d'Assézat, bibliothèque de l'Académie des Sciences Inscriptions et Belles Lettres. *Observation sur une cécité hystérique*, février 1764 Milhau.

Sources manuscrites conservées à l'Hôtel d Assézat. Bibliothèque de l'Académie des Sciences Inscriptions et Belles Lettres de Toulouse :
Réflexion sur la rage, par Mazars de Cazelles.
Dissertation sur la rage, par François de Sauvages. Montpellier 1748.
Mémoire sur l'hydrophobie, par Maynard. 14 mars 1780.
Mémoire sur l'utilité de la méthode de Leroux pour la cure prophylactique de la rage.

Sources manuscrites conservées à l'Hôtel d'Assézat. Bibliothèque de l'Académie des Sciences Inscriptions et Belles Lettres de Toulouse. Ouvrage de médecine lu à l'Académie pendant l'année 1764, *Description d'une crise d'épilepsie*.

Sources manuscrites conservées à l'Hôtel d'Assézat. Bibliothèque de l'Académie des Sciences Inscriptions et Belles Lettres de Toulouse. Rapports des ouvrages en médecine publiés en 1763 par Dubernard, *A propos de thérapeutique*.

Archives municipales :

Archives municipales de Toulouse, GG 888 Faculté de Médecine 1702 - 1720.

Archives municipales de Toulouse, GG 844 Thèses de Médecine 1708 - 1792.

Archives municipales de Toulouse, CG 1025.

Archives municipales de Toulouse : *Placet présenté à M. Les Capitouls par les étudiants en Chirurgie*.

Archives municipales de Toulouse *: Bécane, médecin émigré : inventaire de ses biens en 1793*.

Archives municipales de Toulouse, GG 945 : *Nigoul nommé lithotomiste le 13.1.1723,*

Archives Municipales de Toulouse : GG 945, *Thèses sur la grossesse 1661*.

Archives municipales. Registres de décès GG 749, 1 janvier 1770 - 31 décembre 1790.

Archives municipales de Toulouse GG 1012. *Relevé paroisse par paroisse des décès dus à la suette*.

Archives municipales de Toulouse GG 1011. *Suette, Observations sur l'épidémie dont les effets se manifestèrent à Toulouse vers le 15 mai 1782*.

Archives municipales de Toulouse. Série GG 958. Règlement concernant La Grave 27 juillet 1647.

Archives municipales de Toulouse. Série 3 Q4. Administration de La Grave 1792.

Archives municipales de Toulouse. Série GG 956. Projet de règlement pour le quartier des femmes débauchées proposé à l'Assemblée Générale.

Archives municipales de Toulouse. Série GG 959. Règlements de 1647.

Archives municipales de Toulouse. Registres de décès séries GG 733 à 744, de 1723 à 1792.

Archives municipales où sont conservés les registres de décès 1700-1792 :

GG 746 - 21 août 1694 - 3 mars 1710
GG 747 - 18 janvier 1716 - 4 avril 1745
GG 748 - 8 avril 1745 - 21 décembre 1769
GG 749 - 1er janvier 1770 - 31 décembre 1790
GG 750 - 6 janvier 1791 - 19 janvier 1792
GG 751 – 1er janvier 1792 - 8 janvier 1793.

Archives municipales de Toulouse GG 968. Certificats pour malades, fous...

Archives municipales de Toulouse : Série FF 614. Procès-verbaux des filles enfermées à La Grave. (1729).

Archives municipales de Toulouse. Divers GG 946.

Archives municipales de Toulouse. Série FF 613. Dossiers sur la prostitution 1739 – 1750.

Archives municipales de Toulouse. Registre de décès de la Grave. Série GG 748. 8 avril 1745. 21 décembre 1769.

Archives municipales de Toulouse. Registre de décès de La Grave. Série GG 747. 18 janvier 1716 - 4 avril 1745.

Archives municipales de Toulouse. Registre de décès de La Grave. Série GG 747. 18 janvier 1716 - 4 avril 1745.

Archives municipales de Toulouse. Registre de décès de La Grave. Série GG 749. 1 Janvier 1770 - 31 décembre 1790.

Archives municipales de Toulouse. Registre des décès de La Grave. Série GG 746. 21 août 1694 - 3 mars 1710.

Archives municipales de Toulouse. Série 5 Q1. Enregistrement des dénoncés de grossesse 1791.

Archives départementales :

Archives départementales de Toulouse. Registres de délibérations de l'Hôtel-Dieu et La Grave séries A et B tome I.

Archives départementales de Toulouse, séries E, F, G, H Tome IV et « Hôpitaux divers ».

Archives départementales de Toulouse. Registres de délibérations de La Grave 1647 - 1798 Tome IV.

Archives départementales de Toulouse. Registre des délibérations. 1647 - 1798 Tome IV.

Archives départementales Hôtel-Dieu série E, Tome III.

Archives départementales à Toulouse Série GG 949.

REMERCIEMENTS

Je remercie particulièrement Geoffroy LABROUCHE qui m'a toujours encouragée dans mon travail de recherche et écriture. Merci pour la qualité de son écoute et sa patience, pour sa relecture attentive et son aide précieuse à la finalisation de cet ouvrage.

Santé et Médecine aux éditions L'Harmattan

Dernières parutions

CORPS TOUT-MONDE
Attely-Vol Marie-Willye - Préface d'Augustin Mutuale
Comment se construit une identité sociale singulière dans les dynamiques des convergences, des ruptures, des interrogations se structurant dans un discours de soi ? Le lecteur se laisse interroger par trois thématiques : le corps selon la profession, le corps perçu, le corps selon soi. Cette recherche menée avec des infirmières pourrait être étendue à d'autres corps : ceux du sans domicile, du prisonnier, de gens qui ne s'inscrivent pas dans des canaux sociaux valorisés institutionnellement. Voici des pistes pour mieux se connaître en tant que soignant et se reconnecter à ses ressources.
(Coll. L'écriture de la vie, 18.50 euros, 176 p.)
ISBN : 978-2-36085-082-2, ISBN EBOOK : 978-2-14-003547-0

CHIRURGIE ET SOCIÉTÉ
Retour sur 13 articles publiés dans la presse médicale généraliste
(1976-2016)
De la Caffinière Jean-Yves
L'auteur de cet ouvrage a, durant quarante années, diffusé régulièrement son avis dans la presse médicale généraliste sur les questions touchant à l'organisation, l'apprentissage, les risques de ce métier, et l'idée qu'il se faisait de sa pratique. Plusieurs années après il éprouve le besoin d'actualiser, voire d'enrichir sa pensée. Cette analyse « auto-épistémologique », est susceptible d'alimenter les débats actuels sur la politique hospitalière et les effets de la « révolution » numérique sur la démarche médicale et, partant, l'avenir de la médecine.
(Coll. Éthique et pratique médicale, 19.00 euros, 178 p.)
ISBN : 978-2-343-11227-5, ISBN EBOOK : 978-2-14-003454-1

QUELLE ASSURANCE MALADIE VOULEZ-VOUS ?
Essai
Huguier Michel
Déserts médicaux, tiers payant, petit risque et assurance maladie universelle : pour la première fois une campagne présidentielle donne une place importante aux questions de santé. Avec un système d'assurance maladie très confortable et très peu contraignant, chaque Français estime qu'il doit pouvoir accéder à tous les progrès médicaux, quels que soient leurs coûts. Il en résulte chaque année un déficit de plusieurs milliards d'euros. Cet ouvrage tente ainsi de montrer que la solidarité et la liberté ne doivent pas faire oublier la responsabilité.
(25.00 euros, 254 p.)
ISBN : 978-2-343-11759-1, ISBN EBOOK : 978-2-14-003329-2

AMBROISE PARÉ
Chirurgien des soldats et des rois (1510-1590)
Pélissier Edouard
Dans le contexte historique du XVIe siècle, ce livre relate les épisodes les plus épiques de la vie d'Ambroise Paré, chirurgien de guerre né vers 1510 et mort en 1590. Simple barbier,

devenu chirurgien du roi, il a servi dans les armées de François Ier, de son fils Henri II, puis successivement avec les trois fils que celui-ci aurait eus avec Catherine de Médicis. Il a opéré des milliers de soldats et de capitaines, de grands du Royaume de France et d'ailleurs, ainsi que les rois eux-mêmes.
(Coll. Acteurs de la Science, 19.00 euros, 178 p.)
ISBN : 978-2-343-11434-7, ISBN EBOOK : 978-2-14-003178-6

MARIANNE ET HIPPOCRATE DANS LA TOURMENTE SECTAIRE
Wolf Jean-Luc
Que faire face à un patient attiré par une secte, adepte ou ex-adepte d'une secte ? Le médecin peut-il lui apporter un soutien médical, psychologique ou social ainsi qu'à sa famille ? Peut-il lui aussi devenir un gourou ou membre influent d'une secte en recrutant des adeptes par l'emprise qu'il peut avoir sur les patients ? Si ce livre se veut utile au praticien dans son exercice en proposant des moyens pour la prise en charge du patient, il permet également à tous d'appréhender le fonctionnement d'une secte, véritable état totalitaire, et les conséquences possibles sur la santé des adeptes.
(Coll. L'Éthique en mouvement, 27.00 euros, 260 p.)
ISBN : 978-2-343-11006-6, ISBN EBOOK : 978-2-14-003163-2

AUTISME ET MUSIQUE
Un duo harmonieux
Dorocq Françoise, Bossut Raymond Préface de Pascal Amoyel
Alors jeune professeure de musique, l'auteure de cet ouvrage rencontre l'autisme au travers d'une jeune élève qui s'appelle Victoire. L'adolescente ne parle pas. Tout changement, pour elle, est une angoisse : elle est paralysée par ce piano qu'elle découvre. Formidable témoignage, ce livre, écrit après vingt-cinq ans au service des personnes autistes, restitue l'émotion et le drame que vivent les familles. Et toujours aussi indignée par l'immense difficulté posée par l'accompagnement de ce handicap.
(14.50 euros, 128 p.)
ISBN : 978-2-343-11486-6, ISBN EBOOK : 978-2-14-003202-8

PHILOSOPHIE ET MÉDECINE
Scherpereel Philippe
La médecine est intimement liée à la philosophie en un dialogue permanent. Ce rapport n'est pas exclusif car bien d'autres composantes des sciences humaines, la sociologie, l'anthropologie, le droit, la psychologie, entre autres, côtoient la médecine. Cependant, médecine et philosophie demeurent autonomes, même si la pratique médicale rend les deux nécessaires. Cet ouvrage revient sur les perspectives du devenir de la condition humaine, qui, transformées par les nouvelles technologies, vont bouleverser l'approche philosophique de la médecine, la rendant plus indispensable que jamais.
(Coll. Médecine à travers les siècles, 18.00 euros, 170 p.)
ISBN : 978-2-343-11439-2, ISBN EBOOK : 978-2-14-003158-8

LOI NATURELLE ET PROCRÉATION MÉDICALEMENT ASSISTÉE
Questions fondamentales de bioéthique et d'éthique biomédicale
Onambele Luc - Préface de Thierry Collaud
Cet ouvrage analyse, d'une part, l'enchantement devant les prouesses techniques qui suscitent des espoirs contre la stérilité et l'infertilité et, d'autre part, les angoisses générées par le spectre de la déshumanisation de l'enfant issu de ces techniques. Mais la solution la plus efficiente contre l'infertilité et la stérilité n'est-elle pas la prévention et non le recours à la procréation artificielle. Le corps humain posséderait une intelligibilité, un ordre, une finalité, qui constituerait son bien propre, sa loi naturelle. Obéir au langage du corps réduirait considérablement l'incidence de l'infertilité.
(32.00 euros, 308 p.)
ISBN : 978-2-343-10702-8, ISBN EBOOK : 978-2-14-002605-8

LES PRATICIENS DU TOUCHER THÉRAPEUTIQUE
Vers une éducation et une formation professionnelles
Leclercq Patrick
Cet ouvrage explore l'histoire du toucher thérapeutique dans ses rapports au savoir-faire, au savoir expérimental et au savoir-être. Il s'intéresse à l'histoire des connaissances de la main et au développement des pédagogies sur le sensoriel, la sensibilité et le sensible, enfin il met en perspective les enseignements des pratiques aussi diverses que sont la masso-kinésithérapie, l'ostéopathie, la chiropraxie.
(45.00 euros, 572 p.)
ISBN : 978-2-343-10872-8, ISBN EBOOK : 978-2-14-002680-5

LA CHIROPRAXIE
Une méthode reconnue et méconnue
Jolliot Chantal - Préface de Pierre Erny
Cet ouvrage se propose de faire connaître la chiropraxie et de participer à la compréhension de cette pratique et à son évolution. Les chiropracteurs jouissent dorénavant d'un statut officiel dans toutes les régions du monde et pourtant subsistent des jugements bien éloignés des caractéristiques de cette méthode de soin. Le lecteur trouvera dans cet ouvrage les principes fondamentaux et la théorie sur laquelle repose cette pratique. Un glossaire et une chronologie complètent cette présentation.
(14.00 euros, 120 p.)
ISBN : 978-2-343-11020-2, ISBN EBOOK : 978-978-2-14-002726-0

L'EMPRISE DE POIDS
Initiation au *body-building*
Perera Éric – Préface de Taïna Kinnunen
À travers cet ouvrage, l'auteur nous plonge dans l'univers du body-building. Son immersion dans une salle de musculation du Sud de la France lui permet de porter un regard sur les manières de «fabriquer» du muscle. Comment des sensations qu'il percevait comme négatives sont apprises et transmises comme positives ? Il nous livre les étapes de son initiation menée sous forme d'observation participante, guidé par son coach qui impose son autorité et son savoir-faire au cours des séances d'entraînement.
(Coll. Mouvements des Savoirs, 22.00 euros, 214 p.)
ISBN : 978-2-343-11090-5, ISBN EBOOK : 978-978-2-14-002825-0

LA MARCHANDISATION ACTUELLE DU CORPS HUMAIN
De Puytorac Pierre, Artusse Auriane
La marchandisation du corps humain est plus que jamais d'actualité avec le marché des pièces détachées du corps, le commerce des brevets et le marché du corps vivant. Les déclarations et réglementations sur les droits des personnes ne parviennent alors pas à empêcher les inégalités économiques et d'accès aux soins de santé entre les pays pauvres et les pays riches, celles-ci étant aggravées par les biotechnologies. Un biologiste et une juriste collaborent ici pour faire une synthèse précise et accessible à tous de ces différents sujets.
(13.50 euros, 114 p.)
ISBN : 978-2-343-10732-5, ISBN EBOOK : 978-978-2-14-002715-4

LE SYNDROME D'EHLERS-DANLOS À TRAVERS QUATRE GÉNÉRATIONS D'UNE FAMILLE
« La Dame en bleu » Témoignage autobiographique
Burner-Lehner Virginie
Préface de Claude Hamonet
Professeur émérite, docteur en anthropologie sociale, médecin à l'Hôtel Dieu, Paris
Le syndrome d'Ehlers-Danlos est une maladie génétique, orpheline et méconnue du corps médical. Avec ce récit, Virginie Burner-Lehner décrit le combat et la souffrance de quatre générations de membres de sa famille. Cet ouvrage contribuera à mieux faire connaître cette maladie et à aider toutes les autres personnes concernées. Cette nouvelle édition est enrichie

d'une préface actualisée du Pr Hamonet et d'une nouvelle préface de l'auteur rendant compte des évolutions et perspectives.
(Coll. Récits de vie, série Santé et Maladie, 23.50 euros, 218 p.)
ISBN : 978-2-343-10565-9, ISBN EBOOK : 978-2-14-002606-5

SERVICES À LA PERSONNE
Services à domicile – Les clés pour comprendre
Foucault-Giroux Laurent – Préface de Paulette Guinchard – Contributions de Bernard Ennuyer, Brigitte Lescuyer, Philippe Patry, Jérôme Pigniez, René Raguenes, Daniel Reguer et Céline Tondereau
Bien que les associations d'aide à domicile existent depuis la fin de la Deuxième Guerre mondiale, aujourd'hui on «découvre» le nouveau concept économique du secteur des services à la personne. Les «services de proximité de la vie quotidienne» sont une solution d'avenir. C'est pourquoi ce guide constitue un outil de référence mettant à disposition les textes législatifs et permettant de partager l'expérience dans le domaine du secteur social et médicosocial.
(Coll. Défis, 41.00 euros, 468 p., Quadrichromie)
ISBN : 978-2-343-10558-1, ISBN EBOOK : 978-2-14-002567-9

L'OAREIL
40 ans d'action gérontologique
Amyot Jean-Jacques
En quarante ans, l'OAREIL (Office Aquitain de Recherches, d'Études, d'Information et de Liaison sur les problèmes des personnes âgées) a traversé les profondes métamorphoses de l'action gérontologique. Sa force tient dans sa position originale entre le public et le privé, entre médicosocial et socioculturel, entre le terrain et l'université, entre «séniors» et «grande vieillesse», entre actions locales et présence nationale. Cette capacité à étirer son activité sur la question de la vieillesse a été cruciale pour sa survie et sa créativité.
(Coll. La gérontologie en actes, 20.50 euros, 202 p., Illustré en N&B)
ISBN : 978-2-343-10720-2, ISBN EBOOK : 978-978-2-14-002586-0

EAU MINÉRALE ET MÉDECINE THERMALE
Deux millénaires d'histoire
Jaltel Michel – Préface du professeur Patrice Queneau
Avec plus de 500 000 curistes qui fréquentent chaque année les stations françaises, la médecine thermale peut être considérée, en ce début du XXIe siècle, comme une « vieille thérapeutique encore pleine d'avenir ». En fonction des époques, des influences religieuses ou politiques, des progrès de la science et de la médecine, le thermalisme sera considéré tour à tour comme une source de purification, de régénération et de véritable mode de vie. La médecine thermale reste une médecine naturelle dont on connaît mieux le mécanisme, les effets favorables, tant sur le plan curatif que préventif.
(Coll. Acteurs de la Science, 24.00 euros, 274 p.)
ISBN : 978-2-343-10033-3, ISBN EBOOK : 978-2-14-002650-8

DENT ET ARCHÉOLOGIE
Une expérience vécue
Riaud Xavier
Écrits sous la forme de rapports, les comptes rendus détaillés des travaux du docteur Xavier Riaud nous emmènent à la rencontre de l'histoire, celle de rois français (Louis XI et Henri IV) et celle de 68 soldats français morts pendant la guerre de Crimée (1853-1856) et exhumés lors d'une fouille archéologique récente en Ukraine. L'auteur fait ici appel à des notions abouties en odontologie médicolégale mais aussi à une iconographie et une approche historique remarquable qui complètent judicieusement l'étude sur site.
(Coll. Médecine à travers les siècles, 13.00 euros, 110 p.)
ISBN : 978-2-343-11244-2, ISBN EBOOK : 978-978-2-14-002824-3

L'HARMATTAN ITALIA
Via Degli Artisti 15; 10124 Torino
harmattan.italia@gmail.com

L'HARMATTAN HONGRIE
Könyvesbolt ; Kossuth L. u. 14-16
1053 Budapest

L'HARMATTAN KINSHASA
185, avenue Nyangwe
Commune de Lingwala
Kinshasa, R.D. Congo
(00243) 998697603 ou (00243) 999229662

L'HARMATTAN CONGO
67, av. E. P. Lumumba
Bât. – Congo Pharmacie (Bib. Nat.)
BP2874 Brazzaville
harmattan.congo@yahoo.fr

L'HARMATTAN GUINÉE
Almamya Rue KA 028, en face
du restaurant Le Cèdre
OKB agency BP 3470 Conakry
(00224) 657 20 85 08 / 664 28 91 96
harmattanguinee@yahoo.fr

L'HARMATTAN MALI
Rue 73, Porte 536, Niamakoro,
Cité Unicef, Bamako
Tél. 00 (223) 20205724 / +(223) 76378082
poudiougopaul@yahoo.fr
pp.harmattan@gmail.com

L'HARMATTAN CAMEROUN
TSINGA/FECAFOOT
BP 11486 Yaoundé
699198028/675441949
harmattancam@yahoo.com

L'HARMATTAN CÔTE D'IVOIRE
Résidence Karl / cité des arts
Abidjan-Cocody 03 BP 1588 Abidjan 03
(00225) 05 77 87 31
etien_nda@yahoo.fr

L'HARMATTAN BURKINA
Penou Achille Some
Ouagadougou
(+226) 70 26 88 27

L'HARMATTAN SÉNÉGAL
10 VDN en face Mermoz, après le pont de Fann
BP 45034 Dakar Fann
33 825 98 58 / 33 860 9858
senharmattan@gmail.com / senlibraire@gmail.com
www.harmattansenegal.com

www.ingramcontent.com/pod-product-compliance
Lightning Source LLC
LaVergne TN
LVHW011009061026
849535LV00006B/1786
* 9 7 8 2 3 4 3 1 2 1 7 0 3 *